イラストで覚える
PT専門問題
頻出単語1500

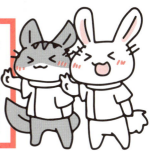

国試合格へ
最短！簡単！
PT単！

編集

中島 雅美　中島 喜代彦

南江堂

● **執筆者一覧**（敬称略・施設ごとに掲載，所属は執筆当時のものとした．）

編　集

| 中 島 雅 美 | 国試塾リハビリアカデミー校長 |
| 中島喜代彦 | 九州医療スポーツ専門学校副校長 |

編集協力

| 鳥 原 智 美 | 国試塾リハビリアカデミー |
| 桑 原 み ゆ き | 国試塾リハビリアカデミー |

執　筆

日 野 邦 彦	帝京大学福岡医療技術学部
堺 　 　 裕	帝京大学福岡医療技術学部
関 　 　 誠	帝京大学福岡医療技術学部
畑 中 秀 行	帝京大学福岡医療技術学部
上 瀧 健 二	帝京大学福岡医療技術学部
﨑 村 真 紀	帝京大学福岡医療技術学部
行 平 　 崇	帝京大学福岡医療技術学部
柏 木 正 勝	帝京大学福岡医療技術学部
堀 　 信 宏	平成医療短期大学
長 谷 部 武 久	平成医療短期大学
曽 田 直 樹	平成医療短期大学
河 合 克 尚	平成医療短期大学
大 場 か お り	平成医療短期大学
田 島 嘉 人	平成医療短期大学
石 田 裕 保	平成医療短期大学
辻 　 圭 一	平成医療短期大学
藤 橋 雄 一 郎	平成医療短期大学
植 木 　 努	平成医療短期大学
木 村 玄 宏	河原医療大学校
岩 水 祐 介	河原医療大学校
南 口 誠 直	河原医療大学校
大 西 康 平	河原医療大学校
大 埖 哲 也	河原医療大学校
宇 都 宮 雅 博	河原医療大学校

藤 本 一 美	武雄看護リハビリテーション学校
山 本 裕 宣	武雄看護リハビリテーション学校
水 野 健太郎	武雄看護リハビリテーション学校
松 本 典 久	武雄看護リハビリテーション学校
梶 山 真 紀	武雄看護リハビリテーション学校
岸 川 幸 恵	武雄看護リハビリテーション学校
松 本 真一郎	こころ医療福祉専門学校
大 園 道 雄	こころ医療福祉専門学校
古 里 尚 也	こころ医療福祉専門学校
樋 口 隆 志	こころ医療福祉専門学校
宝 田 圭 子	こころ医療福祉専門学校
坂 口 文 宏	福岡医療専門学校
田 原 典 嗣	福岡医療専門学校
藤 井 和 彦	福岡医療専門学校
杉 勇 作	福岡医療専門学校
仲 濱 毅	福岡医療専門学校
山 本 拓 史	福岡医療専門学校
古 賀 大 貴	福岡医療専門学校
久 保 下 亮	福岡医療専門学校
秋 山 みずほ	福岡医療専門学校
岩 本 悠 子	福岡医療専門学校
林 満 彦	東海医療科学専門学校
近 藤 達 也	東海医療科学専門学校
高 橋 義 浩	東海医療科学専門学校
清 島 大 資	東海医療科学専門学校
奥 地 伸 城	東海医療科学専門学校
辻 智 之	東海医療科学専門学校
林 尊 弘	東海医療科学専門学校
小 出 悠 介	東海医療科学専門学校
関 口 春 美	アール医療福祉専門学校
高 田 祐	アール医療福祉専門学校
木 村 織 枝	アール医療福祉専門学校
吉 田 哲 也	アール医療福祉専門学校
蔣 讃 奎	アール医療福祉専門学校
髙 橋 晃 弘	アール医療福祉専門学校

丸 山 陽 介	アール医療福祉専門学校
藤 本 英 明	鹿児島第一医療リハビリ専門学校
神 田 勝 利	鹿児島第一医療リハビリ専門学校
東海林麻里子	鹿児島第一医療リハビリ専門学校
高 江 陽 子	鹿児島第一医療リハビリ専門学校
佐 々 木 聡	鹿児島第一医療リハビリ専門学校
臼 元 勇次郎	鹿児島第一医療リハビリ専門学校
江 﨑 重 昭	天草セントラル病院
大 﨑 史 織	天草セントラル病院
辻 葉 月	天草セントラル病院
土 橋 正 幸	天草セントラル病院
松 崎 紋 香	天草セントラル病院
坂 本 久 美	天草セントラル病院
林 田 雅	天草セントラル病院
川 筋 真 美	天草厚生病院
吉 永 雄 一	天草厚生病院
濱 崎 将 記	天草厚生病院
冨 岡 詩 織	天草厚生病院
長 濱 深 雪	ブルーマリン天草
池 田 優	ブルーマリン天草
武 部 那 美	ブルーマリン天草
金 子 梓	ブルーマリン天草
鶴 長 建太朗	一陽会デイサービスセンター新谷
山 本 裕 輔	一陽会デイサービスセンター厚生
立 川 衛	一陽会デイサービスセンター松朗園
久 木 山 佑 季	一陽会デイサービスセンター松朗園
長 濱 直 喜	介護老人保健施設松朗園
江 嵜 宏 実	介護老人保健施設松朗園

序 文

　2018年現在，理学療法士養成校定員数は一学年約14,000人です．養成校の数は年々増え，今後も増加する見込みがあります．ところが，実際に理学療法士を目指して国家試験を受験する学生数(新卒)は，第53回(2018年)で約11,000人でした．定員数と比べて3,000人ほど少ないのです．また，国家試験の合格率は10年ほど前から90％を割るようになり，70～80％台に低下しています．

　文部科学省の学校基本調査をみると，出生率は年々減少しているにもかかわらず，大学や専門学校は年々増え続けています．その結果，全国の理学療法士養成校の入学者数は定員割れし，さらに学内での留年率や退学率も増加している状況です．2010年から高等学校授業料を無償化する制度が導入されて，日本中の子供たちが少なくともどこかの高等学校へ入学できるようになりました．さらに高等教育である大学や専門学校でも指定校推薦入試を行う学校が大多数となってしまいました．こうした現状から学生たちが「自己学習方法」を知らないまま成長してきているように思います．

　学生たちの周りには，「テレビ」「ビデオ」「インターネット」「ユーチューブ」「スマホ」などなど，モノや情報があふれています．理学療法士養成校では，教員の先生方がパソコンを巧みに操作して，パワーポイント映像を見せる講義が中心となっています．そのため学生たちは配布されたプリントをただただ丸暗記しているのが現状です．きっと「鉛筆を持ち，書いて，声に出して，繰り返す」という方法は古い学習法だと思われているのでしょう．

　しかしながら，本来の学習とは「暗記」ではなく「徹底的に理解すること」であり，「理解する」とは「イメージできる」ことに他ならないと思います．「知識」の基本は「語彙」にあります．「語彙」にもいろいろ(基礎語彙，基本語彙，理解語彙，使用語彙など)ありますが，特に「理解語彙」が重要です．「理解語彙」とは見聞きして意味がわかることばの集まりのことで，「使用語彙」とは自分が使うことのできることばの集まりです．「理解語彙」が増えれば「使用語彙」が増えることになりますので，「理解語彙」を増やすことが「学習」にとって最も重要になるのです．

ところが近年の理学療法士養成校での学習では，この「理解語彙」を増やす学習が軽視されているように感じます．教員の先生方は事前に講義用の学習資料をたくさん作成して講義をされているようですが，受講する学生たちは，「話さない」「書かない」「繰り返さない」受動的態度であるため，一向に「理解語彙」が増えず，その結果「使用語彙」も増えずに試験や実習で単位を落としてしまう状況が続いているように思います．つまり医療現場で当たり前に使われている「医学用語」を「理解語彙」「使用語彙」にできていないことが，今の教育現場における一番の問題なのです．

　理学療法士国家試験で使用されている「医学用語」は，医療現場における「基本語彙」です．「医療基本語彙」を「理解語彙」「使用語彙」にすることが国家試験合格への最短の近道なのです．

　理学療法士国家試験受験生においては，この『国試合格へ最短！簡単！PT単！』で，しっかりと「医療基本語彙」を学び，医療現場での「理解語彙」「使用語彙」にしてください．本書では語彙になるべくルビをつけていますので，可能な限り声に出して何回も繰り返し読んで，完全に「使用語彙」にしてください．そうすれば必ず，国家試験に必ず「合格」できます．過去35年以上にわたり理学療法士，作業療法士の教育にかかわってきた教員の一人として，皆さんの学習の第一の手助けになる書籍を，皆さんの手元にお届けします．

　この『国試合格へ最短！簡単！PT単！』を「理学療法士国家試験合格へのバイブル」「理学療法士になるためのバイブル」として，多くの学生さんにお使いいただくことを切に願っております．

2018年12月

編　者

目 次

1. 運動生理学		1
2. 臨床運動学		7
3. 理学療法概論		13
4. 理学療法評価学		25
5. 基本介入手段（運動療法）		69
6. 基本介入手段（物理療法）		95
7. 基本介入手段（ADL）		123
8. 基本介入手段（自助具）		127
9. 基本介入手段（リハビリテーション関連機器）		135
10. 基本介入手段（生活環境論）		145
11. 基本介入手段（義肢学）		147
12. 基本介入手段（装具学）		159
13. 障害別理学療法治療学（骨関節障害）		191
14. 障害別理学療法治療学（中枢神経障害［脳血管障害］）		273
15. 障害別理学療法治療学（中枢神経障害［PD, SCD, MS, ALS］）		303
16. 障害別理学療法治療学（中枢神経障害［脊髄損傷］）		329
17. 障害別理学療法治療学（内部障害）		349
18. 障害別理学療法治療学（老年期障害）		415
19. 障害別理学療法治療学（末梢神経障害，筋障害）		417
20. 障害別理学療法治療学（発達障害）		441
21. 障害別理学療法治療学（人間発達学）		451
・索 引		459

本書の使い方

本書の使い方は動画でも紹介しています．右のQRコードから南江堂HPまでアクセスして下さい．

国家試験出題基準にもとづいて，専門分野を21の科目に分類．苦手科目には重点的に取り組む．

まずは声に出して単語のみを読む．最低でも10回は読む！

上の単語よりも一段下がっている単語は，その単語の下位概念．それらの関係を意識して覚える．

同じ色で網掛けされた単語どうしはまとめて覚えるべき関連語．一気に覚える！

キーワードで意味をイメージできないうちは付箋を貼っておく．イメージできるようになったらはがす．

2 臨床運動学

1	Trendelenburg歩行 【とれんでれんぶるぐ・ほこう】 ★★★ □□□	Trendelenburg徴候を伴う歩行のこと． ［原因］立脚側の股関節外転筋群(主に中殿筋)の筋力低下，筋ジストロフィー患者など． 患側 健側 中殿筋麻痺 共通44-41
2	Trendelenburg徴候 【とれんでれんぶるぐ・ちょうこう】 ★★★ □□□	片脚立位時に遊脚側の骨盤が下降する現象．立脚側の股関節外転筋(主に中殿筋)の筋力低下を表す．
3	中殿筋歩行 【ちゅうでんきん・ほこう】 ★★★ □□□	中殿筋の筋力低下や麻痺が原因の歩行障害．歩行時に障害側が立脚，健側が遊脚の場合，遊脚側の骨盤が下方に下がる状態をいう(①を参照)． ［分類］ ① Trendelenburg歩行：片側障害の歩行で，障害側の片脚立脚時に健側の骨盤が下がる事を繰り返しながら歩行する． ②アヒル様歩行：両側障害の歩行で，両側にTrendelenburg歩行が出現する(モンローウォークともいう)． ③動揺性歩行：両側障害の歩行で，骨盤が下方へ下がることを避けるため立脚側へ体幹を傾ける歩行．筋ジストロフィーで出現しやすい異常歩行である．

本書は，理学療法士国家試験の専門分野にかかわる問題を 21 の科目に分類し，そこでよく出題される単語をまとめて解説した単語帳です．各科目内での単語の掲載順は基本的にアルファベット・五十音順になっています．ただし，学習効率の観点から一度に覚えた方がよい単語は，関連する単語の隣に網掛けをして掲載しています．

単語の意味を理解できれば問われている内容が分かります．問われている内容が分かれば正解が分かります．正解が分かれば国試を突破できます！　まずは声に出して単語を 10 回読んでください．「雅美塾流」のこの勉強法で，試験の得点力はもちろん，講義や教科書での普段の学習の効率もぐんとアップするでしょう．

国試塾リハビリアカデミー（通称「雅美塾」）校長　中島雅美

チェック欄は，赤シートでキーワードを隠し，本文を読んでキーワードを当てられるようになったらチェックを入れる．時間をおいて3回は挑戦する．

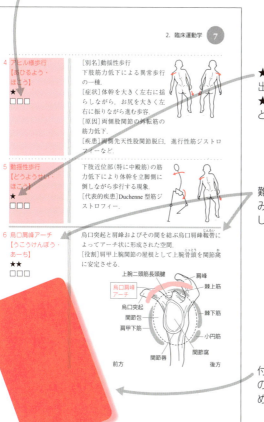

★3段階で国試での頻出度を表現!
★が多いキーワードはとくにしっかり覚える．

難しい医学用語も，読みがなやルビをみて，しっかり音読する．

付属の赤シートで図中の単語を隠して"穴埋め問題"に挑戦する．

1 運動生理学

1 Golgi器官
【ごるじ・きかん】
★★★
□□□

腱（筋腱移行部）に存在する，筋収縮時に発生する筋の張力を受容する深部感覚受容器で，Ⅰb線維（求心性神経線維）に接続する．
［大きさ］長さ500〜1,200 μm，直径100〜120 μm.
筋腱が引き伸ばされるとGolgi受容器からⅠb線維（求心性神経線維）に情報が伝わり，脊髄後根から入力して介在抑制ニューロンに接続し，α運動ニューロンの筋収縮を抑制する．

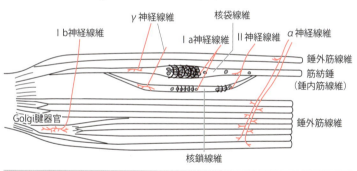

2 安静時心拍数
【あんせいじ・しんぱくすう】
★★★
□□□

安静時の一定時間内（一般的には1分間）に心臓が拍動する回数のこと．
健常成人＝60〜80回/分程度

3 回帰直線の傾き
【かいきちょくせんの
かたむき】
★

□□□

[回帰直線] 2つのデータの関係性を示した散布図に関して中心的(各点のほぼ真ん中を通る線)な分布傾向を表す直線のこと．

回帰直線の傾き：回帰係数の値．横軸 X の値が変化するとそれに伴って縦軸 Y の値が定数的に変化することを表す．

傾き(＋)＝正の相関
傾き(－)＝負の相関

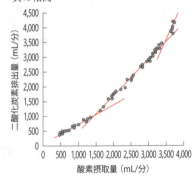

PT44-10 改変

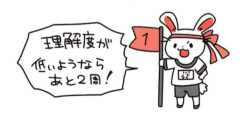

4 外受容器
【がい・じゅようき】
★★★
□□□

外部からの刺激を感じるセンサーのこと．
皮膚感覚の外受容器：温度覚，触覚，圧覚などの受容器(自由神経終末，Krause小体，Pacini小体，Ruffini小体，Meissner小体など)．

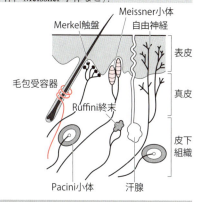

5 筋張力
【きん・ちょうりょく】
★★
□□□

筋が収縮した際にその付着している骨を引っ張る力のこと（＝筋収縮力）．
張力：引っ張る力のこと．

6 血中乳酸濃度
【けっちゅう・にゅうさん・のうど】
★
□□□

[別名]血中乳酸値
血液中に存在する乳酸の濃度．
乳酸：生体内で解糖系エネルギー代謝(糖を無酸素性代謝でエネルギーにする)を行うときに産生される有機化合物(ヒドロキシ酸の一種)．
正常＝3.3～14.9 mg/dL
急激な血中乳酸値の上昇＝代謝性アシドーシス

7 嫌気性代謝閾値
【けんきせい・たいしゃ・いきち】
★★★
□□□

[別名]無酸素性代謝閾値
好気性(有酸素性)代謝から嫌気性(無酸素性)代謝に切り替わる点のこと（＝AT）．
嫌気性代謝：酸素を使わないエネルギー代謝のこと．

1. 運動生理学

8 呼吸商
【こきゅう・しょう】
★★
□□□

有酸素でエネルギー代謝を行う際に消費された O_2 に対する CO_2 の生成量の割合.
[三大栄養素の呼吸商]
糖質による呼吸商＝1
脂肪による呼吸商＝約 0.7
タンパク質による呼吸商＝約 0.8
[糖質]他の栄養素に比べ酸素消費が少なくても分解できる.

9 骨格筋毛細血管密度
【こっかくきん・もうさいけっかん・みつど】
★
□□□

骨格筋内の毛細血管の密度のこと.
密度が高いと筋と血管の触れる面積が多いため，酸素を取り込む能力も高い.
type Ⅰ 線維（赤筋）：type Ⅱ 線維（白筋）に比べ毛細血管密度が高い.

10 動静脈酸素較差
【どう・じょうみゃく・さんそ・かくさ(こうさ)】
★★
□□□

動脈血に含まれている O_2 量と静脈血に含まれている O_2 量の差のこと.
血液が身体を循環する間に組織に取り込まれた O_2 量を表す.

11 二重積
【にじゅうせき】
★★
□□□

[別名]double product
運動負荷に対する心筋の負担度を間接的に推測する指標.
[計算式]
二重積＝収縮期血圧×心拍数
運動負荷が増加すると二重積も上昇する．その二重積が急激に上昇する点の出現は心筋への負担が高まったことを意味する.
リスク管理のために，二重積屈曲点以下の運動を実施する.

1. 運動生理学

12 無酸素性代謝閾値 （AT） 【むさんそせい・たいしゃ・いきち】 ★★★ □□□	[別名]嫌気性代謝閾値，無酸素性作業閾値 無酸素的エネルギー供給機構が働き始める時点のこと． 運動強度を徐々に増加していく場合，ある負荷時点において有酸素的エネルギー供給機構で生成されるアデノシン三リン酸（ＡＴＰ）ではエネルギー供給が不十分となり，無酸素的エネルギー供給機構である解糖系が働き始める．
13 無酸素的運動 【むさんそてき・うんどう】 ★★ □□□	瞬間的に強い力が必要な時は，筋肉に貯めておいたグリコーゲン（糖質）を主原料として使うが，その時の代謝は無呼吸で行うため酸素を必要としない．この運動を「無酸素的運動」という．無酸素運動では乳酸が生成されるため短時間で疲労してしまう．
14 有酸素運動 【ゆうさんそ・うんどう】 ★★ □□□	筋収縮を行う時のエネルギー産生の仕組みの一種．グリコーゲン，グルコース，乳酸，脂肪などからアセチル CoA が生成され，ミトコンドリア内での酸素を用いた化学反応によりアセチル CoA を ATP（エネルギー）に変化する． 身体に適度な負荷をかけながら，ある程度長い間継続して行う運動（ウォーキング，ジョギングなど）．

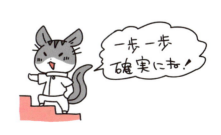

1. 運動生理学

2 臨床運動学

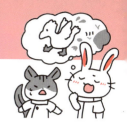

1	Trendelenburg 歩行 【とれんでれんぶるぐ・ほこう】 ★★★ □□□	Trendelenburg 徴候を伴う歩行のこと． [原因] 立脚側の股関節外転筋群（主に中殿筋）の筋力低下，筋ジストロフィー患者など．

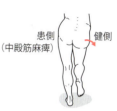

共通 44-41

2	Trendelenburg 徴候 【とれんでれんぶるぐ・ちょうこう】 ★★★ □□□	片脚立位時に遊脚側の骨盤が下降する現象．立脚側の股関節外転筋（主に中殿筋）の筋力低下を表す．

3	中殿筋歩行 【ちゅうでんきん・ほこう】 ★★★ □□□	中殿筋の筋力低下や麻痺が原因の歩行障害． 歩行時に障害側が立脚，健側が遊脚の場合，遊脚側の骨盤が下方に下がる状態をいう（①を参照）． [分類] ①Trendelenburg 歩行：片側障害の歩行で，障害側の片脚立脚時に健側の骨盤が下がる事を繰り返しながら歩行する． ②アヒル様歩行：両側障害の歩行で，両側に Trendelenburg 歩行が出現する（モンローウォークともいう）． ③動揺性歩行：両側障害の歩行で，骨盤が下方へ下がることを避けるため立脚側へ体幹を傾ける歩行． 筋ジストロフィーで出現しやすい異常歩行である．

2. 臨床運動学

4 アヒル様歩行
【あひるよう・ほこう】
★
☐☐☐

[別名]動揺性歩行
下肢筋力低下による異常歩行の一種.
[症状]体幹を大きく左右に揺らしながら，お尻を大きく左右に振りながら進む容態.
[原因]両側股関節の外転筋の筋力低下.
[疾患]両側先天性股関節脱臼，進行性筋ジストロフィーなど.

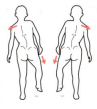

5 動揺性歩行
【どうようせい・ほこう】
★
☐☐☐

下肢近位部（特に中殿筋）の筋力低下により体幹を立脚側に倒しながら歩行する現象.
[代表的疾患]Duchenne（デュシェンヌ）型筋ジストロフィー.

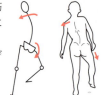

6 烏口肩峰アーチ
【うこうけんぽう・あーち】
★★
☐☐☐

烏口突起と肩峰およびその間を結ぶ烏口肩峰靱帯によってアーチ状に形成された空間.
[役割]肩甲上腕関節の屋根として上腕骨頭を関節窩に安定させる.

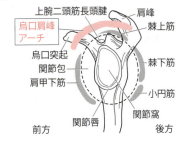

2. 臨床運動学

7 運動自由度【うんどう・じゆうど】 ★★ □□□

関節において動きの方向性が、1軸性か、2軸性か、多軸性かということ。

[例]
①1軸性運動＝自由度1度＝蝶番関節、車軸関節（例：指節間関節）
②2軸性運動＝自由度2度＝顆状関節、鞍関節（例：中手指節間関節）
③多軸性運動＝自由度3度＝球関節、平面関節（例：肩関節）

8 踵接地【かかと・せっち】 ★ □□□

歩行周期の立脚期初期で踵が床に接地した瞬間のこと。

ヒールコンタクト（heel contact [HC]）、または、ヒールストライク（heel strike [HS]）のこと。

疾患や障害のため問題がある際、装具製作の対象となることがある。

9 脛骨骨幹部【けいこつ・こつかんぶ】 ★★ □□□

下腿骨の脛骨中央部のこと。

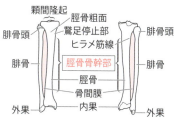

10 上腕骨外科頸部【じょうわんこつ・げか・けいぶ】 ★★★ □□□

上腕骨の「骨頭〜大小結節部〜骨幹部に移行する部分」のこと。

高齢者の上腕骨近位端骨折の好発部位である。

2. 臨床運動学

11	**体重心** 【たい・じゅうしん】 ★ □□□	[別名]身体重心 身体全体の重さの中心のこと．直立位での人体の中心点のことで，仙骨のやや前方に位置する． 成人男性＝足底から身長の約56％の位置． 成人女性＝足底から身長の約55％の位置． 成人の体重心の相対的な位置は小児の体重心の位置より低い．
12	**大腿骨頸部** 【だいたいこつ・けいぶ】 ★★★ □□□	大腿骨頭を支える頸部のことで，関節包内にあるくびれた部位． [受傷機転]転倒．大転子部を打撲するだけで容易に骨折する． [好発年齢]高齢者 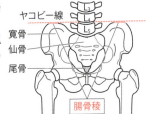
13	**腸骨稜** 【ちょうこつ・りょう】 ★ □□□	骨盤の最上部で腸骨の上縁部分． 腸骨の上向きに弧を描いている縁の部分．

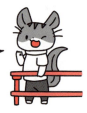

2. 臨床運動学

14 橈骨遠位端部
【とうこつ・えんいたん・ぶ】
★★★
□□□

橈骨の手関節に接する末端部位.
高齢者に好発する骨折部位である.
転倒時に手をついたときに多くみられる骨折.
[分類]Colles 骨折,Smith 骨折

滑車切痕
尺骨の橈骨切痕 ─ 肘頭
橈骨頭 ─ ─ 橈骨頭
橈骨頸 ─ 尺骨粗面 ─ 橈骨頸
橈骨粗面
─ 尺骨 ─ 橈骨
橈骨 ─ ─ 橈骨
橈骨の尺骨切痕 橈骨遠位端部
橈骨遠位端部 尺骨頭 ─ Lister結節
橈骨茎状突起 ─ 橈骨茎状突起
尺骨茎状突起

15 逃避性跛行
【とうひせい・はこう】
★★
□□□

痛みや転倒の危険性を避けるため下肢への荷重時間を短くした跛行.
跛行:ひきずるような歩行.左右の釣り合いがとれていない歩行.

16 歩行率
【ほこうりつ】
★
□□□

[別名]ケイデンス
単位時間当たりの歩数のこと.普通は 1 分間の歩数をいう.
健常成人の平均=(男)110 歩 / 分,(女)116 歩 / 分

17 腰椎後弯
【ようつい・こうわん】
★
□□□

[別名]腰曲がり
脊柱の生理的弯曲障害による脊柱変形現象.
[腰椎]腰椎には 35 ～ 60°の生理的前弯(前方に凸)がある.腰椎後弯とはこの生理的前弯角度が減少し,腰椎が後方に弯曲(後方に凸)した状態のこと.
[原因]骨粗鬆症,脊椎圧迫骨折,生理的老化,姿勢不良など.

20°
円背

18	立脚期 【りっきゃくき】 ☐☐☐	歩行周期の「踵接地から爪先離地」までの，体重支持側下肢が床に接地している期間． 患者の歩行分析や異常歩行の評価では，歩行の時期に合わせた分析をする．
19	立脚初期 【りっきゃく・しょき】 ★ ☐☐☐	立脚期のうち踵接地（足の踵が接地した瞬間）から足底接地（足底全体または中足骨頭が接地した瞬間）までの期間．
20	立脚中期 【りっきゃく・ちゅうき】 ★ ☐☐☐	足底全面接地（足底全体または少なくとも中足骨頭が接地した瞬間）から踵離地（踵が支持面から離れる瞬間）までの期間．
21	立脚後期 【りっきゃく・こうき】 ★ ☐☐☐	踵離地（踵が支持面から離れた瞬間）から爪先離地（足部全体が支持面から離れた瞬間）までの期間．

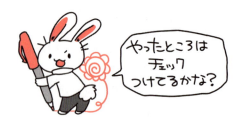

3 理学療法概論

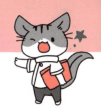

1	KR(knowledge of results) 【けー・あーる】 ★★ □□□	[別名]結果の知識 被験者が試行したことの結果について験者からフィードバックを受ける結果の内容.
2	アウトカム 【あうとかむ】 ★ □□□	研究に関する用語. 研究でのアウトカム:研究がもたらす本質的な成果のこと. 臨床医療のアウトカム:検査値の改善度や合併症の発生率など, 治療や予防による臨床上の成果のこと. クリニカルパスのアウトカム:患者の達成すべき目標のこと.
3	インフォームド・コンセント 【いんふぉーむど・こんせんと】 ★★★ □□□	[別名]説明と同意 医療従事者が患者に対して診療の目的や内容を十分に説明し,「治療参加への有無」と「患者の自由意思にもとづく同意」を文書で行うこと.
4	エビデンス 【えびでんす】 ★★ □□□	研究に関する用語. 調査, 研究, 論文など, 実験結果をもとに効果があると実際に裏付けされている科学的な根拠(証拠)のこと.

5 横断研究
【おうだん・けんきゅう】
★★
□□□

[別名]共時法

研究に関する用語．ある時点において複数の実験対象群を調査し，各々の実験群の特徴や実態を把握し，実験間の類似点や相違点を明らかにする方法．年齢の異なる複数の実験群に同時に介入し，各年齢層の実態や状態を一度に調べてしまう方法．

6 オッズ比
【おっず・ひ】
★★
□□□

研究に関する用語．事象の起こる確率を2群間で比較して示す統計学的な尺度．

オッズ：ある事象の起こる確率．

・オッズ比が1：2群（A群とB群）間で事象の起こる確率は同じ．
・オッズ比が1より大：A群の起こる確率がB群の確率より大きい．
・オッズ比が1より小：A群の起こる確率がB群の確率より小さい．

[例]転倒について
疾患群100名中40名(転倒)60名(転倒なし)
健常群100名中10名(転倒)90名(転倒なし)
転倒のオッズ比は
$(40 \div 60) \div (10 \div 90) = 6$
疾患群で転倒が起こるリスクが健常群に比べて6倍高い．

7 介護保険制度
【かいごほけん・せいど】
★★★
□□□

加齢により要介護状態になった人が，日常生活における介護，機能訓練，看護，医療に関する介護を受けながら日常生活を営むことができるようにするための保健・医療・福祉の公的サービス制度．

・保険者：市町村・特別区(国・県は保険者の援助)
・1号被保険者：市町村の区域内に住所を有する65歳以上の者．
・2号被保険者：市町村の区域内に住所を有する40〜64歳の医療保険加入者．

3. 理学療法概論

8 介護予防事業
【かいごよぼう・じぎょう】
★★
□□□

① 一次予防：65歳以上全員を対象とする介護予防事業で、生活機能の維持や向上に向けた取り組み、介護予防知識の普及（パンフレットや介護予防教室）、介護ボランティアの育成など．
② 二次予防：65歳以上の介護予備軍への介護予防事業で、健康診断と生活機能チェックの結果、地域包括支援センターから「介護予備軍」と判定された人がケアプランに沿って介護予防事業に参加する（栄養指導、機能訓練教室、口腔ケア指導、医療個別相談など）こと．

9 感度と特異度
【かんどととくいど】
★★
□□□

研究に関する用語．
〈四分表（クロス表）〉

	疾患あり	疾患なし	
検査陽性	a（真陽性）	b（偽陽性）	$\frac{a}{a+b}$（陽性適中率）
検査陰性	c（偽陰性）	d（真陰性）	$\frac{d}{c+d}$（陰性適中率）
	$\frac{a}{a+c}$（感度）	$\frac{d}{b+d}$（特異度）	a+b+c+d

感度＝（真陽性率）疾患がある人の中で検査で陽性になった割合＝a/（a+c）
特異度＝（真陰性率）疾患がない人の中で検査で陰性になった割合＝d/（b+d）
陽性尤度比＝感度／（1－特異度）

10 感度
【かんど】
★★
□□□

ある事象（できごと）において「陽性」と判断されたもののうち「真に陽性」である確率のこと．
感度＝真陽性率＝真陽性÷（真陽性＋偽陰性）＝四分表に数値を入れて計算する．

[例]
感度が高い＝「真に陽性」である確率が高い＝陽性のものを正しく陽性と判定する可能性が高いことを表す．

16 3. 理学療法概論

11	特異度 【とくいど】 ★★ □□□	ある事象(できごと)において「陰性」と判断されたもののうち「真に陰性」である確率のこと. 特異度＝真陰性率＝真陰性÷(真陰性＋偽陽性)＝四分表に数値を入れて計算する. [例] 特異度が高い＝「真に陰性」である確率が高い＝陰性のものを正しく陰性と判定する可能性が高いことを表す.
12	棄却 【ききゃく】 ★★ □□□	統計学用語 前提となる仮説(帰無仮説)が起こり得るべきことでなければ, 前提となる仮説を「捨てる, 採択しない」と結論すること.
13	帰無仮説 【きむかせつ】 ★★ □□□	統計学用語 ある「仮説(A)＝対立仮説」が正しいかどうか判断(証明)するために立てられる「仮説(B)＝帰無仮説」のこと. この「仮説(B)＝帰無仮説」は否定(棄却)されることを期待して立てられる. 「仮説(B)＝帰無仮説」が否定(棄却)されれば証明したい「仮説(A)＝対立仮説」が採択される.
14	共感的態度 【きょうかんてき・たいど】 ★★ □□□	相手の話を「傾聴(注意深く耳を傾ける)」し, 相手の感情を理解し, その感情を理解したことを相手に伝えて相手の気持ちを正しく理解しているかどうかを相手に確認する態度.
15	業務独占 【ぎょうむ・どくせん】 ★★ □□□	法令の定めにより, ある業務に対してある資格を有する者のみが行うことができること. [種類] 医療業種：医師, 歯科医師, 薬剤師, 看護師, 助産師など.

3. 理学療法概論　17

16 ケースコントロール研究
【けーすこんとろーる・けんきゅう】
★
□□□

[別名]症例対照研究，患者対照研究，結果対照研究
研究に関する用語．結果をもつ集団と結果をもたない集団を過去にさかのぼって調査し比較検討する研究方法．
後ろ向き調査法

17 後方視研究
【こうほうし・けんきゅう】
★
□□□

[別名]ケースコントロール研究
研究に関する用語．すでに結果が得られている集団に対して，過去にさかのぼって調査研究を行うこと．

18 国際生活機能分類（ICF）
【こくさいせいかつきのうぶんるい】
★★★
□□□

ICF（International Classification of Functioning, Disability and Health）
インターナショナル クラシフィケーション オブ ファンクショニング ディスアビリティー アンド ヘルス
国際的な障害の分類法．ICIDH の改訂版である．
国際分類ファミリー＝ ICD10 ＋ ICF
ICIDH は障害のマイナス面を分類する考え方であるが，ICF では生活機能というプラス面を中心に考え環境因子などの観点を加えている．
生活機能と障害（心身機能，身体構造，活動，参加）と背景因子（環境因子，個人因子）で構成されている．

19 コホート研究
【こほーと・けんきゅう】
★★
□□□

研究に関する用語．観察的研究法．未来へ向かって調べる研究方法（前向き調査法）．
調査研究の結果から相対危険度（RR）を出し，曝露群と非曝露群でリスクがどれくらい違うかを明らかにする．
[例]ある集団を喫煙の有無によって2群に分け，10年間追跡調査し，10年後の癌の発生率を研究する．

20 肢体不自由児施設
【したい・ふじゆうじ・しせつ】
★★
□□□

児童福祉法で規定される児童福祉施設の1つ．
肢体（四肢，体幹）に障害がある児童が，治療，看護，リハビリテーション，教育など，生活の自立を目的に指導を受ける事ができる入所および通所施設．

3. 理学療法概論

21 自動体外式除細動器（AED）
【じどう・たいがいしき・じょさいどうき（えーいーでぃー）】
★★
□□□

AED（automated external defibrillator）
心室細動などの危険な不整脈を改善する機器.
心臓の状況を自動的に解析し，必要に応じて心臓を正常に働かせるための強い電気ショック（除細動）を与える医療機器.

22 社会福祉施設
【しゃかいふくし・しせつ】
★★
□□□

社会福祉法で第1種社会福祉事業を行う施設のこと.
高齢者，児童，障害者などに対し生活の支援や指導など様々なサービスを提供する施設.
[種類] 救護施設，更生施設，乳児院，母子生活支援施設，児童養護施設，知的障害児施設，知的障害児通園施設，盲ろうあ児施設，肢体不自由児施設，重症心身障害児施設，情緒障害児短期治療施設，養護老人ホーム，特別養護老人ホーム，身体障害者更生施設，障害者支援施設，身体障害者福祉ホーム，知的障害者更生施設，知的障害者授産施設，知的障害者福祉ホーム，婦人保護施設

23 重症心身障害児施設
【じゅうしょう・しんしんしょうがいじ・しせつ】
★★
□□□

児童福祉法で規定される児童福祉施設の1つ.
重症心身障害児に対して治療，看護，リハビリテーション，日常生活の支援，生活指導を行う入所施設.
重症心身障害児：児童福祉法において重度知的障害および重度肢体不自由が重複している状態の児.

24 守秘義務
【しゅひぎむ】
★★
□□□

対象となる契約者に対して，法律の規定に基づいて職務従事者が「職務上知り得た秘密を守る」べき法律上の義務.その職務を退いた後も守秘義務は継続する.
正当な理由なく職務上知り得た秘密を漏らした場合は処罰の対象となる.

3. 理学療法概論 **19**

---

25 シングルケーススタディ
【しんぐるけーす・すたでぃ】
★
□□□

[別名] 一症例研究法
研究に関する用語. 一症例に対して, 介入と非介入を交互に行いながら定期的に繰り返し測定を行い, 一症例に関する複数のデータを用いて, 介入結果を客観的に調査検討する方法.

---

26 シングルケースデザイン
【しんぐるけーす・でざいん】
★
□□□

[別名] 一事例研究法
研究に関する用語. 多被験者を1つの集団としてまとめて行う研究方法で, 一集団にA介入, B介入を実施し, その結果を比較検討する研究方法.
[デザイン]
①A-B デザイン
②A-B-A デザイン, B-A-B デザイン
③A-B-A-B デザイン
④A-B-A-B-A-B デザイン

---

27 身体障害者手帳
【しんたいしょうがいしゃ・てちょう】
★★
□□□

身体障害者福祉法に基づき居住地の都道府県知事が発行する手帳.
身体障害者が健常者と同等の生活を送るために最低限必要な援助を受けるための公的証明書.
等級：1〜6級で, 障害等級により利用できるサービスが異なる.

---

28 身体障害者福祉法
【しんたいしょうがいしゃ・ふくしほう】
★★
□□□

18歳以上の身体障害者に対する生活の自立と社会への参加促進を目的とする法律.
[目的] 身体障害者の自立と社会的経済的活動への参加を促進するため, 身体障害者を援助保護し, 身体障害者に対する福祉の増進を図る.

---

29 身体障害者療護施設
【しんたいしょうがいしゃ・りょうごしせつ】
★★
□□□

重度の身体障害により常時介護を必要とする18歳以上の障害者を受け入れる生活施設.
快適で安心した生活を送るために治療, 健康管理, 衛生管理, 生活指導, 医療, リハビリテーション, 介護などが行われる.
入所期間が定められていないため長期化しやすい.

3. 理学療法概論

30 前方視研究
【ぜんぽうし・けんきゅう】
★
□□□

研究法の1つ．研究開始に当たって，あらかじめ研究目的・研究方法を決め，そのためにある集団を追跡調査して，その効果の検証や新しい治療法などを検証解析すること．
[例]入院中の患者に計画的に新しい治療や検査を行い，その効果の検証をする．

31 創傷皮膚
【そうしょう・ひふ】
★
□□□

外傷など何らかの原因により皮膚が欠損，損傷した状態．
創傷：皮膚や粘膜で覆われている部分や臓器の表面が口を開けたように離断され開放部を持つ状態．
標準予防策 standard precaution を行う時に創傷皮膚の取り扱いに注意しなければならない．

創傷部
表皮
真皮
皮下組織

32 第1種の過誤
【だいいっしゅのかご】
★★
□□□

統計学用語
統計を行う際に立てた仮説(帰無仮説)が実際は正しいにもかかわらず，間違いであると仮説を棄却してしまう誤りのこと．

33 第2種の過誤
【だいにしゅのかご】
★★
□□□

統計学用語
統計を行う際に立てた仮説(帰無仮説)が実際は誤っているにもかかわらず，仮説が正しいと採択してしまう誤りのこと．

3. 理学療法概論　21

34 地域包括支援セン ター 【ちいきほうかつ・ しえんせんたー】 ★★ □□□	介護保険法で定められた保健医療の向上および福祉の増進を包括的に支援することを目的とする施設（直営施設と委託施設がある）. 施設設置主体：市町村 配置人員：保健師, 社会福祉士, 主任介護支援専門員など. [目的]地域住民の健康保持および生活の安定のために必要な援助（ケアマネジメントなど）を行う.
35 通所リハビリテー ション 【つうしょ・ りはびりてーしょん】 ★★ □□□	[別名]デイケア 要介護者が居宅で, できる限り自立した日常生活を営むことができるように, 病院, 診療所, 老人保健施設に通い, 理学療法, 作業療法その他必要なリハビリテーションを行うことで利用者の心身の機能回復を図るための施設.
36 特別養護老人ホーム 【とくべつようご・ ろうじんほーむ】 ★★ □□□	老人福祉法による施設. 事業主体：地方公共団体や社会福祉法人. 対象者：要介護 1〜5 の認定を受けた 65 歳以上の高齢者. [目的]身体上または精神上の著しい障害により常に介護が必要な状態で, 居宅において適切な介護を受けることが困難な要介護者に対して日常生活の援助や健康管理などのサービスを行う.
37 バイアス 【ばいあす】 ★★ □□□	研究に関する用語. 研究を進める上での偏りのこと. exposure（曝露）と outcome（成果）の関係の強さを系統的に歪めてしまうもの. [種類] ①選択バイアス：研究のための目的母集団と標本との間にずれが生じる. ②情報バイアス：収集されたデータに歪みが生じる. ③交絡：曝露と成果の関係を過大評価あるいは過少評価する.

38 曝露
【ばくろ】
★★
□□□

細菌やウイルスや薬品などに直接にさらすこと．また，直接さらされること．
コホート研究では「曝露群と非曝露群でアウトカムの調査方法が異なる」といわれる．

39 評価尺度
【ひょうか・しゃくど】
★★
□□□

対象とするものの価値がどれだけあるかを見定めるための基準のこと．
評価：対象物の価値がどれだけあるかを見定めること．
尺度：評価などの規準のこと．
[例]FIM，Barthel Index など．

40 標準予防策
【ひょうじゅんよぼうさく】
★★
□□□

[英語]standard precaution
患者に限らず全ての人が，伝播する病原体を保有していると考えて講じられる標準的な感染対策のこと．
全ての湿性生体物質(血液，体液，粘膜など)を感染性があるものとして考える．患者および周囲の環境に接触する時には必ず手指衛生を行う．感染物に曝露する恐れのあるときは個人防護具(手袋，マスク，エプロンなど)を用いる．

41 訪問リハビリテーション
【ほうもん・りはびりてーしょん】
★★
□□□

療法士(セラピスト)が対象者の自宅を訪問し，自宅で生活する力を維持・向上していくために行うリハビリテーション．
[内容]生活機能訓練，ADL訓練，セルフケア訓練，福祉用具や住宅改修についての検討，家族指導など．

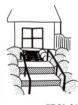

OT 29-26

42 無作為化比較試験
【むさくいか・ひかく・しけん】
★★
□□□

[別名]ランダム化比較試験
臨床試験，治験などに用いられる者をランダムに選出し，対照群と比較群(非対照群)で検討する試験．
結果に及ぼす介入以外の要因の偏りを取り除く事ができるため，最も質が高い研究方法である．

3. 理学療法概論

43 名称独占
【めいしょう・どくせん】
★★★
□□□

国家資格，公的資格に関するもので，わが国の法律によって規定される取り扱いのこと．
その資格の名称，およびそれに類似した紛らわしい名称を資格がない者が利用することを法律で禁止していることを表す．その資格が業務独占でなければ資格がなくてもその業務(仕事)を行うことができる．

44 メタ・アナリシス
【めた・あなりしす】
★★
□□□

[別名]メタ解析
研究に関する用語．過去の複数の臨床研究のデータを収集，統合し，統計的な方法を用いてより高いレベルで解析すること．
研究を進めていく上でバイアスの影響を極力排除し，評価基準を統一して，多数の研究結果を客観的，科学的，数量的，総括的に評価しなければならない．

45 ユニバーサルデザイン
【ゆにばーさる・でざいん】
★★
□□□

年齢，性別，国籍，障害の有無などに関係なく，全ての人(老若男女，健常者も障害者も)が使いやすいように工夫された施設や製品や設計のこと．
[例]低床バス，エレベーターの押しボタン，温水洗浄便座，自動水栓，絵文字(ピクトグラム)，カンの蓋開け，点字，オートドアロックなど．

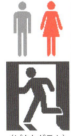

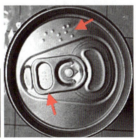
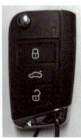

〈ピクトグラム〉　〈点字，プルトップ〉　〈オートドアロックボタン〉

3. 理学療法概論

46 要介護
【よう・かいご】
★★
□□□

介護保険制度による規定
身体上または精神上の障害があるために，入浴，排泄，食事などの日常生活における基本的な動作の全部または一部について，厚生労働省令で定める期間（原則として6ヵ月間）にわたり継続して，常時介護を要すると見込まれる状態のこと．
[分類]要介護1〜5

47 陽性尤度比
【ようせい・ゆうどひ】
★★
□□□

統計学用語
検査が陽性だった場合の尤度比のこと．これが大きいほど陽性反応の的中率が高い（確定診断に優れている）．
・尤度比：尤度（感度や特異度など）の比率．通常は「0〜1」で表す．
・尤度：尤もらしさ，なりやすさ，起こりやすさを表す数値（＝確率）のこと．

48 老人保健施設
【ろうじんほけんしせつ】
★★
□□□

介護保険制度の施設
介護を必要とする高齢者の自立を支援し，家庭への復帰を目指すために，医師による医学的管理の下，看護，介護，リハビリテーション，栄養管理，日常生活指導を提供する施設．
[対象者]要介護1〜5の認定を受けている高齢者
[介護サービス]施設入所，ショートステイ，デイサービス，デイケア．

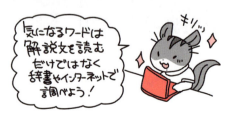

4 理学療法評価学

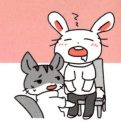

1 Adson テスト
【あどそん・てすと】
★★★
□□□

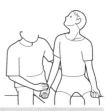

胸郭出口症候群の誘発テストの一種で胸郭出口症候群(特に斜角筋症候群)の有無を調べるための整形外科検査法.

[方法]
① 被検者は痛みやしびれが出現する患側方向に頸部を回旋伸展させ深呼吸する.
② 検者は患側の橈骨動脈の拍動を触知する.
③ 患側の橈骨動脈の拍動が減弱・消失する場合は陽性(+)である.

2 APGAR スコア
【あぷがー・すこあ】
★★
□□□

[別名]APGAR 指数
出産後まもない新生児の健康状態(仮死の有無とその状態)を判定する指数である.
出産の1分後および5分後の5項目を各0〜2点の3段階で採点する.
[評定]正常 = 7(8)〜10点, 軽症仮死 = 4〜6(7)点, 重症仮死 = 0〜3点

	0点	1点	2点
皮膚色 Appearance	全身蒼白または全身チアノーゼ(青紫色)	体幹ピンク色手足先チアノーゼ(青紫色)	全身ピンク色
心拍数 Pulse	心拍なし	100以下	100以上
刺激に反応 Grimace	反応なし	顔をしかめる	泣く
筋緊張 Activity	だらりとしている	腕や足を曲げている	活発に手足を動かす
呼吸 Respiration	呼吸していない	弱々しく泣く	強く泣く

4. 理学療法評価学

3 AT測定
【えーてぃー・そくてい】
★★
□□□

AT(anaerobic threshold)：嫌気性代謝閾値または無酸素性代謝閾値．有酸素運動から無酸素運動に切り替わる直前の運動閾値のこと．
身体運動負荷を徐々に増やした時の，乳酸が産生される直前の運動負荷を測定できる．

（アネロビック スレショルド）

4 Barre徴候
【ばれー・ちょうこう】
★★
□□□

軽度運動麻痺の有無の検査法
[方法]
①手正面を上に向けて両側上肢を肩屈曲90°に前方挙上する．
②その状態で閉眼して上肢を保持するように指示する．
③徐々に前腕が回内しながら下降する場合は，Barre徴候陽性(+)で軽度の運動麻痺ありと判断する．

（バレー）

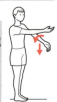

PT43-7

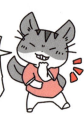

5 Borg scale(ボルグ指数)
【ぼるぐすけーる・(ぼるぐしすう)】
★★

[別名]自覚的(主観的)運動強度

運動時に感じる疲労度の程度を段階付けしたもの.
全身持久性の測定・評価および有酸素運動時における効果的な強度設定に用いる.
運動負荷に対して運動実施者がどの程度の疲労感を感じているか測定する.

[分類]
①Borg指数(原法) = 15段階法(安静レベル(6点)〜もうダメ(20点)まで)
②新Borg指数 = 10段階法(安静レベル(0点)〜非常にきつい(10点)まで)

15段階尺度 (旧Borg)		10段階尺度 (新Borg)	
指標	自覚度	指標	自覚度
6		0	
7	非常に楽である	0.5	非常に弱い(やっと感じられるくらい)
8			
9	かなり楽である	1	かなり弱い
10		2	弱い(軽い)
11	楽である	3	適度
12		4	やや強い
13	ややきつい	5	強い
14		6	
15	きつい	7	かなり強い
16		8	
17	かなりきつい	9	
18		10	非常に強い(ほとんど最大)
19	非常にきつい		
20			

6 Chaddock反射
【ちゃどっく・はんしゃ】
★★★
□□□

病的反射の一種
外果の後方から下方を経て前方へと，外踝に沿ってピン先でさすると母趾が背屈すること．
正常であれば出現しないが錐体路障害があれば出現する．
脊髄反射中枢は $L_4 \sim S_1$ である．

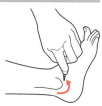

PT40-4

7 Crossテスト
【くろす・てすと】
★
□□□

床反力計(ゆかはんりょくけい)を用いた平衡機能検査法．

［方法］
①床反力計の上で中間位に起立する．
②眼前のモニターに写る「マーク」をみながら，マークに沿って随意的に前後・左右方向に身体を移動させる．
③身体の移動に伴って床反力計で重心 center of foot pressure(センター オブ フット プレッシャー)(CFP)の移動範囲や軌跡を記録する．

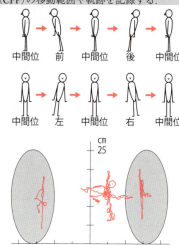

8 Elley テスト
【えりー・てすと】
★★
□□□

大腿直筋の短縮を検査する整形外科検査法.

[方法]
① 被検者の姿勢は腹臥位.
② 被検者の一側の膝関節を屈曲させる.
③ 膝の屈曲と共に同側の殿部が浮き上がる場合は,大腿直筋に短縮があると判断する(=尻上がり現象).

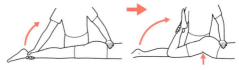

OT49-PM3

9 functional balance scale
【ふぁんくしょなる・ばらんす・すけーる】
★★★
□□□

[別名] berg balance scale (バーグ バランス スケール)

動的バランスの評価法である.

ADL動作と関連のある14項目の検査内容に対して「0〜4点」までの5段階で検査する.

点数=(最低)0点〜(最高)56点(45点以下=バランス障害)

[検査14項目]
① 椅座位からの立ち上がり, ② 立位保持, ③ 座位保持, ④ 着座, ⑤ 移乗, ⑥ 閉眼立位保持, ⑦ 閉脚立位保持, ⑧ 上肢前方到達, ⑨ 床から物を拾う, ⑩ 左右の肩越しに後ろを振り向く, ⑪ 360°回転, ⑫ 段差踏み越え, ⑬ 片足を前に出して立位保持, ⑭ 片脚立ち保持.

10 functional reach test
【ふぁんくしょなる・りーち・てすと】
★★★
□□□

動的バランスの評価法
[方法]
① 壁の前に閉脚で側方安静立位をとる.
② 安静立位で利き手上肢を前方 90°挙上し，その位置から前方へ体幹を前傾させ，できるだけ前に上肢を突き出す.
③ 開始位置から最大突出位置までの距離を測定する.

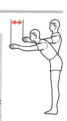

11 GCS (Glasgow coma scale)
【ぐらすごー・こーま・すけーる】
★★
□□□

英国グラスゴー大学で発表された意識障害評価法.
評価項目：3 項目 (開眼機能, 言語機能, 運動機能)
評価方法：各項目の合計点数で意識レベルを判定する.
点数が低い：重傷の意識障害
3 項目の合計で判定するため, 1 項目でも判定が困難な場合は意味をなさない.
[検査項目]
① 開眼機能 eye opening：4 段階
② 言語機能 verbal response：5 段階
③ 運動機能 motor response：6 段階

12 Homans 徴候
【ほーまんず・ちょうこう】
★
□□□

腓骨静脈や脛骨静脈などの下腿の深部静脈の血栓症の際にみられる徴候である.

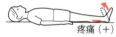

PT51-AM18, PT39-2 改変

深部静脈血栓症の場合, 膝関節伸展位で足関節を強く背屈すると腓腹筋部に不快感や痛みが出現する.

13 Marie-Foix反射
【まりー・ふぉあ・はんしゃ】
★★
□□□

健常では出現せず錐体路障害で出現する病的反射の一種．反射中枢は脊髄（脊髄反射）である．

PT43-07 改変

[方法]
①検者は被検者の足趾(そくし)を握って強く底屈(ていくつ)する．
②被検者の下肢全体が屈曲(くっきょく)する．

14 MMSE
【えむえむえすいー】
★★
□□□

mini mental state examination（ミニ メンタル ステート イグザミネーション）の略．
認知症の疑いがある被検者のために作られた簡便な認知症検査方法．

[方法]
①被検者へ口頭により質問項目を質問する．
②各質問には点数があり，30点満点で判定する．
③22〜26点は軽度認知障害の疑いがある．
④21点以下は認知障害の疑いがある．

[検査項目]
記憶力，記銘力，計算力，言語力，物品呼称，遅延再生，見当識，復唱，書字理解，自発書字，図形描写．

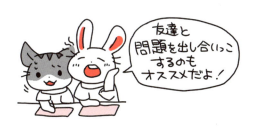

4. 理学療法評価学

15 MMT
【えむえむてぃー】

★★★
□□□

manual muscle testing の略.

[和名]徒手筋力検査法

検者の徒手による抵抗を用いて被検者の個々の筋肉の力を調べるための検査法.

[種類]

①ダニエルス法，②ケンダル法.

[評価]6段階法

0：Zero ＝筋収縮は全く起こらない.

1：Trace ＝筋収縮を触知できるが関節運動は起こらない.

2：Poor ＝重力除去位ならば運動範囲全体を動かすことができる.

3：Fair ＝徒手抵抗が無ければ重力に打ち勝って運動範囲全体を動かすことができる.

4：Good ＝運動範囲全体を動かすことができ中等度の徒手抵抗に抗して保持できる.

5：Normal ＝最大徒手抵抗に抗して保持できる.

16 modified Ashworths scale(MAS)
【もでぃふぁいど・あしゅわーす・すけーる(えむ・えー・えす)】

★★★
□□□

[別名]筋緊張テストバッテリー(MAS)

筋緊張の程度を評価する指標. 関節運動時の抵抗感と関節可動域により判断する.

0：筋緊張の増加はない.

1：軽度の筋緊張の増加がある.

1＋：軽度の筋緊張の増加があり引っかかりが明らかである.

2：筋緊張の増加が全可動域を通して認められるが，容易に動かすことができる.

3：筋緊張の増加が強く他動で動かすことが困難である.

4：固まっていて関節を他動で動かすことはできない.

17 Patrick テスト
【ぱとりっく・てすと】
★★★
□□□

[別名]Patrick徴候, Fabere(ファーベル)テスト

股関節あるいは股関節周辺筋腱組織の疾患を調べる整形外科検査法の一種.

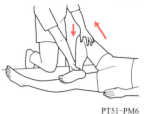

PT51-PM6

[方法]
①被検者を背臥位とし, 検査側股関節を開排位にして他方の膝の上に足部を置く.
②検査側の膝関節内側を外転(開排)方向に圧迫する.
③検査側の股関節や仙腸関節に痛みが出現すれば変性疾患や炎症の疑いがある.

18 Phalen徴候
【ふぁーれん・ちょうこう】
★★
□□□

手根管症候群(正中神経障害)の有無を調べる整形外科検査法.
米国の整形外科医(George S.(ジョージ) Phalen(ファーレン))によって発見・発表された.

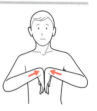

PT35-39

[方法]
①手関節を他動的に30秒〜1分間最大掌屈位に保持する(両側手背(りょうそくしゅはい)を合わせて押しつける).
②正中神経支配域(母指, 示指, 中指)にしびれ感が増強したら手根管症候群の疑いがある.
[原因]手根管の圧迫による内圧上昇で正中神経が刺激されるため.

19 Raimiste 現象(Raimiste 反応)
【れいみすて・げんしょう(れいみすて・はんのう)】
★★★
□□□

脳卒中片麻痺のステージⅡに出現する連合運動で，非麻痺側下肢を抵抗に抗して内転するように指示すると麻痺側下肢も内転する現象.

連合反応：身体の一部の運動が身体他部の運動を不随意的に引き起こす反応のこと.

③患側に内転運動が出現

①被検者は健側内転運動
②検者はそれに抵抗

[方法]
①被検者は背臥位.
②一側下肢に内転または外転の運動を行わせ，検者はその運動に対して抵抗をかける.
③被検者の対側下肢に同様の運動が誘発される.

20 Semmes-Weinstein モノフィラメント
【せめす・わいんすたいん・ものふぃらめんと】
★
□□□

触覚検査のための検査用具の名称.
安価で迅速に非侵襲的な検査が行える.
フィラメント(毛)を皮膚に押しあてる力が一定でなくても，フィラメント自体が持つ物理的硬性により一定した圧刺激を加えることができる.

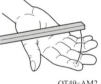

OT49-AM2

[方法]
①フィラメントが曲がるまで皮膚に押し当ててからフィラメントを皮膚から離す.
②5.07/10 g のフィラメントが曲がるまで押し当てた時に被検者がフィラメントを知覚できなかった場合は感覚脱失である.

21 SIAS
【さいあす】
★★★
□□□

stroke impairment assessment set の略.

[別名]脳卒中機能障害評価法

脳卒中の機能障害を定量化するための総合評価である.

[評価項目と評価尺度]

機能障害9種類(言語機能,視空間認知,疼痛,体幹機能,筋緊張,感覚機能,関節可動域,麻痺側運動機能,非麻痺側運動機能)で22項目.

各項目を「0点～3点」または「0点～5点」で評価する.

22 SLR
【えすえるあーる】
★★★
□□□

straight leg raising の略.

[別名]下肢伸展挙上テスト.

坐骨神経障害とそれ以外の下肢の障害とを区別するための整形外科検査法.

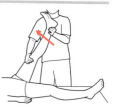

PT46-PM18

[方法]

①被検者は安静背臥位を保つ.

②検者は被検者の検査側の下肢を膝伸展位のまま挙上させる.

③被検者の骨盤から下肢後面に放散痛があれば椎間板ヘルニアや坐骨神経障害を疑う(この現象をLasègue徴候という).

④被検者の膝が屈曲すればハムストリングスの短縮を疑う.

23 SLTA
【えすえるてぃーえー（すたんだーど・らんぐうぇっじ・てすと・おぶ・あふぇいじあ）】
★★
□□□

standard language test of aphasia の略.
標準失語症検査のこと.
[評価項目]「聴く」「話す」「読む」「書く」「計算」の5大項目(26細項目).
[評価尺度]6段階法.
[目的]
①失語症の有無，重症度，タイプを鑑別する.
②経時的な言語能力の回復状況を把握する.
③失語症のリハビリテーション計画のための情報を得る.

24 Strumpell 現象
【しゅとりゅんぺる・げんしょう】
★★
□□□

[別名]脛骨筋現象
連合運動の一種．錐体路障害があると出現する.
Babinski 徴候に次いで信頼できる錐体路障害の検査である.
[方法]
①被検者は安静背臥位.
②検者の抵抗に逆らって，被検者に検査側下肢を屈曲させる.
③検査側下肢の足関節の背屈・内反および母趾の背屈が生じれば陽性である.

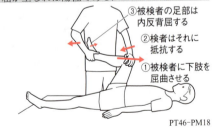

③被検者の足部は内反背屈する
②検者はそれに抵抗する
①被検者に下肢を屈曲させる

PT46-PM18

25 Thomas テスト
【とーます・てすと】
★★★
□□□

股関節屈筋群の拘縮の有無を評価する整形外科検査法.
[方法]
①被検者は安静背臥位.
②検者が被検者の一側下肢の股・膝関節を屈曲させる.
③被検者の対側の股関節に屈曲が生じると股関節屈筋(腸腰筋,大腿直筋)の短縮の疑いがある.

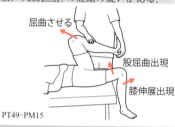

26 Tinel 徴候
【てぃねる・ちょうこう】
★★★
□□□

再生途中の神経の末端を叩打すると放散する痛みが末梢側に出現する現象のこと.
損傷された神経の修復部位を想定することができる整形外科検査法である.
この徴候は末梢神経の回復とともに末梢へ移行する.

27 VAS(visual analog scale)
【ばす(ぶいえーえす)(びじゅある・あなろぐ・すけーる)】
★★★
□□□

痛みの程度を主観的に測定する方法. 最も広く用いられている評価法である.
[方法]
①左端に「症状なし」,右端に「耐えられない程度」と記した10 cmの線を用意する.
②現在,患者が抱えている痛みの程度を線上にチェックさせる.

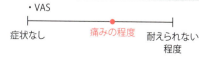

28 Yergason テスト
【やーがそん・てすと】
★★
□□□

上腕二頭筋長頭腱が走行する上腕骨結節間溝での炎症や滑走障害を調べる整形外科検査法．

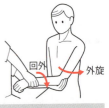

[方法]
①被検者は安静座位．
②被検者の肘関節90°屈曲位で前腕を最大回内位から回外させる．
③検者は被検者の回外運動に抵抗をかける．
④結節間溝部に疼痛が出現すればYergasonテスト陽性（＋）．

29 圧迫帯
【あっぱくたい】
★
□□□

[別名] 緊縛帯（きんばくたい），マンシェット

血圧測定時の腕帯（カフ）や身体の一部を圧迫する弾性包帯など種々の緊縛帯がある．

[種類]
①血圧測定時の腕帯（カフ）．
②出血を抑える時に用いる止血帯（駆血帯）．
③起立性低血圧を予防する時に用いる腹部圧迫帯．
④術後や心不全時の浮腫予防の圧迫帯．
⑤失調症の感覚入力増強ための関節圧迫帯．

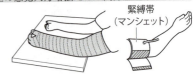

緊縛帯（マンシェット）

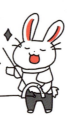

キーワードを覚えたらその意味を自分なりに友だちに説明してみよう☆

30 インピンジメント徴候
【いんぴんじめんと・ちょうこう】
★★★
□□□

肩関節の「外転」や「屈曲」をしたときに出現する現象.
[症状]
①肩関節屈曲60〜120°間で特に痛みが強くなる.
②肩関節屈曲時に「引っかかり感,筋力低下,こわばり」などを伴い,それ以上動かせない.
③夜間痛の出現.
[経過]徐々に発症し肩を動かすほど悪化する.
[原因]腱板や肩峰下滑液包が肩関節運動時に烏口肩峰アーチに繰り返し衝突(インピンジメント)する.

31 オトガイ隆起
【おとがい・りゅうき】

□□□

オトガイの正中部にある隆起.
オトガイ:下顎骨の先端部分のこと.
オトガイ隆起は隆起の左右にある

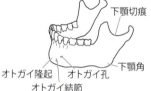

オトガイ結節よりも盛り上がっている.オトガイ隆起と左右両側のオトガイ結節とは下顎骨の正中部で三角状に突出しており,オトガイ三角を形成する.体表解剖のランドマーク(骨指標)の1つである.

32 温覚
【おんかく】

□□□

温度覚の一種で「温かさを感じる感覚」のこと.
[分類]
顔面の温度覚伝導路=三叉神経
それ以外の身体部位からの温度覚伝導路=外側脊髄視床路.

33 音叉【おんさ】
★
□□□

[別名] チューニングフォーク

特定の振動音(周波数)を出せる，U字型に柄が付いている金属製の器具. 振動覚や純音聴力検査時に用いる.

調節子がない場合 = 128Hz(周波数)
調節子がある場合 = 64Hz(周波数)

[振動覚の検査方法]
①調節子の付いたU字部を叩いて振動させ柄の部分を骨突出部に当てる.
②被検者が振動を感じなくなった時点で合図をさせる.
③その時点の調節子の目盛りを読む.

[正常の評価尺度]
① 60歳未満 = 6〜8
② 60歳以上 = 4〜8

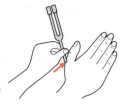

34 踵膝試験【かかと・ひざ・しけん】
★★
□□□

小脳性運動失調に対する測定異常，企図振戦(きとしんせん)，運動分解の検査の一種.

[方法]
①被検者は安静仰臥位.
②被検者は一側の下肢を持ち上げ，踵を他側の膝に当てる.
③そのまま踵を脛に沿って滑らせ膝を伸展させる.
④下肢が完全に伸展したら，そのまま床に下ろす.
⑤震えたり，指標を押さえられなかったり，スムーズさがなければ小脳半球障害を疑う.

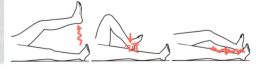

35 下肢長
【かし・ちょう】
★★★
□□□

身体計測のうち下肢の長さのこと．
4種類の計測部位がある．
① 棘果長（きょくかちょう）：上前腸骨棘と内果を結ぶ距離．
② 転子果長（てんしかちょう）：大転子と外果を結ぶ距離．
③ 大腿長（だいたいちょう）：大転子と膝関節外側裂隙を結ぶ距離．
④ 下腿長（かたいちょう）：膝関節外側裂隙と外果を結ぶ距離．
[測定方法] 指標点間の直線距離で計測する．

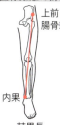
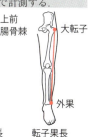

36 下腿周囲径
【かたい・しゅうい・けい】
★★★
□□□

下腿周囲の長さのこと．
[分類]
① 最大周径＝下腿の最大膨隆部の周径．
② 最小周径＝下腿の内果外果の直上の周径．

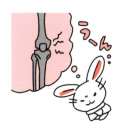

37 下腿の前方引き出し徴候
【かたいのぜんぽうひきだしちょうこう】
★★★
□□□

膝の前十字靱帯の断裂の有無を判定する整形外科検査法.

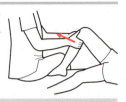

[方法]
①被検者は検査側膝関節 90°屈曲位に立てた安静背臥位.
②検者は脛骨近位部を把持し,下腿を前方へ引き出す.
③引き出したときに下腿に移動が生じる場合に前方引き出し徴候陽性(+)である.
④数 mm 以上の移動で前十字靱帯断裂を疑う.

38 関節定位置(母指探し)検査
【かんせつ・ていいち(ぼしさがし)けんさ】
★★★
□□□

深部感覚の1つである運動覚の検査法.
[方法]
①被検者は安静座位.
②検者は被検者の検査側の母指以外の手部と肘部を把持し空間に固定する(固定肢と呼ぶ).
③被検者の他側の母指と示指で検者が保持している固定肢の母指を開眼でつまむように指示する.
④次に,固定肢の母指を閉眼でつまむよう,同じように指示する.
⑤数回実施し固定肢の母指をつまめないときは異常(陽性)である.

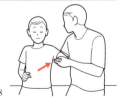

PT46-AM8

39 基本軸と移動軸【きほんじくといどうじく】★★★ □□□

40 基本軸【きほんじく】★★★ □□□

関節可動域測定時の用語．関節角度計（ゴニオメーター）の固定竿を当てる不動側の身体部位のこと．
可動側の身体部位を移動軸という．
［例］
肘関節の可動域測定．
移動軸＝橈骨，基本軸＝上腕骨．

41 移動軸【いどうじく】★ □□□

関節可動域測定時の用語．関節角度計（ゴニオメーター）の移動竿を当てる可動側の身体部位のこと．
不動側の身体部位を基本軸という．
［例］
肘関節の可動域測定．
移動軸＝橈骨，基本軸＝上腕骨．

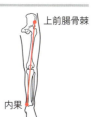

PT47-AM1

42 棘果長【きょく・か・ちょう】★★★ □□□

下肢長を測定する場合の指標の一種．
①棘＝上前腸骨棘
②果＝脛骨内果
「上前腸骨棘」と「脛骨内果」の2点間の最短距離で表す．
棘果長に左右差を認める時には，股関節変形や脱臼や膝関節屈曲拘縮などを疑う．

43	クローヌス 【くろーぬす】 ★★★ □□□	[別名]間代(かんたい) 筋または腱の急激な伸張によって生じる反復性の筋収縮で，そのリズムは規則正しくリズミカルである． 錐体路障害により出現する． 伸張反射が亢進した状態である． [例]足クローヌス(足間代) 腱反射亢進した中枢神経障害の痙縮がある場合，クローヌスは亢進する．
44	見当識 【けんとうしき】 ★★★ □□□	日常生活において当たり前に知っている，理解していると認識していること． 場所，人，時間，月日，曜日，季節などを正しく認識する機能のこと． 認知症や高次脳機能障害の評価項目である．
45	口腔内圧測定器 【こうくう・ないあつ・そくていき】 ★ □□□	呼吸運動によって生じる口腔内の圧力を測定する器具．スパイロメーターに口腔内圧測定センサーが設定されていれば測定できる． [目的]口腔内での①最大吸気圧と②最大呼気圧を測定． ①最大吸気圧：吸気筋の筋力と相関する． ②最大呼気圧：呼気筋の筋力と相関する．

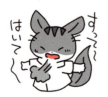

46 高血圧
【こう・けつあつ】

★★★
□□□

血圧が正常範囲を超えて収縮期・拡張期とも高い状態．高血圧状態が続けば循環系障害などを誘発する．

[日本高血圧学会の基準]
① 収縮期(最高)血圧 = 140 mmHg 以上
② 拡張期(最低)血圧 = 90 mmHg 以上

内部障害(生活習慣病，糖尿病，腎不全，心筋梗塞など)や中枢神経障害(脳出血など)の原因疾患や合併症である．

患者のバイタルチェックとして血圧を測定する必要がある．

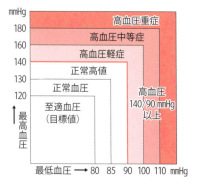

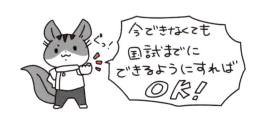

47 股関節外転筋短縮 【こかんせつ・がいてんきん・たんしゅく】
★★
□□□

股関節外転筋が短縮すること．

股関節外転筋：中殿筋，大腿筋膜張筋，腸脛靱帯など．

股関節外転筋短縮検査を「Ober テスト」という．

[検査法]
① 被検者は検査側を上にした側臥位．
② 検査側の膝関節を 90°屈曲位に保持しながら股関節を伸展かつ外転させ膝の下降の程度を観察する．
③ 膝が下降しなければ大腿筋膜張筋もしくは腸脛靱帯の短縮があると判断する．

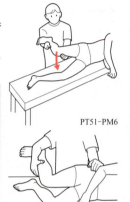

PT51-PM6

PT45-AM4

48 股関節屈曲拘縮 【こかんせつ・くっきょくこうしゅく】
★★
□□□

股関節の伸展方向への可動性が制限された状態のこと．

股関節屈曲拘縮の検査を「Thomas テスト」という．

[原因]
・腸腰筋などの股関節屈筋群の短縮．
・長期臥床，車椅子生活者など．
・股関節屈曲位での生活習慣．

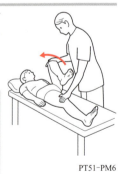

PT51-PM6

4. 理学療法評価学　47

49 呼気ガス分析器
【こきがす・ぶんせきき】
★★
□□□

呼吸に伴う O_2 濃度および CO_2 濃度を計測し，呼吸のガス分析により代謝機能（$\dot{V}O_2max$〈最大酸素摂取量〉など）を科学的に計測分析する装置のこと．
リハビリテーション医療では，運動負荷中の心肺機能を知るために用いることが多い．

50 三角靱帯
【さんかく・じんたい】
★★★
□□□

足関節内側にある三角形の形状をした靱帯のこと．
脛骨内果下部を頂点に舟状骨，距骨，踵骨に付着している．
距腿関節と距骨下関節の安定性に関与する．

脛骨
距舟靱帯
内側距踵靱帯
舟状骨
前脛距部
脛舟部
後脛踵部
後脛距部
内側三角靱帯
（右足部内側面）
踵骨

［分類］
前脛距部，脛舟部，脛踵部，後脛距部．
足部の強制的な外反（外反捻挫）により損傷を起こすことがある．

51 膝窩動脈
【しつか・どうみゃく】
★
□□□

大腿動脈から連なる動脈で，膝の裏側を走行する．
膝窩動脈で拍動を触知することができる．
上肢で脈拍を触察できないときは，膝窩動脈で触察することもある．

大腿動脈
膝窩動脈
前脛骨動脈
後脛骨動脈
腓骨動脈
内側足底動脈
外側足底動脈
（右下肢背面）

52 10 m歩行時間
【じゅうめーとる・ほこうじかん】
★★
□□□

歩行所要時間の評価の一種.
10 mの距離を歩行する所要時間を測定する.
[方法]歩行の「始め」と「終わり」の助走路3 mを除いて正味10 mを歩く時間を計測する.

53 順序尺度
【じゅんじょ・しゃくど】
★★
□□□

対象物の性質の大小や善し悪しの順序を表す尺度のこと.
平均値は定義できないが中央値は定義できる.
種々の理学療法評価の尺度(間隔尺度, 順序尺度, 比率尺度など)の1つ.

[例]
①徒手筋力検査法(0, 1, 2, 3, 4, 5)
②Brunmstrom Recovery Stage(Ⅰ, Ⅱ, Ⅲ, Ⅳ, Ⅴ, Ⅵ)
③関節リウマチのSteinbrocker分類(ステージⅠ, Ⅱ, Ⅲ, Ⅳ)など.
④FIM(7段階評定)

54 小指基部
【しょうし・きぶ】
★★
□□□

手掌部の小指(第5趾)のMP関節部位の手掌のシワ部.
関節可動域測定の母指対立距離測定の指標点(ランドマーク)に用いる.

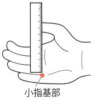

小指基部

55 小字症
【しょうじしょう】
★★
□□□

書字動作時に書いている文字が段々と小さくなり筆圧が弱くなる現象のこと.
[疾患]Parkinson病

56	上肢長 【じょうし・ちょう】 ★ □□□	身体計測における上肢の長さのこと．骨折の転位，関節拘縮の検査，義手作成時のデータとして利用される． ［分類］ ①肩峰から橈骨茎状突起まで． ②肩峰から第3指（中指）先端まで．	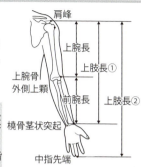
57	上前腸骨棘 【じょう・ぜん・ちょう・こつ・きょく】 ★ □□□	腸骨の腹側にある突出部．腹部外側の左右で触知できる．体幹装具の作製や適応において必要なランドマーク（骨指標）の1つである． 四肢長計測の指標となる（下肢棘果長は「上前腸骨棘から足関節内顆まで」である）．	

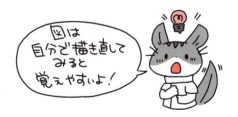

4. 理学療法評価学

58 踵腓靱帯 【しょうひ・ じんたい】 ★★ □□□	足関節の前下外側に位置し，腓骨外果と踵骨とを連結する靱帯. 前距腓靱帯，後距腓靱帯とともに足関節の外側靱帯と呼ばれている. スポーツ外傷のなかでも損傷頻度が高い. 足関節内反捻挫時に損傷しやすい.

前脛腓靱帯　　　　　　　前距腓靱帯
後脛腓靱帯　　　　　　　距舟靱帯
後距腓靱帯　　　　　　　背側立方舟靱帯
（腓骨）外果
踵腓靱帯
外側距踵靱帯　立方靱帯　二分靱帯
（右足部外側面）

59 前距腓靱帯 【ぜん・きょ・ひ・ じんたい】 ★★ □□□	［別名］捻挫靱帯 足関節の前方に位置し，距骨と腓骨を連結する靱帯. 足関節の内反捻挫時に損傷しやすい. ［作用］距骨が前方へ動くのを抑制する.

60 前脛腓靱帯 【ぜん・けい・ひ・ じんたい】 ★★ □□□	足関節の前方に位置し，脛骨下端外側部と腓骨外果を連結している靱帯. ［作用］距腿関節の安定性を保つ.

61 上腕周囲径
【じょうわん・しゅういけい】
★
□□□

上腕部周囲の長さのこと．上腕筋肉の発達状態や栄養状態の指標になる．

[方法]
①肘伸展位での上腕の最大膨隆部
②肘屈曲位での上腕の最大膨隆部

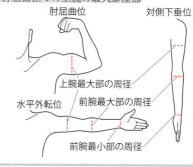

62 触覚
【しょっかく】
★
□□□

皮膚表面に何かが触れた時に触れたと感じる感覚のこと．

[受容器] 皮膚の Meissner（マイスナー）小体，Merkel（メルケル）小体，Pacini（パチニ）小体，Ruffini（ルフィニ）小体

[上行伝導路]
①精細な触覚：1次ニューロンは脊髄後索を上行して延髄の薄束核・楔状束核でニューロンを変え，2次ニューロンは反対側に渡り内側毛帯を通って視床でニューロンを変え，3次ニューロンは内包を通って大脳皮質中心後回へ到達する（＝後索路）．
②粗大な触覚：1次ニューロンは脊髄後角に入ってすぐにニューロンを変え，2次ニューロンは反対側の腹側脊髄視床路を上行し視床で3次ニューロンとなって内包を通って大脳皮質中心後回へ到達する（＝前脊髄視床路）．

63 振動覚
【しんどうかく】
★
□□□

深部感覚の一種．骨突出部の皮膚表面に振動するもの(音叉など)が触れた時に振動していると感じる感覚のこと．
[受容器]Pacini(パチニ)小体
[上行伝導路]
①脊髄の後根から入り，シナプスを作らず同側の後索路を上行する．
②延髄でシナプスを作り対側へ交叉して上行し，視床でシナプスを作る．
③その後，内包を通り大脳皮質の頭頂葉にある中心後回の感覚野へ投射する(＝脊髄上行路)．

64 深部腱反射
【しんぶ・けん・はんしゃ】
★
□□□

[別名]伸張反射
脊髄反射の一種．筋に急激な伸張刺激が入力されたときに，その筋が反射的に筋収縮を起こすこと．
中枢神経疾患や神経筋疾患の種々の評価に用いる(深部腱反射が亢進すれば錐体路障害，低下・消失すれば末梢神経障害や筋障害などである)．

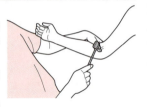

[メカニズム]
①対象筋(腱)をハンマーなどで叩いて急激に伸張する．
②対象筋の筋紡錘が伸張されたことを感受し，Ⅰa線維で脊髄の筋の支配神経である前角細胞に連絡する．
③前角細胞はα運動神経で対象筋を収縮させる．
[例]膝蓋腱反射，アキレス腱反射，上腕二頭筋腱反射など．

65 スパーリングテスト
【すぱーりんぐ・てすと】
★★★
□□□

頸部神経根障害の有無を調べる整形外科検査法の一種.
[方法]
①被検者は安静座位
②検者は被検者の頸部を障害側へ側屈して下方に圧迫を加える.
③障害側の神経根の出口である椎間孔を狭くする.
④上肢にしびれや痛みが放散する時は神経根障害がある.

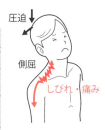

66 節性脱髄
【せつせい・だつずい】
★★
□□□

末梢神経障害の一種. 軸索は障害されないが, 髄鞘だけが髄節単位で脱落・消失する状態をいう. 節性脱髄が起こると神経伝導速度は低下する.
[症状]伝導時間の遅延, 伝導ブロックなど.

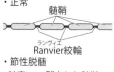

67 尖足拘縮
【せんそく・こうしゅく】
★★
□□□

足関節が底屈位で固まった状態のこと. 歩行困難や異常歩行になりやすい.
[原因]脳卒中片麻痺による痙縮, 痙直型脳性麻痺, 不良肢位, 長期安静など.

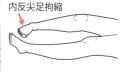

68 仙腸関節病変
【せんちょうかんせつ・びょうへん】
★★
□□□

仙腸関節(仙骨と腸骨の間)に生じる病変のこと．

[疾病]仙腸関節炎など．

仙腸関節病変の判定試験＝Patrick（パトリック）テスト

Patrick テストを行って痛みが出現すれば仙腸関節病変を疑う．

69 線分二等分試験
【せんぶん・にとうぶん・しけん】
★
□□□

半側空間無視(半側空間失認)の有無や状態を調べる検査の一種．

[方法]
①被検者に 20 cm の 1 本の横線を呈示（ていじ）する．
②横棒の中央部と思われるところに印をつけるように指示する．
③印の位置が右方に偏位すれば，左側半側無視の疑いがある．

20 cmの直線の中央に印をつける課題 → 左半側空間失認の場合，印は右側に偏る

70 体性感覚障害
【たいせい・かんかく・しょうがい】
★★
□□□

体性感覚の一部または全部が障害されること．

体性感覚：表在感覚(触・痛・温・冷・圧覚など)と深部感覚(関節位置覚，運動覚，振動覚など)の総称．外部からの何らかの刺激を各々の感覚受容器で受け入れ，上行伝導路(感覚神経)により大脳皮質で認識することをいう．

通常，感覚障害とは体性感覚障害のことである．

体性感覚障害の判定試験＝母指探し試験（ぼしさがし）
母指探し試験で母指をつまめなければ母指側上肢の体性感覚障害を疑う．

71 大腿筋膜張筋短縮【だいたいきんまくちょうきん・たんしゅく】 ★★ □□□

大腿筋膜張筋が短縮していること．腰痛，膝痛，腸脛靱帯炎の原因となる．

大腿筋膜張筋短縮の判定試験＝Ober test．(オーバーテスト)

Ober test で測定側の膝が下降しなければ大腿筋膜張筋の短縮を疑う．

72 大腿四頭筋短縮【だいたいしとうきん・たんしゅく】 ★★ □□□

大腿四頭筋が短縮していること．正座などができない膝関節屈曲障害の原因となる．

大腿四頭筋短縮の判定試験＝Elley テスト(エリー)，Thomas テスト(トーマス)．

Elley テストで殿部が挙上すれば大腿四頭筋短縮を疑う．

Thomas テストで股関節が屈曲し，かつ膝が伸展すれば大腿四頭筋短縮を疑う．

73 大腿周囲径【だいたい・しゅうい・けい】 ★ □□□

大腿部周囲の長さのこと．
[測定方法]
①膝蓋骨上縁を起点とする．
②起点から上方 0 cm，5 cm，10 cm，15 cm，20 cm の位置での大腿周囲径をメジャーで測定する．
③0 cm の位置では関節の腫脹の程度を推察することができる．
④15 cm 以上の位置では筋肉の発達の程度を推察することができる．

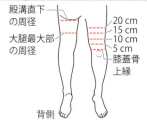

74 腸脛靱帯短縮
【ちょうけい・じんたい・たんしゅく】
★
□□□

腸脛靱帯が短縮すること．
腸脛靱帯：大腿の外側に位置し，大腿筋膜張筋から起こり脛骨外側顆に付着する靱帯（大腿筋膜張筋の続きである）．
[作用]大腿筋膜張筋の作用と同じ．股関節の屈曲・外転・内旋と下腿の外旋に働く．腸脛靱帯短縮により下腿の外旋変形が起こる．
腸脛靱帯短縮の判定試験＝ Ober test
Ober test で測定側の膝が下降しなければ腸脛靱帯短縮を疑う．

75 腸腰筋拘縮
【ちょうようきん・こうしゅく】
★
□□□

腸腰筋の柔軟性が失われ股関節伸展方向への可動性が制限された状態のこと．
腸腰筋：大腰筋と腸骨筋を合わせた筋
[原因]長期不動，廃用性症候群，腸腰筋炎など．
腸腰筋拘縮の判定試験＝ Thomas テスト（トーマス）
Thomas テストで股関節が屈曲すれば腸腰筋拘縮を疑う．

76 底側踵舟靱帯
【ていそく・しょうしゅう・じんたい】
★
□□□

[別名]スプリング靱帯
足底面にあり踵骨と舟状骨を連結する幅広く厚い靱帯．
この靱帯の弛緩が扁平足の原因となりやすい．
[作用]内側縦アーチを支持する．

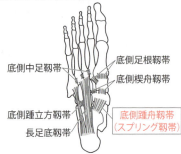

77 デルマトーム
【でるまとーむ】
★★★
□□□

[別名]皮膚分節
脊髄神経が支配している皮膚感覚(皮膚知覚帯)の領域のこと．
第2頸髄分節から第5仙髄分節に対応した皮膚感覚領域がある．
皮膚領域の感覚障害の部位をみつけることで，損傷された脊髄レベルを推察できる．

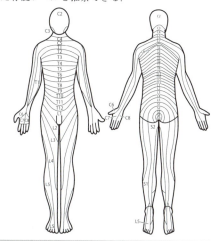

78 転子果長
【てんし・か・ちょう】
★
□□□

下肢長計測の測定法の一種．
転子＝大転子，果＝外果．
大転子から外果までの長さを直線で計測する．
膝関節拘縮の有無を推測できる．

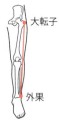

79 頭部落下試験
【とうぶ・らっか・しけん】
★

□□□

Parkinson病の頸部筋群の固縮の有無を評価する検査.
[方法]
①被検者は安静仰臥位
②検者は被検者の頭を片手でゆっくり持ち上げて,その後急に手を離す.
③被検者の頭部の落下の仕方を観察する.
④Parkinson病では固縮のため頭部が落下しない.

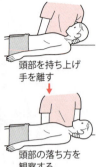
頭部を持ち上げ手を離す
頭部の落ち方を観察する

80 トレッドミル歩行
【とれっどみる・ほこう】
★★

□□□

トレッドミルを使用した歩行訓練. 対象者の身体状況に応じたプロトコル(基準)で行う.
トレッドミル:屋内で歩行や走行を行うための運動機器. 速度と傾斜角度で運動強度を調整できるので,定量的に有酸素運動を実施できる.
内部障害系疾患の運動強度(METS)を決定するための運動負荷試験をトレッドミルを用いて行う.

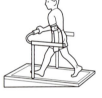

[方法]
①動力モーターで回転する歩行用ベルトの上を歩行,走行する.
②運動時間,速度,傾斜角度で運動負荷量を調節する.
③運動時に心拍数や血圧などをモニターできるのでリスク管理が可能である.

4. 理学療法評価学

81 内果と外果
【ないかとがいか】
□□□

内果　　外果

外果下端

PT31-16

82 内果
【ないか】
★★★
□□□

[別名]内くるぶし
脛骨内側の下端突出部.
下肢長測定や装具のチェックアウト時の目印となる.
下肢長(棘果長):上前腸骨棘から内果まで.
下肢装具のチェックアウト:足継手の位置は内果下端と外果突出部を結ぶ線上.

83 外果
【がいか】
★★★
□□□

[別名]外くるぶし
腓骨の遠位下端突出部.
下肢長測定や装具のチェックアウト時の目印となる.

84 2点識別覚
【にてん・しきべつ・かく】
★
□□□

複合感覚の一種.
大脳皮質の頭頂葉が関係する(表在覚が正常であるときに検査する).
皮膚上の2点を同時に刺激して,それを2点であると識別する感覚である.

[方法]
①2点識別用検査器具(ノギス,コンパス,ディスクリミネーター)を使用して開眼で練習する.
②2点刺激は身体の長軸に沿って同時に触れる.
③閉眼で検査し,2点と感じる最少距離を測る.
④2点判定に誤りがあれば頭頂葉の障害を疑う.

85 動的2点識別検査
【どうてき・にてん・しきべつ・けんさ】
★
☐☐☐

動的2点識別覚：複合感覚の一種で，大脳皮質の頭頂葉が関係する．
[方法]
①被検者は閉眼
②2点識別用検査器具（ノギス，コンパス，ディスクリミネーター）を指腹中央から指先にかけて指の長軸に対し直角に2点を当てて2秒かけて移動させる．
③時折1点の刺激を与えて2点を識別できる最短距離を測定する．
④2点間は5 mmから開始する．
[正常値]
①45歳以下＝3 mm以内
②46歳以上＝4 mm以内
③正常＝6 mm以内

86 認知症
【にんちしょう】
★★
☐☐☐

一度は正常に発達した脳が，種々の原因で脳細胞が死滅したり，機能低下したために様々な障害が起こり，日常生活に支障が出る（転倒，見当識障害，記銘力障害など）状態のこと．
知的発達障害や意識障害による認知障害とは区別する．
[分類]
Alzheimer（アルツハイマー）病，Lewy（レビー）小体型認知症，脳血管性認知症，Pick（ピック）病など．
[検査]
MMSE（Mini（ミニ） Mental（メンタル） State（ステート） Examination（エグザミネーション）），HDS-R（長谷川式簡易認知評価スケール）で認知症の障害程度を検査する．

4. 理学療法評価学

87 ノギス
【のぎす】
★
□□□

対象物を挟むことによって厚さや長さを測定する器具.
他に内径，深さ，段差などを測定できる.
医療現場では人体各部の長さや厚みや創傷の大きさなどの測定に用いる.
また，2点識別覚器具として用いることもできる.

88 歯車現象
【はぐるま・げんしょう】
★★★
□□□

固縮（筋緊張の亢進した状態）現象の一種.
患者の関節を他動的に動かしたとき，全可動域にわたって，まるで歯車の動きのような「カクン，カクン，カクン」という抵抗を感じる現象を歯車現象という.
大脳皮質第6野および錐体外路系の障害が原因であり，Parkinson病の病的所見である.

89 跳ね返り試験
【はねかえり・しけん】
★
□□□

小脳半球障害の有無の検査.
［方法］
①検者が肘を曲げた被検者の手首を握り保持する.
②被検者に自分の胸に向かって握られた手を精一杯引くよう命じる.
③被検者が引く動作を開始したら，検者が手を突然離す.
④引いた手で胸や顔面を打つかどうかを確認する.
⑤自分の胸や顔面を打てば，小脳半球障害を疑う.

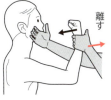
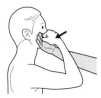

90 ハムストリングス短縮テスト
【はむすとりんぐす・たんしゅく・てすと】
★★★
□□□

[別名]SLR(下肢伸展挙上テスト).
ハムストリングス(半腱様筋,半膜様筋,大腿二頭筋)の短縮の有無を調べる検査.

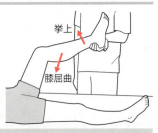

[方法]
①被検者は安静背臥位
②検者は被検者の下肢を膝関節伸展位で股関節屈曲方向へ挙上する.
③ハムストリングスに短縮があれば,股関節屈曲の早い時期に大腿後面につっぱり感が生じたり,膝関節が屈曲したりする.

91 半側無視
【はんそく・むし】
★★
□□□

[別名]半側空間無視,半側視空間失認
高次脳機能障害の一種.自分の視覚の範囲でみている空間全体のうち,半側だけを認識できない状態.一側の大脳半球の障害によって,視覚的にはみえているにもかかわらずその空間を無視する状態で,左側空間無視が多い.

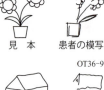
OT36-9

PT39-5

半側無視の判定検査=BIT行動性無視検査(線分二等分試験,抹消試験,模写試験,描画試験など).
[症状]歩行中に障害側に位置する物体に衝突する.食事中に眼前の食器の障害側の食物を食べ残すなど.
[責任病巣]
右大脳半球頭頂葉(角回,縁上回),側頭葉(上側頭回),前頭葉(下前頭回)など.

92 ビーバー徴候
【びーばー・ちょうこう】
★

□□□

[英語]Beevor's sign

胸髄神経根症状の有無を評価する整形外科検査法.

[方法]
① 被検者は安静仰臥位で後頭部で両手を組む.
② 腹筋を用いて体幹屈曲運動を行わせる.
③ 体幹が起き上がると同時に臍が上方あるいは下方に動くとビーバー徴候陽性（＋）である.

[判定]
① 臍が上方に動く＝第10～12胸髄の神経根障害の疑い.
② 臍が下方に動く＝第7～10胸髄の神経根障害の疑い.

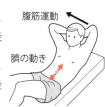

93 膝打ち試験
【ひざうち・しけん】
★

□□□

小脳性運動失調に対する測定異常の検査の一種.

[方法]
① 被検者は安静座位
② 手掌と手背で交互に膝を叩くように被検者に指示する.
③ 片側ずつでも両側同時でも良い.
④ 動作が遅く，リズムが乱れ，叩く部位もばらつけば小脳性運動失調の疑いがある.

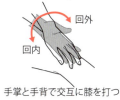

手掌と手背で交互に膝を打つ

94 表在感覚検査【ひょうざい・かんかく・けんさ】
★
□□□

表在感覚：皮膚表面で感じる感覚のこと．
感じる程度により正常，鈍麻，消失，過敏がある．
表在感覚の髄節レベルは「dermatome（デルマトーム）（皮膚分節知覚帯）」で表す．
［種類］触覚，痛覚，温度覚（温，冷），圧覚
［表在感覚検査］
①必ず左右両側を検査し比較する．
②健常部位と思われる部位を刺激したときの感覚を「10」として，これを基準とする．
③障害部位に同じ刺激を加えて「10」に比較した強さを数字で表現させる（「5/10」など）．
p.57「デルマトーム」を参照

95 比率尺度【ひりつ・しゃくど】
★
□□□

［別名］比尺度（ひしゃくど）
「順序」「間隔」「数値の差」「数値の比」の意味を全て兼ね備えた尺度のこと．
基準の「0（ゼロ）」が決定していて等間隔である尺度．
［例］絶対温度，重さ，長さ，お金，年齢など．

96 副雑音【ふくざつおん】
★
□□□

［別名］肺雑音，ラ音，ラッセル音
患者に呼吸運動を行わせて胸部聴診するときに聞こえる異常呼吸音のこと．
［種類］
①連続性ラ音（低音性いびき音，高音性笛様音（てきようおん））
②断続性ラ音（捻髪性（ねんぱつせい）ラ音，水泡音（すいほうおん））
③胸膜摩擦音

97 腹壁反射
【ふくへき・はんしゃ】
★
☐☐☐

[別名]腹皮反射
表在反射の一種．錐体路障害の有無を判定する検査でみられる．
[反射中枢]第5胸髄節〜第12胸髄節

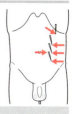

[方法]
① 被検者は安静仰臥位で腹部表皮を出す．
② 腹壁の皮膚を周辺部から臍に向ってピンで軽くさする．
③ 健常ならば腹壁筋が収縮して臍がピンの方向へ動く反射が出現する．
④ 錐体路障害では反射は出現しない．

98 変換運動障害
【へんかんうんどう・しょうがい】
★★
☐☐☐

協調運動障害の一種．
ある運動を繰り返し行うことが難しく，徐々にリズムの乱れが生じたり，動作のスピードが遅くなったり，滑らかさがなくなったりする障害のこと．
速く運動すると悪化し，ゆっくり運動すると改善する傾向がある．

[出現する疾患]運動麻痺，深部感覚障害，錐体外路障害，小脳性失調症など．

99 回内・回外試験
【かいない・かいがい・しけん】
★★
☐☐☐

反復拮抗運動障害の検査法．
[方法]
① 被検者は座位で両側上肢を前方に挙上する．
② できるだけ素早く前腕を回旋させる（回内・回外運動）．
③ 前腕の律動的な回内・回外運動を素速く繰り返し行う事ができない場合は小脳性失調症の反復拮抗運動障害を疑う．

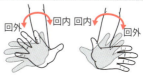

100 母指先端【ぼし・せんたん】 ★

母指末端部の最先端のこと．
関節可動域測定の距離測定法（cm で表す）の母指対立測定での指標（母指先端から小指基部までの距離）である．

101 母指対立【ぼし・たいりつ】 ★

母指の指腹が他の 4 指の指腹の方向へ動くこと．
対立運動：母指の指腹と他の 4 指の指腹がお互いに向かい合うように動く運動．

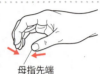

[作用筋]
母指対立筋

102 脈圧【みゃくあつ】 ★

収縮期血圧（最大血圧）と拡張期血圧（最小血圧）との差．心臓に近い中枢側の太い動脈の硬さを知るための指標である．
正常の脈圧値：30 ～ 50 mmHg（60 mmHg 未満）が望ましい．
脈圧が大きい（最高血圧と最低血圧の差が拡大している）ほど動脈硬化が進行していることを表している．
背臥位の脈圧は立位の脈圧より小さい．
平均血圧：平均して動脈にかかっている血圧のことで，末梢の細い血管の動脈の硬さを知るための指標である．
平均血圧：（脈圧 ÷ 3）＋ 拡張期血圧 ＝ 95 mmHg 未満が望ましい．

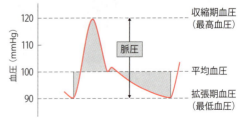

03 指鼻試験 【ゆび・はな・しけん】
★★
□□□

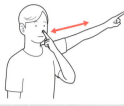

[類似検査] 指鼻指試験
小脳性失調症にみられる測定障害や運動分解を調べる検査である．

[方法]
① 被検者は安静座位
② 被検者は肘を伸展したまま上肢はやや外転位をとる．
③ 被検者は開眼で自分の肘を曲げて示指の先端を自分の鼻先へもっていく．
④ 次に閉眼で同様の動作を行う．
⑤ 運動が円滑に行えるか，振戦があるか，測定距離の異常があるか，開眼時と閉眼時の違いがあるかを観察する．

04 指鼻指試験 【ゆび・はな・ゆび・しけん】
★★
□□□

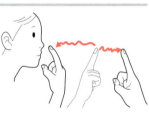

[別名] 鼻指鼻試験
[類似検査] 指鼻試験
小脳性失調症にみられる測定障害や運動分解を調べる検査である．

[方法]
① 被検者は安静座位
② 被検者は自分の示指先端で，検者の示指と自分の鼻先の間の空間を交互に往復する．
③ 運動が円滑に行えるか，振戦があるか，測定距離の異常があるかを観察する．

105 腰椎神経根圧迫
【ようつい・しんけいこん・あっぱく】
★★
□□□

腰椎椎間孔に出入りしている脊髄神経根が圧迫されている状態のこと.
腰椎神経根圧迫試験は「Kempテスト」「Bragardテスト」がある.

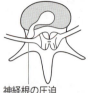

神経根の圧迫

[症状]運動麻痺, 筋力低下, 感覚障害, 疼痛, しびれ感など.
[原因]腰椎椎間板ヘルニア
[好発部位]第4腰髄神経根, 第5腰髄神経根

106 抑止(ブレイク)テスト
【よくし(ぶれいく)てすと】
★★★
□□□

徒手筋力検査法で検者がかける抵抗のかけ方の一種.
被検者の関節可動域の中間域で抵抗をかける方法で, 被検者に等尺性収縮を行わせる.
関節可動域の中間域は最大筋力を発揮しやすいので, ある程度の筋力の予測が抑止(ブレイク)テストで可能である.

PT41-1

107 冷覚
【れいかく】
★★
□□□

皮膚の表在感覚の温度覚の一種.
冷刺激(体温より低い刺激. 25℃で最も感受性が高い)を加えた場合に冷たいと感じる感覚のこと.
冷覚検査では, 10℃の冷水を入れた試験管を3秒程度皮膚に接触させて「冷たい」と答えさせる.

[受容器]自由神経終末, Krause小体
[上行伝導路]Aδ神経線維で脊髄に入力し, 外側脊髄視床路を上行し, 視床を経て大脳の中心後回の感覚野に伝達する.

5 基本介入手段（運動療法）

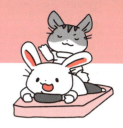

1 1 RM
【わん・あーる・えむ】
★★
□□□

[英語] 1 RM (one repetition maximum) ＝ 1 回反復可能な最大負荷量
筋力増強訓練のための負荷量の単位．
1 回だけ関節運動を行える最大の負荷量である．

2 10 RM
【てん・あーる・えむ】
★★★
□□□

[英語] 10 RM (ten repetition maximum)
[和名] 10 回反復最大負荷量
10 RM：筋力増強運動時に患者に負荷する運動負荷量で，関節を全可動域にわたって 10 回だけ反復して運動することができる最大負荷量のことである．最大筋力の約 80％程度である．

3 Böhler 体操
【べーらー・たいそう】
★★
□□□

脊椎椎体圧迫骨折後の Böhler ギプス固定中に体幹や下肢筋などの重力筋群の筋力増強を目的とする体操．

[方法]
①Böhler ギプスは体幹反張位（Böhler 肢位）で固定する．
②仰臥位，腹臥位，座位，立位，全ての肢位で反張位をとる．
③体幹伸展運動を行うほか，頭部からの圧迫刺激を与えて，抗重力筋群の筋力を増強する．

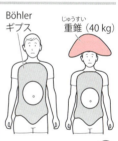

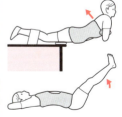

4 Buerger-Allen 体操
【ばーじゃー・あれん・たいそう】
★★
□□□

慢性閉塞性動脈硬化症など循環障害の改善を目的とした体操．

[方法]
① 患者は安静背臥位（リラクセーション）を保持する．
② 下肢を 45°挙上位を一定時間保持する．
③ 背臥位で足関節の底背屈運動を繰り返しながら下肢の挙上と下垂を繰り返す．
④ 端座位で下肢を下垂して様子を観察する．

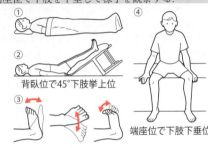

背臥位で45°下肢挙上位

端座位で下肢下垂位

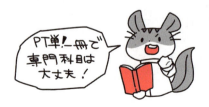

5 Codman体操
【こっどまん・たいそう】
★★
□□□

[別名]アイロン体操，振り子体操
[方法]
①立位で軽く体幹前屈し，障害側上肢に1～2kg程度の重錘(アイロン)を持つ．
②障害上肢はできるだけ脱力する．
③体幹を前後・左右・円を描くように動かすことで，上肢に振り子運動を行わせる．
④障害上肢はあくまでも脱力状態で振り子様に他動で動かす．
[適応]肩関節周囲炎(四十肩や五十肩など)など．
[効果効能]
肩関節滑膜の炎症による癒着防止．
肩腱板や三角筋の過剰刺激性筋収縮の抑制．
肩甲上腕関節面の離開(重力による牽引)．
肩甲上腕関節包の軽度伸張(重力による牽引)．

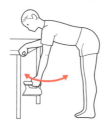
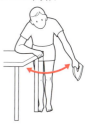

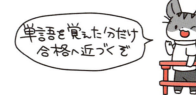

6 CPM(continuous passive motion)
【しーぴーえむ】
★★
□□□

[和名]持続的他動運動装置
コンピュータ制御によって運動のスピードや可動範囲を調節できる関節可動域訓練機器.
[目的]不動による合併症(拘縮,結合織萎縮,治癒障害,静脈血栓症など)の予防,関節治癒過程の促進など.
[適応]人工膝・股関節置換術,膝靱帯再建術,膝関節授動術,大腿骨骨折術後など.
[禁忌]術後感染,関節内炎症,著明な疼痛など.

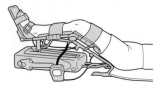

PT40-12

7 DeLormeの漸増抵抗運動
【でろーむの・ぜんぞう・ていこう・うんどう】
★★
□□□

[別名]DeLorme法（デローム）
筋力増強訓練(運動療法)における漸増抵抗運動の一種.
DeLormeが考案した筋力強化法で,連続して段階的に少しずつ運動負荷量を上げていく方法である.
[方法]運動負荷量に10 RMを用いた筋力増強法で10セット法,3セット法,4セット法などがある.
10 RM = 10回連続で反復運動可能な最大負荷量.
①10セット法(原法):10 RMの10%,10 RMの20%・・・,10 RMの100%,を各々10回ずつ,計100回行う.
②3セット法:10 RMの1/3,10 RMの2/3,10 RMの3/3,を各々10回ずつ,計30回行う.
③4セット法:10 RMの1/4,10 RMの2/4,10 RMの3/4,10 RMの4/4,を各々10回ずつ,計40回行う.

5. 基本介入手段(運動療法) 73

8 end feel
【えんど・ふぃーる】
★★★
□□□

[和名]最終域感(さいしゅういきかん)
関節を他動的に可動させたときに最終可動域付近で感じられる抵抗感のこと.
[抵抗感の成因]
①皮膚・結合組織・筋性の抵抗感＝柔らかい(ソフト)：筋など軟部組織が接触する抵抗感(軟部組織衝突感)(例：肘関節の屈曲)
②靱帯・関節包性の抵抗感＝堅い(ファーム)：靱帯や関節包が伸張された停止感(例：足関節の背屈)
③骨性抵抗感＝固い(ハード)：骨と骨とが接触する停止感(例：肘関節の伸展)

9 Frenkel体操
【ふれんける・たいそう】
★★
□□□

Frenkelによって開発された脊髄性運動失調に対する体操.
[目的]協調性のある運動の学習，獲得.
[原則]運動の進行順序を厳守する.
①視覚による代償(目印)を利用する.
②同じ動きを反復する.
③単純な運動→複雑な運動の順で進める.
④背臥位→座位→四つ這い→膝立ち位→立位の順で進める.
⑤ゆっくりした動き→速い動きの順で進める.
⑥広い範囲の運動から狭い範囲の運動へ進める.
[適応疾患]脊髄性運動失調症(小脳性運動失調には視覚代償が利きにくく効果が認められにくい)

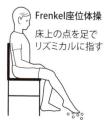

Frenkel座位体操
床上の点を足でリズミカルに指す

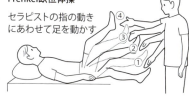

Frenkel臥位体操
セラピストの指の動きにあわせて足を動かす

10 Karvonen の方法による運動強度
【かるぼーねんのほうほうによる・うんどうきょうど】

★★
□□□

適正な運動強度の指標である「目標心拍数」を計算式で算出する方法.

運動療法を実施する時，運動の効果と安全性に配慮した適正な運動強度を設定する必要があり，その適正な運動強度の指標として「目標心拍数」を用いる.

目標心拍数＝(最大心拍数－安静時心拍数)×運動強度(％)＋安静時心拍数

(ただし「最大心拍数＝220－年齢」)

11 Klapp 体操
【くらっぷ・たいそう】

★
□□□

Klapp が考案した脊柱側弯症に対する体操.

[目的]側弯の改善，脊柱の矯正，背筋力強化

[方法]四つ這い位で円を描くように匍匐運動を行う.
①C字側弯：凸側を円の中心に向けて四つ這いになり，円中心側の上下肢を常に近づけて這う.
②S字側弯：主カーブ凸側を円の中心に向けて四つ這いになり，円中心側の上肢を体幹に近づけ，円の外側の下肢を体幹に近づけながら這う.

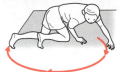

胸椎右凸側弯に対するクラップ匍匐運動

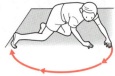

上位胸椎右凸，腰椎左凸側弯に対するクラップ匍匐運動

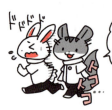

周りの人と比べないで自分のペースでやろう！

12 McKenzie 体操
【まっけんじー・たいそう】
★
□□□

腰部椎間板ヘルニアなどの椎間板損傷による腰痛や慢性の腰痛症などに対して行う体操.

[方法]
① 10分程度安静腹臥位を保持する.
② スフィンクスの姿勢を10分程度保持する.
③ 腹臥位での腕立て伏せ10回を1セットとして, 2〜3セット繰り返す.
④ 体幹屈曲運動を10回程度繰り返す.
⑤ 立位でフラダンス風体操(骨盤を左右に振る)を10回程度繰り返す.

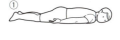

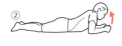
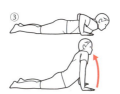
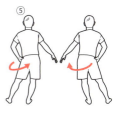

13 Williams 体操【ういりあむす・たいそう】
★★★
□□□

腰痛症に対して行われる代表的な治療体操.

［目的］
①椎間孔や椎間関節を拡大し神経根の圧迫を減少させる.
②緊張した股関節屈筋と脊柱筋を伸張し腰椎前弯を減少させる.
③腹筋群と大殿筋を強化し腰椎前弯を減少させる.
④腰仙関節の拘縮を除去する.

［方法］
①筋力増強：腹筋群，大殿筋，ハムストリングス
②伸張（ストレッチ）：腰背筋群，腸腰筋，大殿筋，ハムストリングス，下腿三頭筋
③骨盤後傾運動

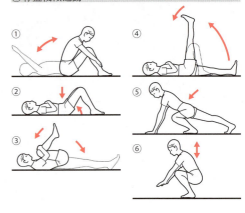

14 運動単位
【うんどう・たんい】
★★★
□□□

1個のα(アルファ)運動ニューロンとその運動ニューロンに支配されている筋線維のこと．

α運動ニューロンに支配されている筋線維数は身体部位により異なる．

初期の筋力増強は運動単位の発射頻度の増加によるものである．

[例]
下肢の筋：1個のα運動ニューロンが支配する筋線維は多い（数百個）．
舌や眼輪の筋：1個のα運動ニューロンが支配する筋線維は少ない（10数個）．

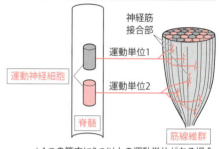

＊1つの筋肉に2つ以上の運動単位がある場合

15 遠心性運動
【えんしんせい・うんどう】
★
□□□

抵抗に抗して主動筋を収縮させているにもかかわらず，抵抗に負けて筋が引き伸ばされる．筋収縮とは逆方向に関節運動が起こるときの運動のこと．

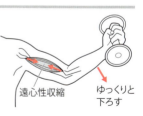

16 遠心性収縮
【えんしんせい・しゅうしゅく】
★★★
□□□

筋収縮時には筋の起始部と付着部は近づく．
しかし遠心性収縮では，起始と付着が近づく筋収縮力よりも強い外力が抵抗として働くため，筋は収縮しているにもかかわらず外力に負けて引き伸ばされる（起始と付着部が引き離される）．
筋の持つ最大筋力以上の筋力を発揮させることができるが，筋断裂を起こす危険性も高い．
[例]腕立て伏せで体幹を下ろすときの上腕三頭筋．階段を降りるときの支持脚側の大腿四頭筋．

17 下肢伸展位挙上訓練（SLR訓練）
【かし・しんてんい・きょじょう・くんれん（えすえるあーるくんれん）】
★★
□□□

仰臥位肢位から一側の下肢を膝関節伸展位のまま可能な限り持ち上げる運動のこと．

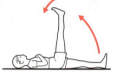

[目的]大腿四頭筋（起立や歩行にとって重要な筋）の筋力の維持・強化，ハムストリングスの伸張．

18 過伸張
【か・しんちょう】
★
□□□

伸張可能な範囲を超えて伸張しすぎている状態．

19 課題指向型介入
【かだいしこうがた・かいにゅう】
★★
□□□

[別名]課題特異型訓練（介入）
学習理論に基づいたリハビリテーション法で，問題解決を基盤とする介入手段（運動療法）．
[課題]患者の状態を理解した上で最適な内容（感覚，運動，空間，対象物，強度，頻度など）をセラピストが設定する．
[患者]課題の問題解決のための方法で訓練し合目的的な脳機能の再構築を促す．

5. 基本介入手段（運動療法）

20 滑車（プーリー）訓練
【かっしゃ（ぷーりー）くんれん】
★
☐☐☐

滑車（プーリー）訓練とは，医療用滑車をオーバーヘッドフレームに固定し，固定滑車にロープをかけて肩関節や上肢運動を行うこと．
[目的]肩関節の可動域の確保・改善．上肢手術後の肩関節の癒着の予防．

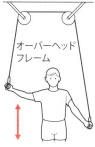

PT43-13

21 過負荷の原則
【かふかのげんそく】
★★
☐☐☐

[別名]オーバーロードの原則
運動効果を得るための原則の1つ．
運動練習を行う時，ある一定以上の負荷量を与えなければ効果が得られないという法則．
毎回同じ負荷で運動を行っていると身体がその負荷に適応してしまいトレーニング効果が薄れるので，運動負荷量を運動の継続と共に増加させなければならない．

[方法]
①抵抗量の増量，②繰り返し回数の増加，③運動時間の増加，④休息時間の減少，⑤運動頻度の増加など．

22 関節可動域訓練
【かんせつ・かどういき・くんれん】
★★★
☐☐☐

関節拘縮や筋短縮により関節可動域が制限または制限される可能性がある場合に行う関節可動運動のこと．

23 愛護的関節可動域訓練
【あいごてき・かんせつかどういき・くんれん】
★
☐☐☐

関節運動中に強制的，暴力的ではなく，関節周囲の関節包，靱帯，筋などを傷めないように，十分保護しながら，痛みのない範囲で丁寧に行う関節可動域訓練のこと．

5. 基本介入手段(運動療法)

24 他動的関節可動域訓練
【たどうてき・かんせつ・かどういき・くんれん】
★★
□□□

自己の筋収縮は行わずに、他者あるいは機械器具による外力で関節可動域訓練を行うこと.

25 関節拘縮
【かんせつ・こうしゅく】
★★★
□□□

関節包および関節包周囲の軟部組織(筋, 腱, 靱帯, 皮膚など)の短縮や線維化で関節が硬くなり、関節可動域が制限された状態.
関節拘縮の予防のために他動運動(他動的関節可動域訓練)やモビライゼーションを行う.
[原因]長期臥床, 関節の不動化, 関節の運動制限など.

26 関節の遊び(joint play)
【かんせつのあそび】
★★
□□□

関節ゆるみの位置:関節周囲の筋・軟部組織が弛緩して、関節包や靱帯が完全にゆるんでいる状態の位置.
関節の遊び:関節ゆるみの位置で、他動的に関節面をずらしたり離開したりすること.

27 関節包内運動
【かんせつほうない・うんどう】
★★★
□□□

[別名]関節副運動
関節包内で起こる運動の総称.
[種類]①関節の遊び, ②構成運動.

28 関節モビライゼーション
【かんせつ・もびらいぜーしょん】
★★★
□□□

関節包内運動の制限により生じる関節可動域制限や痛みを改善させる徒手的治療手技の総称.
[方法]関節可動域の解剖学的限界を超えない範囲で細かな運動を繰り返し与える.

5. 基本介入手段（運動療法） 81

29	求心性収縮 【きゅうしんせい・しゅうしゅく】 ★★★ □□□	起始と付着が近づきながら筋収縮を起こすこと． [例] 肘を屈曲するときの上腕二頭筋． ボールを蹴るときの大腿四頭筋．
30	胸郭可動域訓練 【きょうかく・かどういき・くんれん】 ★ □□□	[類似用語]胸郭拡張訓練，胸郭ストレッチ，胸郭モビライゼーション 胸郭を大きく押し広げて引き伸ばす運動のこと． 引き伸ばすだけでなく，胸郭の捻転や胸椎の側屈・伸展を行い，胸腹部の筋や脊柱筋群，軟部組織も一緒に伸張させる． [目的]肺コンプライアンスの増大，肺活量の増加，不良姿勢の矯正． 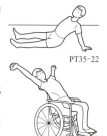 PT35-22 PT48-AM17
31	筋持久力 【きん・じきゅうりょく】 ★★ □□□	できる限り長い時間継続して一定の負荷に対応できる能力のこと．
32	筋持久力訓練 【きん・じきゅうりょく・くんれん】 ★ □□□	筋肉の持久力を向上させるための運動． [方法]訓練しようとする筋の最大筋力の1/3以下の低負荷で有酸素運動を何度も繰り返し行う（低負荷高回転運動）．

5. 基本介入手段（運動療法）

33 筋電図バイオフィードバック
【きんでんず・ばいおふぃーどばっく】
★★
□□□

フィードバック：アウトプットされた情報を本人に戻すこと．
筋電図バイオフィードバック：筋肉活動を表面筋電図で導出し，その情報を視覚情報(オシロスコープ図)や聴覚情報(音)に変換して本人に知らせること．その結果，患者は自己の筋活動をよりはっきりと把握し，より良い筋収縮訓練を行える．

34 筋肥大
【きん・ひだい】
★★★
□□□

筋肉が肥大すること．
筋力増強訓練により筋肉を構成している1本1本の筋線維が太くなり筋腹全体が肥大化する．
筋肥大は白筋(タイプⅡ線維，速筋線維)で起こりやすい．

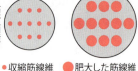

35 頸椎モビライゼーション
【けいつい・もびらいぜーしょん】
★
□□□

頸椎の椎間関節に対してモビライゼーションを行うこと．
モビライゼーション(モビリゼーション)：関節に対する徒手療法の1つで，遅い速度で動かせる関節の範囲内を施術者の徒手により反復的に細かく他動的に動かすこと．
[目的]疼痛改善，可動域制限の改善．
[絶対禁忌]腫瘍性疾患，脊髄損傷，頸椎神経根損傷，関節リウマチの頸椎，急性炎症性関節炎，重度の老年性骨粗鬆症，脊椎すべり症・分離症，過剰運動性関節など．

5. 基本介入手段（運動療法） 83

36 懸垂装置
【けんすい・そうち】
★
□□□

リハビリテーション治療時に用いる多様な運動補助器具の一種.
天井に取り付けた懸垂装置のロープハンガーから垂れ下がった装置を身体に付け，体重を免荷して身体運動（歩行訓練など）を行うための装置.
p.91「トレッドミル部分荷重歩行練習」を参照

37 骨性関節強直
【こつせい・かんせつ・きょうちょく】
★★
□□□

関節面が骨によって癒着したもの．関節可動域訓練を実施しても，関節強直を起こしているので可動域は改善しない．
関節強直：関節部の何らかの傷害により関節面が癒着し，可動性を完全に失った状態のこと．
[原因]外傷，関節疾患，長期間の固定など．

38 骨粗鬆症
【こつ・そ・しょう・しょう】
★★★
□□□

骨実質の内部が粗くなったり鬆（本来は実質である部分の内部にできた空洞）が入ったようにスカスカになったりして，骨がもろくなった状態.
わずかな外力で骨折が起こりやすくなる．
[原因]閉経，老化，栄養性，薬物性（ステロイドなど），不動性，先天性など．
骨粗鬆症に対する指導：筋力増強，骨への重力荷重，栄養指導，転倒防止指導など．

（正常）　　　（骨粗鬆症）

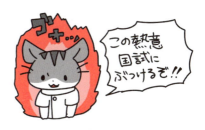

39 固有受容器
【こゆう・じゅようき】
★★★
□□□

筋，腱，関節などに存在し，筋収縮，腱にかかる張力，関節位置覚などの固有感覚と呼ばれる感覚を受容する器官．

[種類]筋紡錘，腱器官，関節運動感覚受容器など．他動運動や自動運動，抵抗運動により固有受容器は刺激される．

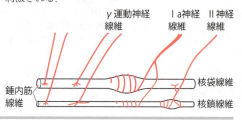

40 サーキット・クラス・トレーニング
【さーきっと・くらす・とれーにんぐ】
★
□□□

数種類のトレーニング種目を1番から順に実施し最後に最初の種目に戻る(循環式)トレーニング方法．

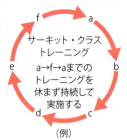

[原則]
①1つのトレーニングを1分間に何回続けて行えるか(最大回数)を測定する．
②予定している全ての種類のトレーニングについて最大回数の1/2の回数(運動負荷量を小さくする)を実施する．
③予定しているトレーニングの種類の間には休息を入れずに連続して実施する．

5. 基本介入手段（運動療法）

41 持続的伸張
【じぞくてき・しんちょう】
★★
☐☐☐

筋に対する伸張を持続して加え続けること．

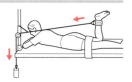

PT31-26

42 自動介助運動
【じどう・かいじょ・うんどう】
★★★
☐☐☐

筋力低下などにより関節運動が不完全な自動運動である場合に，他者や機械器具や自己の残存部分で介助することで自動運動を行うこと．

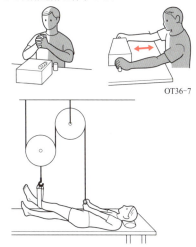

OT36-7

PT48-PM20

43 斜面台
【しゃめんだい】
★
☐☐☐

電動や手動で傾斜させることのできるベッド，あるいは壁に取り付けた起立訓練のための斜面ベッド．
[目的]起立訓練，起立性低血圧の予防，内反足や尖足の矯正，体重支持訓練など．

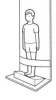

PT35-22

44 伸張反射
【しんちょう・はんしゃ】
★★★
□□□

脊髄反射の一種.
骨格筋が急激に素早く引き伸ばされると,その引き伸ばされた筋が素早く収縮する反射.
発達障害児で亢進や減弱がみられる.
伝導経路：対象筋の伸張→同筋の筋紡錘に伸張刺激→Ia線維→脊髄前角α運動神経→同筋の収縮.

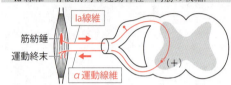

45 心拍出量
【しん・はくしゅつ・りょう】
★★★
□□□

心臓が1分間に血液を全身に送り出す量.
[単位]L/分
[計算]心拍数(拍/分)×1回心拍出量(mL/回)
成人安静時心拍出量：約5〜6L/分
激しい運動時の心拍出量：安静時の5〜6倍に増加する.
全身持久力トレーニングにより心拍出量は増加する.

46 赤筋線維
【せっ・きん・せんい】
★★★
□□□

[別名]タイプⅠ線維,遅筋線維
ミオグロビン含有量が多いため解剖学的所見で赤みがかっている筋線維.
[特徴]持久力運動や有酸素運動に向いている.ミトコンドリアを多く含む.毛細血管が発達している.酸素を取り込む機能に優れている.収縮速度は遅い.酸化酵素活性が高い.中性脂肪を多く含んでいる.

47 漸増
【ぜんぞう】
★
□□□

徐々に増えていくこと.
[例]漸増抵抗運動：抵抗を徐々に増加させていく運動.

5. 基本介入手段(運動療法)

48 漸増抵抗運動【ぜんぞう・ていこう・うんどう】 ★★★ □□□

運動に対する外部からの抵抗(負荷)を「軽負荷→高負荷→最終的に最大負荷」を与える筋力増強運動の方法.

[代表的な方法]DeLorme(デローム)法(3セット法, 4セット法, 10セット法など).

49 創治癒【そう・ちゆ】 ★★ □□□

創(きず=特に皮膚の損傷)が元の状態に戻ること, 治ること.
持続的他動運動(CPM)装置を用いることで創治癒を促進できる.

50 相反抑制【そうはん・よくせい】 ★★ □□□

[別名] Ⅰa抑制
主動作筋が収縮する時に拮抗筋が弛緩する神経メカニズムのこと.

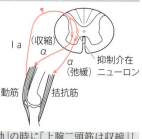

[例]「肘関節屈曲運動」の時に「上腕二頭筋は収縮」して「上腕三頭筋は弛緩」するメカニズム.

51 他動的持続伸張【たどうてき・じぞく・しんちょう】 ★★ □□□

外力により目的筋をゆっくりと引き伸ばし, 伸張した状態を維持すること.
[他動]他者や機械などの外力によって動かされること. 自己の筋収縮を使用しない運動.
p.72「CPM」を参照

52 他動的ストレッチング【たどうてき・すとれっちんぐ】 ★★ □□□

外力により目的筋をゆっくりと引き伸ばす(ストレッチする)こと.

PT46-PM18

53	多様練習 【たよう・れんしゅう】 ★ □□□	同じ運動を繰り返すのではなく，様々な運動を取り混ぜて実施すること．または同じ運動に対して種々のバリエーションを加え内容を多少変化させて練習すること． [効果]練習効果の長い持続，練習内容の記憶固定の促進，練習内容の転移が起こりやすくなることなど．
54	弾性バンド 【だんせい・ばんど】 ★ □□□	[別名]セラバンド 伸縮性のある帯状のヒモ．リハビリテーショントレーニングに用いる． 筋力増強，介護予防など，患者のレベルに合わせて伸縮の強さを選択する． [素材]天然ゴム，シリコンなど． 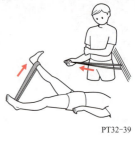　PT32-39
55	墜落性跛行 【ついらくせい・ はこう】 ★★ □□□	左右の下肢の脚長差がある場合の跛行． 左右の下肢に脚長差が3cm以上ある場合，短い下肢の足底を床に着地するとき，着地側の肩はガクンと墜落するように下がり，体幹が着地側に傾く． 短い下肢が着地する度に肩(体幹)がガクンガクンと墜落するので，「墜落性跛行」という． 変形性股関節症の跛行の一種である．
56	等運動性訓練 【とううんどうせい・くんれん】 □□□	[別名]等速性運動 関節運動中の速度が最初から最後まで一定で行われる筋力強化運動で関節毎に適切な最大限の抵抗を与えることができる．

5. 基本介入手段(運動療法) 89

57 等運動性収縮訓練
【とううんどうせい・しゅうしゅく・くんれん】
★★
□□□

等運動性訓練(等速性運動)を実施できる機器を用いて行う訓練のこと.
訓練機器を用いなければ等運動性の動きはできない.

58 等運動性訓練機器
【とううんどうせい・くんれんきき】
★
□□□

等運動性収縮訓練を行う機器.
角速度という単位が使用されるため人間の生理的運動ではこの等運動性の動きはできない.
関節の動きの速さをコントロールして常に同じ速度に設定した運動を行うことができる.
末梢神経障害による筋力低下時や,廃用性筋力低下時の筋力増強訓練として用いる.

59 同時収縮
【どうじ・しゅうしゅく】
★
□□□

関節運動を伴わず,主動筋と拮抗筋が同時に収縮した状態.
関節の角度を一定に保ち姿勢を維持する場合などで起こる.

動筋筋張力=拮抗筋筋張力
(動筋)筋張力
(拮抗筋)筋張力

60 等尺性運動
【とうしゃくせい・うんどう】
★★
☐☐☐

等尺性収縮による運動のこと．
等尺性収縮：筋の起始部と付着部が変化しない（筋の長さは変化しない，関節運動は起こらない）状態での筋収縮のこと．
筋収縮時に発生する収縮力と外力（抵抗力）が同等の場合，関節運動は起こらないので等尺性（収縮）運動となる．

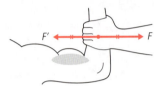

61 等張性筋力増強
【とうちょうせい・きんりょく・ぞうきょう】
★
☐☐☐

筋収縮をしている間の負荷（＝緊張力）が一定の筋力増強のこと．
等張性：筋収縮時の負荷（＝筋張力）が一定である．

62 徒手抵抗運動
【としゅ・ていこう・うんどう】
★
☐☐☐

他者による徒手抵抗に逆らって行う運動．
[目的]筋力増強，持久力強化
[長所]正しい運動方向を導きやすい，患者の能力に合わせた抵抗を与えることが可能．

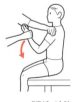

PT45-AM1

63 トレッドミル部分荷重歩行練習
【とれっどみる・ぶぶんかじゅう・ほこうれんしゅう】
★

□□□

トレッドミル歩行練習に際し,自重の一部を免荷できるように自重牽引装置で体幹を支持し,下肢にかかる自重を部分負荷として歩行する練習のこと.
[長所]トレッドミル上での転倒の危険が少なく安全である.
体幹筋力および下肢筋力が低下していても歩行練習が可能である.
[適応]不全片麻痺,下肢・体幹骨折の回復期,廃用症候群の回復期.

懸垂装置

64 軟骨変性
【なんこつ・へんせい】
★★
□□□

関節軟骨の基質の破壊と軟骨細胞の死のこと.
進行すると軟骨組織は完全に消失し軟骨下骨が露出する.
[原因]軟骨細胞および滑膜細胞が産生したタンパク質分解酵素(メタロプロテアーゼ)が軟骨を破壊する.
持続的他動運動(CPM)実施により軟骨変性を予防できる.

65 軟部組織
【なんぶ・そしき】
★★

□□□

骨組織を除く結合組織(腱,靱帯,筋膜,皮膚,脂肪組織など)のこと.
他動的関節可動域運動時に,関節運動最終域感に軟部組織同士が接近する感覚がある(膝屈曲時,肘屈曲時など).

66 二重課題法
【にじゅう・かだいほう】
★

□□□

2つ以上の課題を同時に処理する能力をトレーニングする方法
[例]運動課題と認知課題(平行棒内で足踏みと野菜の名前を言う)を同時に行う.

5. 基本介入手段（運動療法）

67 ハーフスクワット
【はーふ・すくわっと】
★
□□□

膝の角度を 90°で止める不完全なスクワットのこと．
スクワット：立った状態から完全にしゃがみ込む動作のこと．
通常のスクワットに比べて負荷量が少ないので，スクワット運動の前段階として利用する．

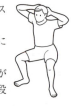

68 バイクエクササイズ
【ばいく・えくささいず】
★
□□□

エアロバイク（別名＝自転車エルゴメーター）を使用したトレーニングのこと．
[利点]運動負荷量を調節できるため下肢の関節にかかる負担が少ない状況から開始できる．
[適応]関節に無理をかけられない人，高齢者，妊婦，循環器障害，呼吸器障害などの有酸素運動適応者．

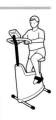

69 部分練習
【ぶぶん・れんしゅう】
★
□□□

課題の内容をいくつかの小さな部分に分解し，部分ごとに練習すること．
[部分練習をする時]
①課題内容が複雑でむずかしいとき．
②特に大切な部分を取り出して練習しようとするとき．

70 分散練習
【ぶんさん・れんしゅう】
★
□□□

反復して練習するときに各練習の間の休息時間を十分もうけて練習すること．
練習と練習の間に頻繁に休息時間を設けること．
[効果]休憩を入れることで疲労を回復させやすい．

5. 基本介入手段（運動療法）

71 リズミックスタビライゼーション
【りずみっく・すたびらいぜーしょん】
★★★
□□□

PNF テクニックの一種
関節運動を起こさないで，等尺性収縮での拮抗運動を交互に行う．
［効果］
①関節可動域の拡大
②筋力増強
③関節の安定性
④バランス能力の向上

72 レッグカール
【れっぐかーる】
★
□□□

ウェイトトレーニングの種目の1つ．
レッグカール専用のマシンの他，トレーニングチューブやウェイトなどで膝の屈曲運動を行う．
［適応］膝関節周囲の靱帯損傷後，半月板損傷後
［効果］
膝関節屈筋であるハムストリングス（大腿二頭筋・半腱様筋・半膜様筋）の筋力増強．

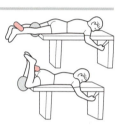

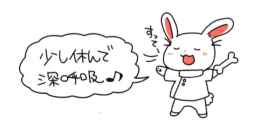

5. 基本介入手段（運動療法）

6 基本介入手段(物理療法)

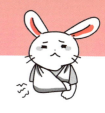

1 EMC 規格
【いーえむしー・きかく】
★
□□□

EMC(electro magnetic compatibility)=電磁両立性
電磁波の環境下でも電気電子機器が満足に動作することに加え,他の機器へ電磁波の影響を与えないことを定めた規格.

2 EMG バイオフィードバック訓練
【いーえむじー・ばいおふぃーどばっく・くんれん】
★
□□□

EMG(electromyography)=筋電図
バイオフィードバック訓練:筋収縮の程度を音や画像に変えて本人に提示し,その内容を自覚させることで自分で筋収縮をコントロールする訓練.

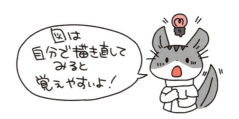

3 TENS／経皮的電気刺激
【てんす／けいひてき・でんきしげき】
★★
□□□

[英語] transcutaneous electrical nerve stimulation (TENS)
[和名] 経皮的末梢神経電気刺激（除痛法）
皮膚に電極を取り付けて低周波電気刺激を行う（つまり皮膚を介して電気刺激を行う）こと．
経皮：「皮膚を介して」という意味．
[目的] 除痛，疼痛軽減
[方法]
①痛み部位あるいは支配脊髄神経起始部などに表面電極を置く．
②大径の Aβ 求心線維を選択的に刺激する．
③脊髄後角での痛み伝達を抑制する（ゲートセオリー理論）．
刺激の程度：10〜100 Hz
刺激の程度：痛みの閾値以下の強さ．
効果：刺激を始めてから2〜3分経後に効果出現．
効果持続時間：刺激終了後数時間にわたって効果残存．

4 アース（接地）電極
【あーす（せっち）でんきょく】
★
□□□

アース（接地）：地面に打ち込んだ金属棒を通して地球と接続すること．
[目的] 電気製品の感電防止，静電気障害の防止，避雷など．
アース（接地）電極：大地へ打ち込んだアース用の棒（銅棒または銅板）の電極のこと．

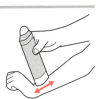

5 アイシング
【あいしんぐ】
★
□□□

氷や水など体温より低い温度の物体を用いて身体を局所的に冷却すること．
[目的] 疲労回復，炎症の鎮静

6. 基本介入手段(物理療法) 97

6 アイスパック
【あいすぱっく】

★
□□□

ビニール袋やゴム製アイスバッグ(氷嚢)に氷を入れたパックまたは医療用(ゲル状)コールドパック．
[目的]抗炎症作用，浮腫予防，疼痛軽減
[使用方法]凍傷予防用のタオルやバンデージの上から一定時間(5〜20分間)固定する．

7 閾値
【いきち】

★★
□□□

[別名]臨界値
ある反応を引き起こす最小刺激量
閾値に関連する用語：嫌気性代謝閾値，無酸素性代謝閾値，無酸素性作業閾値，痛覚閾値，疼痛閾値，心筋虚血閾値，筋電波形の閾値設定など．

8 痛覚閾値
【つうかく・いきち】

★★
□□□

痛み反応を引き起こす最小刺激量

9 陰性パルス
【いんせい・ぱるす】

★
□□□

パルス：一定の幅を持った矩形波のこと．

陰性パルス＝陰性電流パルス：陰極(関導子)によって与えられるパルスのこと．

通常の電気刺激では神経を脱分極させるために陰性電流パルスを用いる．
しかし陰性電流パルスは電極周辺の神経細胞しか脱分極させられない．

10 運動点
【うんどう・てん】
★★
□□□

[別名]モーターポイント
運動神経の末梢が支配筋に進入する点のうち，経皮的電気刺激に対して最も鋭敏で，一定量の刺激量でその筋が最も著明に収縮する部位のこと．

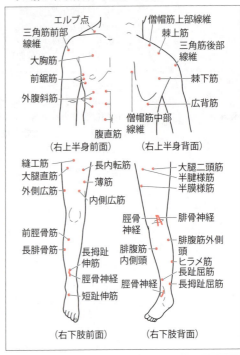

11 エネルギー変換
【えねるぎー・へんかん】
★
□□□

光，電力，動力，熱など各種のエネルギー形態を他のエネルギー形態に変換すること．

[例]
超音波：電気エネルギー→振動エネルギー→熱エネルギー

6. 基本介入手段(物理療法)

12 エネルギー変換熱
【えねるぎー・へんかん・ねつ】
★
□□□

熱エネルギー以外のエネルギーがエネルギー変換によって熱エネルギーとなった熱のこと．
[種類]極超短波，超音波，レーザー光線など

13 1/f ゆらぎ
【えふぶんのいち・ゆらぎ】
★
□□□

パワースペクトル密度が周波数「f」に反比例(1/f)するゆらぎのこと．
自然界に非常に普遍的にみられる現象で，ものの集団の動き方の根本法則のようなもの．
生体に心地よさなど快適な感覚を与える．
[種類]ろうそくの炎，そよ風，小川のせせらぎ，心拍の間隔，クラシック音楽など．
TENSの変調刺激には1/fのゆらぎが用いられる．

14 炎症性脊椎疾患
【えんしょうせい・せきつい・しっかん】
★
□□□

脊椎関節炎，強直性脊椎炎(AS)，未分化型脊椎関節炎，血清反応陰性脊椎関節炎，腸炎合併脊椎関節炎など，脊椎に炎症症状を示す疾患．
炎症性脊椎疾患に対する禁忌治療：腰椎牽引の間欠牽引

15 温浴
【おんよく】
★
□□□

温熱(39〜42℃)刺激を加える水治療法の一種．
[種類]
①全身浴(全身を入浴させる)
②部分浴(四肢を入浴させる＝上肢浴，下肢浴)
[刺激種類]
①気泡浴
②渦流浴
[効果]温熱効果，マッサージ効果，自律神経調整，リラクセーションなど．

6. 基本介入手段(物理療法)

16 介達牽引【かいたつ・けんいん】 ★ □□□

皮膚を介して間接的に骨及び関節を牽引する方法.
[種類]スピードトラック牽引, 絆創膏牽引, 骨盤牽引, Glisson(グリソン)牽引, バランス牽引など.
[効果]疼痛緩和, 整復, 筋緊張の除去, 安静固定, 不良肢位拘縮の予防など.
[適応]骨折, 脱臼, 慢性関節炎および急性関節炎, 脊椎疾患など.

介達牽引

PT40-36

17 持続牽引【じぞく・けんいん】 ★ □□□

牽引療法の一種. 目的部位を長時間(直達であれ介達であれ)牽引し続ける方法.
牽引時間が長時間であるため, 基本的には入院して行うことが多い.
[目的]安静, 整復, 固定
[牽引重量]5〜10 kg 程度
[牽引時間・期間]数時間〜数週間

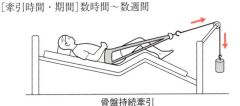

骨盤持続牽引

PT40-36

18 間欠牽引【かんけつ・けんいん】 ★ □□□

一定の時間ごとに一定の力で牽引したりゆるめたりする方法.
間欠:一定の時間ごとに物事が起こったり止まったりすること.
[効果]牽引したりゆるめたりを繰り返す→椎間板への負担軽減, 循環の改善.
[牽引力]持続牽引に比べて大きい.

19 間欠的骨盤牽引【かんけつてき・こつばん・けんいん】 ★★ □□□

牽引機器により行われる牽引の一種で，骨盤ベルトにより骨盤を間欠的(一定の時間で牽引したり休息したりする)に牽引する方法．
[牽引肢位]仰臥位またはセミファーラー位で股・膝屈曲位．
[牽引力]体重の1/4〜1/2程度(10〜30 kg)
[時間]10〜20分間(腰痛の状況により設定する)

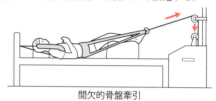

間欠的骨盤牽引

PT40-36

20 渦流浴【かりゅうよく】 ★ □□□

浴槽中に「渦流(うず状の流れ)＝回転性の水流」を発生させ身体に機械的刺激を加える水治療法．
[水温]不感温度(35℃前後)〜微温(38〜40℃)
[効果]温熱効果，マッサージ効果，末梢循環改善，熱傷・創傷治癒促進，ケロイド予防など．

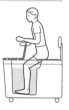

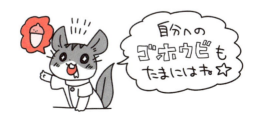

21 感覚再教育訓練
【かんかく・さいきょういく・くんれん】
★
□□□

神経の過誤支配で再神経化した感覚受容器を最大限利用し，歪んだ知覚を修正して物体を正しく認知するための治療のこと．

[神経の過誤支配] 末梢神経損傷において，受傷前と同じ感覚受容器に到達できる可能性は少ない．この場合断端疲痕に取り込まれたり，受傷前とは異なる感覚受容器を再神経化する．

[方法]
① 患者教育（ADL上での患部の使用）
② 刺激の少ない材質（発泡スチロールや砂など）内での可動や様々な材質で患部を擦る．
③ 動的2点識別覚（物的認知に最も重要）の評価．
④ 患部を消しゴムで擦る（開眼→閉眼→開眼）．
⑤ 様々な物体の触擦（開眼→閉眼→開眼）．

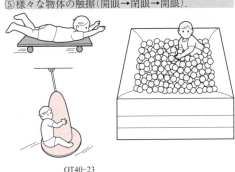

OT40-23

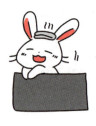
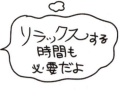

22 干渉波 【かんしょうは】 ★ □□□

[別名]干渉低周波

電圧電流調整装置と発振器を介して周波数1,000 Hz以上の2つの異なる中周波電流を生体内で交差させる．

2つの周波数の差によって干渉低周波が出現する．

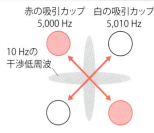

[例]
① 1つの中周波 = 5,000 Hz
② 1つの中周波 = 5,010 Hz
③ 干渉低周波 = 10 Hz

23 干渉波療法 【かんしょうは・りょうほう】 ★ □□□

干渉低周波を用いた治療法

[目的]疼痛緩和

[機序]干渉低周波により筋を収縮させ，その筋ポンプ作用を利用して血流を促進させ疼痛物質を取り除く．

導子：（電流の干渉を利用するための）吸引カップ

24 機械的振動 【きかいてき・しんどう】 ★ □□□

超音波での高い周波数により生じる振動のこと．

[効果]
① 細胞膜の透過性や活性度を改善する．
② 炎症の治癒を高める．

6. 基本介入手段（物理療法）

25 基電流
【きでんりゅう】
★

活動電位を起こさせるのに必要な最小限の電流の強さ．

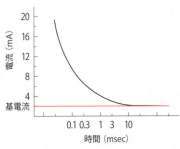

PT39-29

26 逆圧電効果
【ぎゃく・あつでんこうか】
★

圧電効果の逆の現象．水晶，ロッシェル塩，チタン酸バリウムなどの結晶に電圧を加えると圧力を加えているわけではないのにひずみが生じて変形する現象．

27 強擦法マッサージ
【きょうさっぽう・まっさーじ】
★

マッサージ法の一種
皮膚深部に向かって母指や母指球で一定の強い圧を加えながら強く擦るように行うマッサージのこと．
[目的]浮腫の改善，筋肉内の血流改善など．

28 筋緊張
【きん・きんちょう】
★★★

筋肉に持続的にかかる筋の張力．
正常な筋緊張に①筋収縮時と②筋弛緩時がある．
異常な筋緊張に①痙縮（錐体路障害），②固縮（錐体外路障害），③筋緊張低下（下位運動ニューロン障害，小脳障害など）がある．

29 筋緊張の亢進
【きん・きんちょうのこうしん】
★

筋肉の活動が過剰になった状態．錐体路に原因があり γ 運動ニューロンの過活動により伸張反射が亢進するもの（痙縮）や，痙縮と錐体外路に原因があり不随意運動などを伴う固縮がある．

6. 基本介入手段（物理療法）　105

30　筋緊張の抑制
【きん・きんちょうのよくせい】
★
□□□

①持続的な筋のストレッチング，②相反神経抑制，③姿勢制御の利用などにより麻痺側の過緊張の抑制を促す方法のこと．
[異常筋緊張]他動運動の最初だけ強い抵抗があり，すぐに抵抗が減じる状態（痙縮，折りたたみナイフ現象や固縮など）で，上位ニューロンの障害によって出現する．

31　筋疲労
【きん・ひろう】
★
□□□

筋の過剰使用により起こる筋肉の疲労のこと．
[症状]ATP の代謝産物である ADP の増加，筋痛，筋のだるい・重い，筋のこわばりなど．
[原因]乳酸疲労説（筋肉に酸素を供給しないで繰り返し運動すると筋肉内に乳酸が蓄積し筋肉が硬直する）．

32　頸下浸水
【けいか・しんすい】
★★
□□□

水の中に頸部まで浸かること．
[効果]静水圧により末梢から胸腔内へ静脈還流が促通される．

PT39-27

33　軽擦法マッサージ
【けいさっぽう・まっさーじ】
★
□□□

マッサージ手技の一種
[方法]手掌，指，二指，四指を用いて軽く擦る．
[効果]皮膚温上昇，循環改善，新陳代謝亢進，皮膚の伸長性の確保など．

34　痙縮抑制
【けいしゅく・よくせい】
★
□□□

異常筋緊張である痙縮を抑えて出現しないようにすること．
局所温熱療法や局所寒冷療法は痙縮抑制する効果がある．また，脳性麻痺痙直型障害に対する理学療法では痙縮抑制を考えた治療プログラムを施行する．

35 ゲートコントロール理論
【げーとこんとろーる・りろん】
★★
□□□

疼痛抑制に関する理論.
疼痛は侵害情報を中枢へ伝達する脊髄のT細胞への興奮性入力と抑制性入力のバランスによって決まる.
閾値の低い非侵害受容知覚求心性線維の活動亢進はT細胞のシナプス前抑制を起こし,大脳皮質へのゲート(門)を効果的に閉鎖し痛覚を軽減するという理論.

36 血友病性関節症
【けつゆうびょうせい・かんせつしょう】
★
□□□

血友病患者の関節内で出血を繰り返すために起こる関節障害. 関節変形(足,膝,肘,股,肩関節に多発する)と機能障害を起こす.
血友病:血液凝固に関与する第Ⅷ因子・第Ⅸ因子の欠乏に起因する血液凝固能の低下を起こす遺伝性疾患.
血友病性関節症の場合,超音波療法は禁忌である.

37 剣状突起部
【けんじょう・とっきぶ】
★
□□□

胸骨の下端部に突出する突出部分.

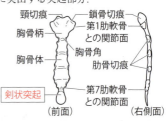

38 交代浴
【こうたいよく】
★
□□□

[別名]温冷交代浴
温水と冷水に繰り返して入浴する水治療法.
[温度]温浴:40〜42℃,冷浴:15〜20℃(温度差30℃前後)
[目的]末梢循環障害の改善,自律神経の調整,低血圧の改善,保温効果.

6. 基本介入手段（物理療法）

139 時定数
【じていすう／ときていすう／ときじょうすう】
★
□□□

下述の①〜③のように，電流を流し始めてから定常電流になるまでの時間の目安．
① ある回路に電流を流す．
② 初めのうちは電流が時間的変化を示す．
③ ある程度の時間が経つと電流は時間的に変化せず定常電流となる．
時間が T だけ進むと，X の値は 1/e に減少する
時定数の物理的な意味＝「X の値が 1/e に減少するのに要する時間の長さ」を表す．
時値（クロナキシー）は，時定数に比例する．

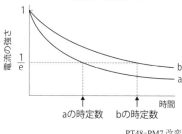

PT48-PM7 改変

140 静脈還流量
【じょうみゃくかんりゅう・りょう】
★★★
□□□

静脈還流により心臓に戻ってくる静脈血液量のこと．
・動脈循環：心臓から出た血液が動脈を通って体中の組織に行きわたること．
・静脈還流：動脈循環後に全身の組織から静脈を通って心臓に戻る流れのこと．
水中運動療法では，静脈還流量は増加する．

141 静水圧
【せいすいあつ】
★
□□□

静水（静止している液体）中の水圧
静水の深さ・密度・重力加速度の積に等しい．
[静水圧の性質]
① 静水圧＝接している面に対して常に直角に働く．
② 水中のある点における静水圧の強さ＝すべての方向で等しい．
静水圧：水深 1 m につき約 0.1 気圧（76 mmHg）上昇する．

6. 基本介入手段（物理療法）

42 積
【せき】
★
□□□

2つ以上の数や式を掛け合わせて得られる数や式のこと．
かけ算で求められる値のこと．
物理療法において，電気刺激療法を行うときは「周波数が一定ならば電流強度とパルス幅の積が大きい刺激」を用いる．

① 周波数50 Hz（矩形波）

パルス幅

② 周波数50 Hz（三角波）

パルス幅

周波数が一定ならば電流強度とパルス幅の積が大きい刺激①を用いる．

43 赤外線
【せきがいせん】
★★
□□□

太陽光線に含まれる熱放射線の一種．輻射熱による温熱療法で用いられる．

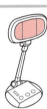

[分類]
① 近赤外線（波長 0.75〜1.5 μm）真皮まで透過
② 中赤外線（波長 1.5〜3 μm）
③ 遠赤外線（波長 3〜6 μm）表皮で吸収
　深達度 = 4〜10 mm

[効果] 血管拡張作用，皮膚充血作用，新陳代謝活性化，鎮痛作用
[適応] 外傷性皮下出血，末梢性顔面神経麻痺，腰痛症，静脈血栓症，皮膚潰瘍など．

44 全荷重
【ぜんかじゅう】
★★
□□□

立位時，歩行時，移乗時に，下肢に荷重制限がないこと．
全体重を荷重すること．

6. 基本介入手段（物理療法） 109

45	全身浴	水治療法の一種
	【ぜんしんよく】	頭頸部以外の全身を浴槽内に入浴（浸水）させること．
	★	
	□□□	

PT33-8

46	創傷	切創（切り傷）・刺創（刺し傷）・割創（割れ傷）などにより皮膚組織に生じた傷のこと．
	【そうしょう】	傷口が開いている傷のこと．
	★	創傷部位は「感染症」を起こしやすいので，感染症対策を十分に講じなければならない．
	□□□	

47	創傷治癒	創傷部位が改善し回復すること（治ること）．
	【そうしょう・ちゆ】	創傷治癒の促進：局所温熱療法や渦流浴の生理作用である．
	★★	
	□□□	

48	組織代謝亢進	組織代謝が促進されること．温熱療法の生理的効果である．
	【そしきたいしゃ・こうしん】	組織代謝：身体の各組織で行われる基礎代謝ならびにエネルギー代謝のこと．
	★	［結果］血管拡張，血流増大，心拍数増大，熱量産生など．
	□□□	

49	脱神経筋	末梢神経の支配が断絶した骨格筋のこと．
	【だつ・しんけい・きん】	脱神経筋は順応を起こしにくく不応期が長い．正常筋に比較して長い刺激時間が必要である．
	★★	［原因］末梢神経の切断など．
	□□□	［症状］筋萎縮

6. 基本介入手段（物理療法）

50 単極式電気刺激法
【たんきょくしき・でんきしげきほう】
★★★
□□□

[別名]電気刺激療法
生体に電流を流しその刺激により治療効果を得ようとするもの.
・単極式：面積の異なる電極を用いる方法.
①刺激効果を期待する：関電極（小面積刺激電極）を運動点上に置き電流密度を大きくする.
②刺激効果を期待しない：不関電極（大面積刺激電極）を運動点上に置き電流密度を小さくする.
・両極式：同面積の電極2つを用いて運動点を挟んで設置する.

51 超音波
【ちょうおんぱ】
★★★
□□□

周波数が20 kHzを超える周波数帯の音波のこと.
人間が聞きとることができない音波.
超音波治療器：高周波電流が治療導子（プローブ）内のチタン酸ジルコリアの結晶に流れることによって金属板に振動が伝わり超音波が発生する.
p.118「放射熱」を参照

52 超短波
【ちょうたんぱ】
★★★
□□□

電磁波の一種
波長1～10 m（周波数30～300 MHz）の電波. 近距離通信やテレビ放送などに用いる.
超短波療法：1秒間に数千万回という電磁波エネルギーを身体に照射し皮下組織を透過して組織の分子を高速に振動→熱発生.
[効果]温熱効果，新陳代謝亢進，血流改善，交感神経抑制，疼痛緩和

53 極超短波
【ごくちょうたんぱ】
★
□□□

周波数が2,450 MHzの電磁波. 電子レンジと同様，1秒間に2,450回の振幅を繰り返し，組織を構成する分子間に摩擦熱が生じるので，温熱効果が期待できる.
p.118「放射熱」を参照

6. 基本介入手段(物理療法)

54 鎮痙 【ちんけい】 ★

骨格筋や平滑筋の収縮・緊張を緩和し痙攣性(けいれん)疼痛を除去すること．
温熱療法の生理的効果の1つである．

55 鎮痛 【ちんつう】 ★★

痛みを鎮(しず)め消失させること．温熱療法の生理的効果の1つである．またTENS(テンス)(経皮的電気刺激法)の生理的効果でもある．
[方法]
①痛みの原因の除去
②痛み入力の遮断
③内因性疼痛抑制系の活性化

56 低周波 【ていしゅうは】 ★

周波数の小さい音波，電波，交流のこと．周波数が20〜20 kHzの可聴周波である．

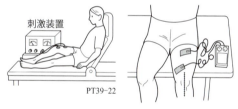

刺激装置

PT39-22

PT44-36

57 低周波療法 【ていしゅうは・りょうほう】 ★★★

1〜999 Hzの周波数の交流電流を生体に流す物理的通電療法．
電流波形はパルス波を使用する．
[治療目的]疼痛緩和，筋収縮による筋力増強．

58 低出力レーザー光線
【ていしゅつりょく・れーざーこうせん】
★★★
□□□

極めて弱い（1～100ｍｗ）赤色～近赤外領域の波長（630～830ｎｍ）のレーザー光線．
ナノメートル：1nm = 0.001 μm = 0.000001 mm
低温低出力で発生するので生体に安全である．
皮膚下6cm位まで浸透し細胞を全く傷つける事なく細胞の代謝を促進する．

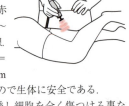

59 電磁波
【でんじは】
★★
□□□

電気と磁気の両方の性質を持つ波のこと．
電場：電気の影響が及ぶ範囲
磁場：磁気の影響が及ぶ範囲
電場と磁場がお互いに影響しあうことで電磁波がつくられる．
種類：放射線（X線，γ線），紫外線，可視光線，赤外線，電波など．

60 伝導
【でんどう】
★★
□□□

ある現象を物質間で伝えること．
熱や電気が物体内を移動すること．
興奮が細胞内で伝わること．

61 透過性
【とうかせい】
★
□□□

膜を通して透けてみえる性質，または膜を通り抜ける性質．
超音波により細胞の膜透過性は亢進する．
寒冷療法により毛細血管の透過性は低下する．

62 動水圧
【どうすいあつ】
★
□□□

水が流れている状態（流水中）での水圧．
流れの向きに垂直な物体の面が受ける圧力．

6. 基本介入手段(物理療法) 113

63	内因性オピオイド 【ないいんせい・ おぴおいど】 ★★ ☐☐☐	体内に備わっている内因性疼痛抑制系の1つで「脳内麻薬」とも呼ばれる物質．体内で作られて，生体に危機が迫ったときに放出されるオピオイドのこと（エンドルフィン，エンケファリンなど）． 鍼やプラセボやバイオフィードバック療法やTENS（経皮的電気刺激法）は内因性オピオイドを分泌させる． ・オピオイド：「アヘンの様な」の意味．つまり麻薬性鎮痛薬やその関連合成鎮痛薬などのアルカロイド，およびモルヒネ様活性を有する物質のこと． ・オピウム：「アヘン」のこと． ・オイド：「〜様の」「〜のような」の意味．
64	粘性抵抗 【ねんせい・ ていこう】 ★★ ☐☐☐	物体の粘性によって起こる摩擦(抵抗)力のこと． 粘性：物質の粘り度合い(粘り気)のこと． 水中運動療法の水は生体に対して粘性抵抗を持つため運動負荷が増大する．
65	粘弾性 【ねんだんせい】 ★★★ ☐☐☐	粘性と弾性の両方の性質を合わせ持つ性質．固体としての弾性と流体としての粘性を同時に示す． 弾性：物体に力を加えたときに生じた変形が力を除くと元に戻る性質のこと． 局所温熱療法により膠原線維の粘弾性は上昇する．
66	肺換気量 【はい・ かんきりょう】 ★★ ☐☐☐	死腔量を差し引いた，ガス交換に役立つ肺胞に届く換気量のこと． 全身浴では「肺換気量」は増大する．

67 パラフィン浴
【ぱらふぃん・よく】
★★
□□□

温熱療法の一種．パラフィンの熱伝導方式は「伝導熱」である．

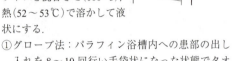

［方法］パラフィン浴槽内で固形パラフィンと流動パラフィンを混合させ(100：3)，熱(52～53℃)で溶かして液状にする．

①グローブ法：パラフィン浴槽内への患部の出し入れを8～10回行い手袋状になった状態でタオルで保温する．

②湿布法：ブラシでパラフィンを湿布して被膜を作りタオルで保温する．

［効果］温熱効果(熱エネルギーがゆっくりと伝わり患者の熱感覚も緩やか)

［禁忌］急性期の炎症，閉鎖不完全な開放創，知覚障害，皮膚疾患，感染巣がある部位，腎疾患や心疾患による強い浮腫，循環障害(深部静脈血栓症，閉塞性動脈硬化症など)，出血傾向(血友病など)，悪性腫瘍

68 パルス幅
【ぱるす・はば】
★
□□□

電流の流れる持続時間のこと．

パルス：短時間に生じる電流・電波のこと．

パルス幅が長い：電気刺激の閾値は低くなる(刺激量が多いため)．

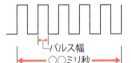

PT39-31

6. 基本介入手段(物理療法) 115

69 ビーム不均等率（BNR）
【びーむ・ふきんとうりつ（びーえぬあーる）】
★★
□□□

超音波の平均強度（W/cm^2）に対する最大強度（W/cm^2）の比率
空洞化現象 = 8 W/cm^2 以上で起こる（きわめて危険）.
BNR が 6 W/cm^2 以上 = 超音波強度の均等性が不良で局所加熱を起こし組織が損傷する.
良好な BNR = 5 W/cm^2 以下

70 非温熱作用（超音波療法）
【ひ・おんねつ・さよう】
★★
□□□

身体にかかわる生理的作用の一種. 温熱効果以外の物理的機械の効果のこと.
［種類］微振動, 圧力など.
［効果］細胞膜透過性改善, 抗炎症作用, 組織液活性化, 浮腫軽減など.

71 肥厚
【ひこう】
★★
□□□

組織や器官が腫れて厚くなること. 組織の体積が増大すること.
X線画像などで骨の肥厚を確認できる.
p.213「臼蓋底の肥厚」の図を参照

72 比熱
【ひねつ】
★★★
□□□

1 g あたりの物質の温度を 1℃ 上昇するのに必要な熱量のこと.
比熱が大きくなるほど温まりにくく冷めにくい.
［例］水の比熱＞氷の比熱, 陶器の比熱＞スチールの比熱

73 不感温度
【ふかん・おんど】
★★
□□□

冷たくも暖かくも感じない温度.
生体の体温に近い温度（34～36℃）なので, 身体への影響が少ない温度である.
水中運動療法の水温は「不感温度」を用いる.

74 浮腫抑制
【ふしゅ・よくせい】
★★★
□□□

浮腫が起こりそうな場合に浮腫が起こらない方法を施すこと.
［例］炎症時の寒冷療法（温熱療法は浮腫を助長するので禁忌）.
浮腫：体内水分の調整不良により痛みを伴わない形で身体が部分的に腫れる現象.

75 浮力
【ふりょく】
★★★
□□□

水中に浮いている物体に働く上向き(浮かす)の力．物体の一部が水面上の空気中に出てしまった部分は除く(水中にある部分に働く力)．
物体の質量に関係なく，水中にある物体の体積だけで決まる．水治療法では，浮力を利用した自動介助運動が可能である．

[例]

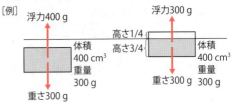

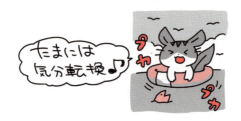

6. 基本介入手段(物理療法)

76 浮心
【ふしん】
★★★
□□□

[正式名]浮力中心

「浮力の作用点」のこと．水に沈んでいる部分を水に置きもどしたときの「水の重心」である．つまり，水面下に沈んでいる部分の体積の中心のことである．水中運動療法において身体が水面下に沈んでいる部分(水深)が変化すれば浮心は変化するが，体重心は常に一定で変化しない．つまり体重心と浮心は一致しない．

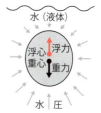

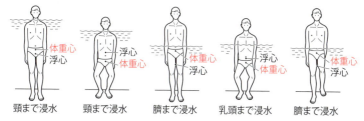

頭まで浸水　　頭まで浸水　　臍まで浸水　　乳頭まで浸水　　臍まで浸水

PT39-27 改変

77 変換熱
【へんかん・ねつ】
★★
□□□

電磁波，振動，音波など元々熱ではない現象を生体に作用させて熱エネルギーに変換させたもの．またはその熱．
[変換熱利用の温熱療法]超音波療法，極超短波(マイクロ)療法，レーザー光線療法．

78 変調刺激
【へんちょう・しげき】
★★★
□□□

パルス電流を変調して入力刺激すること．
変調：パルス電流のピーク強度を規則的に変える方法．
サージ変調：パルス電流のピーク強度が漸増漸減し，なだらかにうねるように変調させたもの（うねり波）．
[目的]皮膚電気抵抗を低めるための，電流が皮膚を通りやすくなり，通電時の痛みを少なくする．

79 放射熱
【ほうしゃねつ】
★★
□□□

[別名]輻射（ふくしゃ）
熱や電磁波などが物体から放出され，空中や媒質中を運搬され身体に熱を与えること．
放射：物質が四方八方にエネルギー（光や熱など）を放出すること．
[放射熱利用の温熱療法]光線療法（赤外線，レーザー光線），超短波療法，極超短波療法，超音波療法など．

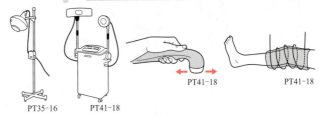

PT35-16　　PT41-18　　PT41-18　　PT41-18

80 歩行浴
【ほこう・よく】
★★
□□□

水中（プール内）で行う歩行のことで，水治療法の1つ．
浮力が自重の免荷に働くため，膝や腰などの関節に無理な負担をかけることなく歩行訓練を行うことが可能である．
歩行中の水の抵抗感が推進力（すいしんりょく）に対する運動負荷となる．

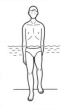

PT39-27

6. 基本介入手段(物理療法) 119

31 ホットパック
【ほっと・ぱっく】
★
□□□

温熱療法の一種
木綿の袋にシリカゲル(珪酸)
やベントナイトを入れパック
状にしたもの.
80～85℃の加温器(ハイドロ
コレーター)で,15分以上加
温してバスタオルなどで包み
患部にベルトなどで取り付け20分以上湿布する.
[効果]皮膚毛細血管の拡張,痛み産物であるヒスタミン,ブラジキニンの除去,疼痛軽減.

PT37-28

32 摩擦熱
【まさつ・ねつ】
★★★
□□□

摩擦によって発生する熱のこと.
物質同士の間で起こる摩擦により,運動エネルギーの一部が失われ残りが熱として発散される.
[例]超音波や極超短波による熱.

33 末梢神経伝導速度
【まっしょうしんけい・
でんどうそくど】
★
□□□

末梢神経を活動電位が伝わる速度のこと.末梢神経障害が疑われる場合に行う検査で測定する.
[種類]
①運動神経伝導速度(筋活動電位の潜時を指標とする)
②知覚神経伝導速度(神経活動電位の潜時を指標とする)
[検査目的]
①末梢神経障害の有無
②末梢神経障害(軸索変性型,脱髄型,混合型)の判別

34 有効治療面積(ERA)
【ゆうこう・ちりょう・
めんせき】
★
□□□

トランスデューサ(超音波導子)
で実際にビーム照射されている
面積のこと.
1回の治療範囲＝ERAの1.5～2.0倍の面積

PT41-18

6. 基本介入手段（物理療法）

85 陽性パルス
【ようせい・ぱるす】
★
☐☐☐

不関電極(陽性電極)によって与えられるパルス(電流)のこと．
陰性パルス：関電極(陰性電極)によって与えられるパルス(電流)のこと．

86 利尿作用
【りにょう・さよう】
★★
☐☐☐

排尿量を増加させる作用のこと．
利尿作用のある物理療法：頸部まで浸水した時の水治療法(全身浴)．
[利尿作用物質]多カリウム食品(パセリ，豆味噌，よもぎ，アボカド，ほうれん草，ゆりね，ザーサイ，納豆など)，多カフェイン飲料(コーヒー，緑茶，紅茶，烏龍茶，ココア，コーラなど)，利尿剤など．

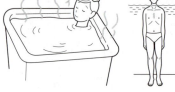

PT33-8　　PT39-27

87 リンパ循環
【りんぱ・じゅんかん】
★
☐☐☐

開放循環系(血管循環は閉鎖循環系)
末梢組織の組織液，老廃物，余分な水分などを毛細リンパ管で吸収→小リンパ管→集合リンパ管→リンパ節→リンパ主幹部→静脈(右および左の鎖骨下静脈)に流入し血液循環系と合流する．
[特徴]逆流防止の半月弁がある．
リンパ循環の圧力＝低い
リンパ循環の流速＝遅い
リンパ循環の原動力＝リンパ管の蠕動，骨格筋の収縮

38 レーザー光線
【れーざーこうせん】
★★
□□□

収束性が高く波が干渉しやすい電磁波を発生させる装置から放出される光のこと．
Laser：**L**ight **A**mplification by **S**timulated **E**mission of **R**adiation の略称，光の増幅のこと．
[効果]温熱効果，血管拡張作用，自律神経調整作用，疼痛緩和，レーザーメス，創傷治癒など．

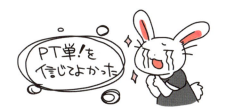

6. 基本介入手段（物理療法）

7 基本介入手段(ADL)

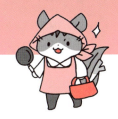

1 Barthel Index(BI) 【ばーせる・いんでっくす／(ばーさる・いんでっくす)(びーあい)】 ★★★ □□□	基本的日常生活動作(ADL)の評価法の1つ. 日常生活の動作(できる ADL)を観察する際に必要な評価方法である. ［評価内容］「できる ADL」の評価 ［評価項目］10項目(食事,移乗,整容,トイレ動作,入浴,歩行,階段昇降,更衣,排尿・排便コントロール) ［判定］全項目自立は100点,全項目介助は0点.
2 Katz index 【かっつ・いんでっくす】 ★ □□□	日常生活動作(ADL)の評価法の1つ. ［評価内容］「している ADL(実行状況)」の評価 ［評価項目］6項目(入浴,更衣,トイレ,移動,排尿・排便自制,食事) ［判定］各項目を自立か介助で評価し,A～Gまでの7段階の自立指標で総合判定する.
3 Kenny self-care score 【けにー・せるふけあすこあ】 ★ □□□	1965年発表のADL評価法 ［評価内容］「できる ADL」の評価 ［評価項目］7項目(移乗,移動,更衣,食事,衛生,ベッド上動作,セルフケア) ［判定］介助の程度により全介助(0点)～自立(4点)の5段階評価,全て自立は28点,全て介助は0点.
4 PULSES Profile 【ぱるせす・ぷろふぃーる】 ★ □□□	日常生活動作(ADL)の評価法の1つ. ［評価内容］「できる ADL」の評価 ［評価項目］6項目(内臓や脳障害などの身体状況,上肢・下肢,発語,視覚・聴覚などの感覚的要素,排泄管理,知的・情緒の状態) ［評価点数］1点(自立)～4点(全介助) ［判定］全項目完全自立は6点,全項目全介助は24点.

7. 基本介入手段（ADL）

5 QOL 評価指数
【きゅーおーえる・ひょうかしすう】
★

生きがいを持って日常生活を過ごしているかどうかという生活の質を表す指数のこと．
[種類]
①包括的尺度：SF-8，SF-36
②疾患特異的尺度：
　(1)癌：EORTC，QLQ，FACT，QOL-ACD
　(2)糖尿病性腎症：KDQOL
　(3)喘息：Asthma-QOL
　(4)口腔・咽頭疾患：GOHAI，OIDP
　(5)頭頸部疾患：EORTC，QLQ-H&N35，FACT-H

6 Wee-FIM
【うぃー・ふぃむ】
★

FIM の小児改訂版
[対象]6ヵ月～7歳
[評価方法]18項目を7段階で評価
[採点]7点法の原則は FIM と同様，完全自立は126点，全介助は18点．

7 家屋改造
【かおくかいぞう】
★★

高齢者や身体障害者の日常生活の自立，安全性の確保や家族の介護の軽減のために住宅構造や設備の改善をすること．
介助スペースや福祉用具・自助具を活用する．
[内容]段差解消，手すりの設置，居室・廊下・トイレ・浴室などのバリアフリー化．

8 機能障害
【きのうしょうがい】
★★

細胞，組織，器官が元々持っている生理的な正常機能が障害された状態．
[例]運動麻痺，筋力低下，関節可動域制限，感覚障害など．

7. 基本介入手段(ADL)

9	機能的自立度評価法(FIM) 【きのうてき・じりつど・ひょうかほう（ふぃむ）】 ★ □□□	[英語]functional independence measure 「しているADL」の評価法 実際に日常行っている生活動作（しているADL）を評価する方法である． [評価項目]「13の運動項目」と「5つの認知項目」からなる． [点数]7点（完全自立）〜1点（全介助）までの7段階法． [最高点数]126点，最低点数＝18点
10	コミュニケーション 【こみゅにけーしょん】 ★ □□□	人と人とが社会生活を営む上で，意思や感情，思考を相手に伝達すること． [手段]言葉，身振り，態度，しぐさ，筆談，雰囲気など．
11	手段的ADL 【しゅだんてき・えーでぃえる】 ★ □□□	[英語名]IADL(instrumental activities of daily living) [項目]①買い物，②家事，③電話，④外出，⑤服薬管理など．

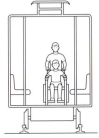

（電車に乗って外出できる）
OT36-31

12	Lawtonの手段的ADL 【ろーとんの・しゅだんてき・えーでぃえる】 ★ □□□	手段的日常生活動作（IADL）の評価法 [評価内容]IADL（買物，服薬管理，電話能力，食事準備，家事，洗濯，移送，家計・財産管理）の評価 [評価方法]2段階評価（できる，できない）．短時間で評価できる．男女によって採点方法が異なる．

7. 基本介入手段(ADL)

13 スロープ
【すろーぷ】
★★★
□□□

進行方向にある程度以上の勾配(こうばい)を持つ道路または通路(＝傾斜路).

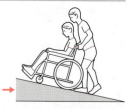

PT31-21

14 生活の質
【せいかつのしつ】
★★
□□□

[別名]QOL(quality of life) クオリティ オブ ライフ
その人がその人らしく満足していると思える生活，その人の人生観・価値観を尊重し目指す考え方．

15 できるADL
【できるえーでぃえる】
★★★
□□□

リハビリテーション室などの整った環境であればADL評価や訓練時に行うことが可能な能力：評価・訓練時の能力．

[評価法]Barthel Index. バーセル インデックス

16 廃用手
【はいようしゅ】
★★
□□□

麻痺などが原因で，日常的・実用的に手を使用できなくなった状態のこと．

8 基本介入手段（自助具）

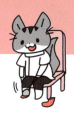

1 U字型アクセル操作レバー
【ゆーじがた・あくせるそうさ・ればー】
★
□□□

障害者用の自動車の改造部品の1つ．
足でペダルを踏む代わりに，U字型のレバーを「押すとブレーキ，引くとアクセル」を操作することができる．

2 アームサスペンション
【あーむ・さすぺんしょん】
★
□□□

上肢を吊るして上肢の重みを免荷する生活自助具のこと．
上肢の重みを免荷することで，食事動作や書字動作などの手先を使う動作を容易にすることができる．
天井や支柱からひもを吊るす．
[適応]第5頸髄損傷，筋ジストロフィー，筋萎縮性側索硬化症，関節リウマチなどの上肢筋力低下者など．

3 呼気スイッチ
【こき・すいっち】
★
□□□

スイッチに取り付けられたチューブに「息を吹きかける」動作で，家電製品を操作できるスイッチのこと．
[適応]頸髄損傷，筋萎縮性側索硬化症など．

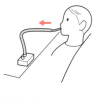

4 コミュニケーションエイド
【こみゅにけーしょん・えいど】
★
□□□

会話でのコミュニケーションが取れない場合に用いる意思伝達用の機器．
[適応]発語や発声に障害がありコミュニケーションをとることが困難な人（筋萎縮性側索硬化症，声帯癌術後，球麻痺など）．
[種類]①音声変換装置，②文字変換装置，③文字盤など．

8. 基本介入手段(自助具)

5 トーキングエイド
【とーきんぐ・えいど】
★
☐☐☐

会話や筆談が困難な重度障害者が、相手に意思を伝えるための道具．
器具に文字を入力すると器具から声がでて会話することができる．

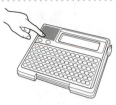
OT37-24

6 自助具
【じじょぐ】
★★★
☐☐☐

日常生活で活動困難な動作を、できるだけ自分で簡単に行えるように補助するための道具のこと．
[例]太柄のスプーン、ボタンエイド、ソックスエイド、長柄付きブラシなど．

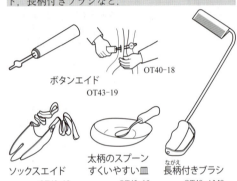

ボタンエイド
OT43-19
OT40-18

ソックスエイド
OT43-18

太柄のスプーン
すくいやすい皿
OT43-19

長柄付きブラシ
OT48-AM8

7 ソックスエイド
【そっくす・えいど】
★★
☐☐☐

[別名]ストッキングエイド
生活自助具の一種
腰、股、膝関節など下肢の関節障害により足先まで手が届きにくい人や関節リウマチにより細かい手指の動作ができない人が靴下を自分ではくために用いる自助具のこと．
[適応]関節リウマチ、変形性股関節障害、変形性膝関節障害、人工関節置換術後、人工骨頭置換術後など．

8. 基本介入手段（自助具）　129

8	ボタンエイド 【ぼたん・えいど】 ★ □□□	生活自助具の一種 衣服着脱時のボタン留めを片手だけで簡単に行える自助具． [適応]関節リウマチ患者など，手指の動作が困難な人．
9	自動洗浄便座 【じどうせんじょう・べんざ】 ★★★ □□□	[別名]ウォシュレット，シャワートイレ． 温水によって陰部を洗浄する機能がある洋式便座のこと． OT37-24
10	シャワーチェア 【しゃわー・ちぇあ】 ★ □□□	入浴用椅子の一種 患者が座位でシャワーを浴びるための椅子． 介助者も洗体・洗髪の介助をしやすい構造である． 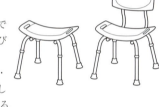 キャスター（小車輪）がなく，耐水性素材（プラスチックなど）でできているため滑らず強固である． 背もたれや肘掛けの有無などによって様々な種類がある．

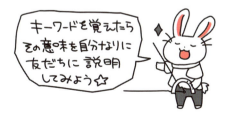

キーワードを覚えたら
その意味を自分なりに
友だちに説明
してみよう☆

8. 基本介入手段(自助具)

11 スプリングバランサー
【すぷりんぐ・ばらんさー】
★
□□□

天井または支柱から吊したバネの力を利用して上肢を支え, 上肢の重さを軽くすることで, 残された自己のわずかな力で上肢を動かすことができる自助具.
[適応]高位頸髄損傷, 筋ジストロフィー, 筋萎縮性側索硬化症など.

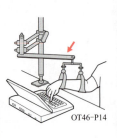
OT46-P14

12 台付き爪切り
【だいつき・つめきり】
★
□□□

台に爪切りが固定された, 片手で操作できる爪切り用自助具のこと.
[適応]片麻痺, 関節リウマチなど.

OT42-17

13 トランスファーボード
【とらんすふぁー・ぼーど】
★
□□□

移乗動作(車椅子⇔ベッド, 車椅子⇔自動車, 車椅子⇔トイレなど)の時に, 隙間を埋めて乗り移りしやすくする板のこと.
トランスファー：移乗動作のこと.
軽くて丈夫, 表面の滑りやすさ, 裏面の滑り止め加工などの特徴が必要.
脊髄損傷(頸髄損傷C6bレベル残存)の際に利用される.

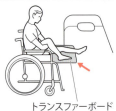
トランスファーボード
OT37-8

8. 基本介入手段(自助具)

14 2点式シートベルト
【にてんしき・しーとべると】
★
□□□

自動車などのシートベルトの固定方法のことで，坐位で，体幹と骨盤を左右の2点で固定するシートベルトのこと．その他に，3点式，4点式，5点式，6点式などがある．

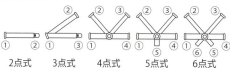

15 フォーク付きカフベルト
【ふぉーくつき・かふべると】
★
□□□

食事用自助具の一種
フォークを握ることができない患者がカフベルトを手部に取り付け，カフベルトのポケットにフォークを差し込んで使用する．

[適応]第5～6頸髄損傷患者，指でフォークを握ることができない患者．

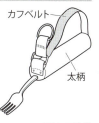

OT36-12 改変

16 プルトップオープナー
【ぷるとっぷ・おーぷなー】
★
□□□

缶のプルトップを開けやすくするための，てこの原理を利用した自助具のこと．
プルトップ：缶詰や缶ジュースなどの開け口のこと．

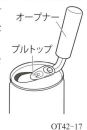

OT42-17

8. 基本介入手段（自助具）

17 洋式便座の補高（補高便座）
【ようしきべんざのほだか（ほだかべんざ）】
★
□□□

既存の便座に，厚みのある便座を取り付け，便座の高さを上げること．
[目的]立ち座り動作の負担軽減．
[適応]関節リウマチ，下肢の変形性関節症（または術後）

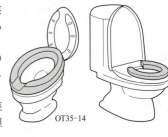
OT35-14

18 リーチャー
【りーちゃー】
★
□□□

生活自助具の一種
手が届かないところにある物を取るための自助具．
手元の操作で物を挟んだり引っかけたりすることができる．

OT43-19-3

19 マジックハンド型リーチャー
【まじっくはんどがた・りーちゃー】
★
□□□

リーチャーの先端が開閉できるようになっているもの．
骨関節障害，筋力低下，神経麻痺などで目的物に手が届かない場合に物を取るために使用する．
股関節の全置換術や人工骨頭置換術後の股関節可動制限がある時に，床にある物を拾うために用いる．
手指の変形（関節リウマチや変形性関節症など）がある場合は用いない．

OT48-AM7

20 リフター
【りふたー】
★
□□□

体を吊り具で吊り上げてハンガー部で上げ下ろしする，移乗や移動を支援する機器．
ベッドから車椅子や浴室，玄関などへの移動に使用する．
床走行式，固定式，据え置き式，天井走行式がある．

21 ループ付タオル
【るーぷつき・たおる】

★
□□□

タオルの両端にヒモをループ状（輪）に取り付けたもの．タオルを握れない場合にループ部分を手に引っかけることで洗体動作を可能にする．

[適応]片麻痺患者，上肢に障害があってタオルを握れない患者など．

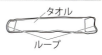

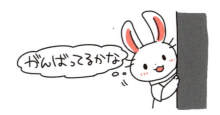

8. 基本介入手段（自助具）

9 基本介入手段（リハビリテーション関連機器）

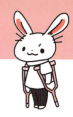

1 T字杖
【てぃーじ・づえ】
★★
□□□

T字型をした歩行補助杖のこと．

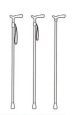

2 キャンバー角
【きゃんばー・かく】
★
□□□

車椅子の大車輪の傾斜角度のこと．
前額面における駆動輪の垂線に対する傾きの角度のこと．
キャンバー角は，下開きを(−)，上開きを(+)で表す．
(−)は，旋回しやすいので，車椅子スポーツ時に用いる．
(+)は，走行性が不安定なので用いることはない．

キャンバー角（−）　　　　　　　キャンバー角（+）

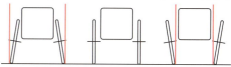

3 クラッチ
【くらっち】
★
□□□

手部および手部以外に支持部がある杖のこと．
[種類]
ロフストランドクラッチ＝(手部＋前腕部)支持杖
カナディアンクラッチ＝(手部＋上腕三頭筋)支持杖

ロフストランドクラッチ

OT39-22

9. 基本介入手段(リハビリテーション関連機器)

4 カナディアン杖【かなでぃあん・づえ】 ★ □□□

上腕部と肘部についているカフと、手で握るグリップで体を支える杖のこと.
上腕部にカフがあるため、上腕三頭筋の筋力低下があっても杖で体重支持が可能である.
歩行補助具として利用される.

5 ロフストランド杖【ろふすとらんど・づえ】 ★ □□□

[別名]エルボークラッチ
支柱、握り、前腕支えからなる杖. 体重支持は手と前腕で行うため固定性・安定性に優れている.
[適応]
脳性麻痺(両麻痺)、運動失調、関節リウマチ、上肢筋力低下者など.

6 交互型歩行器【こうごがた・ほこうき】 ★ □□□

左右のフレームを交互に持ち上げて、左右片方ずつ前方に移動させながら一歩一歩前進する歩行器のこと.
[適応]
立位バランス不良、上肢の支持が無ければ歩行不能な者など.

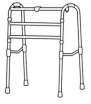

PT39-22

7 支持基底面【しじ・きていめん】 ★★ □□□

身体を支持するために必要な床面積のこと.
体と床面が接している部分を全て結んだ領域の面.
支持基底面が広いと安定した姿勢を保つことができる.

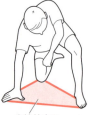

PT39-37　支持基底面

8 ジョイスティック【じょいすてぃっく】 ★ □□□

電動機器の操作レバーのこと.
レバーを倒して電動機器を操作する.

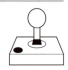

9. 基本介入手段（リハビリテーション関連機器）

9	ジョイスティック付電動車椅子【じょいすてぃっくつき・でんどうくるまいす】★ □□□	ジョイスティックを手部で操作する電動車椅子のこと．	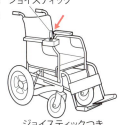 ジョイスティックつき電動車椅子
10	チンコントロール電動車椅子【ちん・こんとろーる・でんどうくるまいす】★ □□□	ジョイスティックを顎で操縦できるように改造した電動車椅子．顎を動かす方向や強さで走行方向や速度を調節できる． ［適応］重度の四肢麻痺，高位頸髄損傷など．	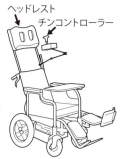 OT39-10
11	デスク型アームレスト【ですくがた・あーむれすと】★ □□□	車椅子のアームレストの部分がテーブルや机に接近できるように，前方部分が一段低くなっているアームレストのこと．	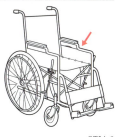 OT34-9

12 トグル式ブレーキ
【とぐるしき・ぶれーき】
★
□□□

トグル機構を用いた車椅子のブレーキのこと．
軽い力でブレーキをかけることができる．

OT37-25

[種類]
①押し型：トグルレバーを押してブレーキをかける．
②引き型：トグルレバーを引いてブレーキをかける．

13 ノブ付ハンドリム
【のぶつき・はんどりむ】
★
□□□

ノブが取り付けられたハンドリムのこと(このノブが水平な場合が水平ノブ付きハンドリム)．
ハンドリム：車椅子の部品の一種で，車椅子の大車輪を動かすための大車輪の外側に取り付けた輪(リム)．
ノブ：輪(リム)に取り付けられた把手のこと．
[作用]ハンドリムを握れない患者の場合，ノブに手部を引っかけてハンドリムを回転させる事ができる．
[種類]水平ノブ，垂直ノブ，長ノブ，丸ノブ，玉ノブ，など．
水平ノブ付きハンドリム：水平ノブが取り付けられたハンドリムで，ノブを握らなくても手関節部を水平ノブに引っ掛けるだけで動かしやすい．
[適応]第5頸髄損傷患者，第6A頸髄損傷患者

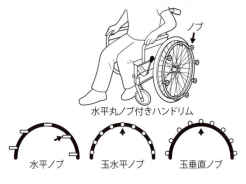

水平丸ノブ付きハンドリム

水平ノブ　玉水平ノブ　玉垂直ノブ

9. 基本介入手段(リハビリテーション関連機器)

14 標準型車椅子【ひょうじゅんがた・くるまいす】
★
□□□

[別名]スタンダード型車椅子，普通型車椅子
使用者もしくは介助者の力で駆動する．車椅子の基本形．
主に座椅子部分，車輪部分，ブレーキ部分から構成される．

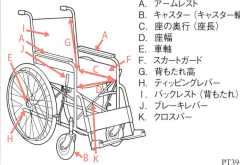

A. アームレスト
B. キャスター(キャスター輪)
C. 座の奥行(座長)
D. 座幅
E. 車軸
F. スカートガード
G. 背もたれ高
H. ティッピングレバー
I. バックレスト(背もたれ)
J. ブレーキレバー
K. クロスバー

PT39-2

15 アームレスト【あーむ・れすと】
★
□□□

車椅子の前腕を乗せる部分のこと．
移乗や立ち上がり時の上肢支持部でもある．

16 キャスター(キャスター輪)【きゃすたー(きゃすたー・りん)】
★
□□□

車椅子の前輪(小車輪)のこと．
方向を変える役割がある．

9. 基本介入手段(リハビリテーション関連機器)

17	キャスター上げ 【きゃすたー・あげ】 ★ □□□	車椅子の前輪であるキャスターを上げて，大車輪だけでバランスを取る状態のこと． [目的]キャスターが車椅子移動時の邪魔にならない様にするための動作． [具体例]段差や溝，障害物を乗り越えるとき．不整地走行のとき． 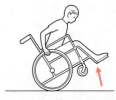 OT37-8
18	クロスバー 【くろすばー】 ★ □□□	折りたたみ式車椅子のシートの下の交差した支柱のこと． 2個のクロスバーにより折りたたみ易く，広げたときの両側支柱の安定が保たれる． 
19	ゴム巻きハンドリム 【ごむまき・はんどりむ】 ★ □□□	ゴムを巻いたハンドリムのこと．ハンドリムを握った時の滑り止め． [適応]C6頸髄損傷者は手指が麻痺しているためハンドリムを握れない．ゆえに車椅子駆動法としてゴム手袋をはめてゴム巻きハンドリム触れれば摩擦によりハンドリムを回すことができる． 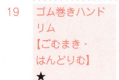 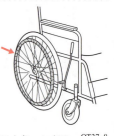 OT37-8
20	座の奥行(座長) 【ざのおくゆき(ざちょう)】 ★ □□□	座面先端から車椅子の背もたれ(バックレスト)下端部までの距離． 座：車いすの座面(シート)のこと． 
21	座幅 【ざはば】 ★ □□□	車椅子の両側のスカートガード間の距離のこと．

9. 基本介入手段(リハビリテーション関連機器) 141

22 車軸
【しゃじく】
★

大車輪の中心軸のこと.
大車輪の回転軸となる.

23 スカートガード
【すかーと・
がーど】
★

[別名]サイドガード,側あて
衣類などが車椅子の駆動輪(大車輪)に巻き込まれる
のを防ぐための板の部分のこと.

24 背もたれ高
【せもたれ・こう】
★

座面から背もたれ上端までの高さ(バックレストの
高さ)のこと.
座面から肩甲骨下角までの長さを標準とする.
背もたれ:背中をつけて体幹を支える部分(車椅子
のバックレスト).

**25 ティッピングレ
バー**
【てぃっぴんぐ・
ればー】
★

車椅子の支柱で,後方に2本飛び出した部分のこと.
介助者が前輪(キャスター輪)上げをする際に踏むた
めの支柱である.

26 バックレスト
【ばっく・れすと】
★

[別名]バックサポート
車椅子の背もたれ部分のこと.
疾患(脊髄損傷,脳卒中など)や障害の状況により,
高さや材質は様々である.

27 ブレーキレバー
【ぶれーき・
ればー】
★★

車椅子への乗り降りの際に車椅子が動かないように
するためのパーキングブレーキ.
左右の駆動輪を制動するため左右駆動輪の前方の
2ヵ所に取り付けてある.
[種類]レバー式,トグル式,スポーツ式

28 開き式フット・レッグサポート
【ひらきしきふっと・れっぐ・さぽーと】
★
□□□

[同義語]スイングアウト式フットレスト
外側への開閉が可能なフットサポート．
[目的]フットサポートを開く（同時にレッグサポートも開く）ことで，移乗（トランスファー）時にベッドなどの対象物に車椅子をぴったり近づけることが可能となる．
移乗時の安全を確保できる．
移乗対象物との間の隙間が減少するため移乗がよりスムーズになる．
下腿をフットレストにぶつけることがないので安全である．

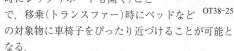
OT38-25

29 スイングアウト式フットレスト
【すいんぐあうとしき・ふっとれすと】
★★
□□□

[同義語]開き式フット・レッグサポート
レスト：サポートと同義語．

30 プラットフォーム杖
【ぷらっとふぉーむ・つえ】
★
□□□

歩行補助具の一種
前腕全体で体重を支えることができる，前腕支持部付き杖のこと．
[適応]手首や手で松葉杖を把持できない人，関節リウマチ，握力が弱い人など．

9. 基本介入手段(リハビリテーション関連機器) 143

| 31 松葉杖
【まつば・つえ】
★
□□□ | 杖の長さが腋窩(えきか)から地面まであり，松葉のように上方に向かって二股に分かれていて，中間部にグリップ(横木)の握り手がある杖のこと．
[適応]体幹や下肢の骨折時の下肢に全体重をかけられない場合など．
OT39-22 |

| 32 四脚杖
【よんきゃく・づえ】
★
□□□ | [別名]四点杖，多点杖
杖の先端が四脚に分かれている杖．一本杖と比べ床を支持する面積が広い．
支持基底面が広く安定感があるため，片麻痺や歩行訓練の初期段階で使用されることが多い．
[利点]荷重をかけたときの安定性が高い．
[欠点]一本杖と比べて重い．
[適応]一本杖では支持が不安定な人，筋力低下や麻痺がある人など． |

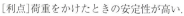

| 33 リクライニング式
バックサポート
【りくらいにんぐしき・
ばっく・さぽーと】
★
□□□ | 車椅子の，角度を変えて倒せるようになったバックサポート(バックレスト・背もたれ)．
座位から臥位(がい)まで多段階で角度を調整できる．
[適応]頸髄損傷，起立性低血圧患者など． 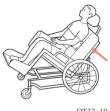
OT32-10 |

9. 基本介入手段(リハビリテーション関連機器)

10 基本介入手段(生活環境論)

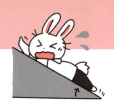

1 勾配【こうばい】
★
□□□

スロープ(斜面)の傾斜度．傾きの度合いのこと．
「勾配＝高さ÷距離」

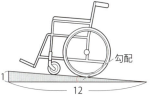

[例]車椅子でスロープを移動する時の有効勾配＝ 1/12（12 m で 1 m 上がる）以下． PT30-36

2 最大勾配【さいだい・こうばい】
★★
□□□

車椅子で走行したり，下肢に障害がある場合などの歩行の際に使用するスロープの走行可能な最大の傾斜のこと．

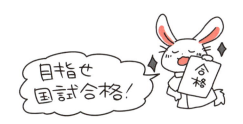

10. 基本介入手段（生活環境論）

11 基本介入手段（義肢学）

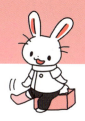

1 rigid dressing 【りじっど・どれっしんぐ】
★★
□□□

切断術直後にギプス包帯を断端部に直接巻いて，軽量のソケットを作成する方法．
[目的]断端固定，血腫や浮腫の予防
[利点]
①断端の浮腫や疼痛が少ない．
②断端成熟が早い．
③早期から仮義足を装着して立位・歩行練習が開始できる．
[欠点]断端の状態を外側から観察できないため創管理が困難．

2 SACH足 【さっち・そく】
★★★
□□□

[正式]solid ankle cushion heel（ソリッド アンクル クッション ヒール）
クッション性の踵足部のこと．踵とつま先で異なる固さのクッションが取り付けられている．

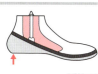

PT30-34

[特徴]
①足継手がない．
②軽量である．
③SACH足で足関節の底背屈運動を担う．

3 アライメント 【あらいめんと】
★★★
□□□

ある対象の基準となる位置を相手側の基準に正しく合わせること．
義肢・装具・車椅子などの補装具のアライメント：部品の相対的位置関係を正しく合わせること．

4 イールディング機構 【いーるでぃんぐ・きこう】
★★
□□□

義足側の踵接地期に体重をかける際に，膝継手内の油圧による抵抗を利用してゆっくりと屈曲させる機構．
[効果]急激な膝折れを防止することができる．

5 会陰部
【えいんぶ】
★
□□□

解剖学的名称
骨盤の出口の恥骨結合から尾骨にいたるまでの左右の坐骨結節を含む菱形部を指す.

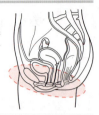

6 エネルギー蓄積型足部
【えねるぎーちくせきがた・そくぶ】
★★
□□□

義足の足部機能の一種
足部に内蔵している弾性体(バネ構造など)が体重の重みで元に戻ろうとする際のエネルギーを蓄積できる足部. 蓄積されたエネルギーは立脚中期から踵離地(かかとりち)にかけて前方への推進力として利用される.

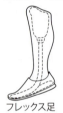

フレックス足　　セーフ　　シアトル

PT30-34

7 外転歩行
【がいてん・ほこう】
★★
□□□

義足による異常歩行の一種
義足側下肢全体を外転位にしたまま振り出す異常歩行.
骨盤の外側移動と体幹の側屈を伴う.

PT36-38

［原因］
①義足側が長い.
②義足大腿ソケットの内壁が高すぎる.
③股関節の外転拘縮がある.
④内股部の圧痛がある.
⑤股関節の外転筋力が低下している.
⑥大腿ソケットの初期内転角が不足している.

11. 基本介入手段（義肢学）

8 踵接地時の外旋【かかとせっちじのがいせん】
★★
□□□

義足での異常歩行の一種
踵接地時に義足足部が急激に外旋（外側への回旋）する．
［原因］
①後方バンパーが硬すぎる
②義足足部の過度の外転
③ソケットの適合が緩すぎる

9 カナダ式股義足【かなだしき・こぎそく】
★★
□□□

股関節離断者に用いられる義足．
ソケットは両側の腸骨稜上部から断端部を収納し骨盤を固定しているのでソケット内のピストン運動を最小限にすることができる．
体重支持＝坐骨結節と殿筋．

PT32-15

10 吸着式ソケット【きゅうちゃくしき・そけっと】
★
□□□

自己懸垂力をもつ大腿切断用の義足ソケットの機構．
布製の断端袋を切断端に履いて断端部をソケットに入れ込む．
ソケット底部にあるバルブ穴から断端袋を抜き取りその勢いで空気も一緒に抜く．

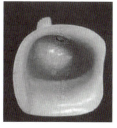

PT47-A12

ソケット内を陰圧にすることで断端をソケットに密着させる．
［利点］断端をソケットに吸着させることで，義足の自己懸垂作用が確実になる．
［欠点］
①装着が面倒である．
②陰圧による断端のうっ血や浮腫が起こりやすい．
③皮膚に炎症や損傷があると使用できない．

11 幻肢【げんし】 ★ □□□

[別名]幻影肢(げんえいし)
何らかの原因で四肢を切断された場合に,切断された四肢が元の場所に存在するかのように感じる現象.

手関節						
断端						
肘関節						
幻肢の型	I型 (実大型)	II型 (遊離型)	III-i型 (手部型)	III-ii型 (手指型)	IV型 (痕跡型)	V型 (断端陥入型)
			III型 (断端密着型)			

12 坐骨結節【ざこつ・けっせつ】 ★ □□□

坐骨の後下部で小坐骨切痕より下の楕円形の骨突出部.
坐骨:寛骨を構成する骨のうち下部の骨.

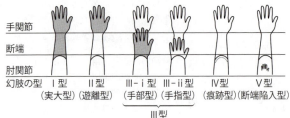

[役割]坐位時に体重支持を行う.
大腿義足四辺形ソケットの坐骨受けで坐骨を支持する.
切断患者の形態測定時のランドマーク(骨指標)で,大腿切断時の大腿長は「坐骨結節から断端末まで」である.

13 膝蓋腱【しつがい・けん】 ★ □□□

大腿四頭筋の末端部は膝蓋骨に付着しており,その膝蓋骨と脛骨上端部を結ぶ腱の部分のこと.

14 四辺形ソケット
【しへんけい・そけっと】
★★

大腿義足ソケットの一種.
ソケットの形状が, 内外径の長い四辺形をしている.
断端を包み込むような壁面構造を持つ.
全面接触式(=全面吸着式)で断端をソケットに吸着させて懸垂する.

[特徴]
①体重支持：坐骨および断端中枢部
②ソケット前壁：スカルパ三角への適切な圧迫が必要.
③ソケット前壁の高さ：坐骨支持面よりも6cm高い.
④ソケット内壁の前後径：外壁の前後径より(1.0〜1.2)cm狭くする.
⑤ソケット外壁の高さ：坐骨支持面よりも6cm高くする.
⑥ソケット後壁：坐骨受けの高さ＝義足長の基準
p.149「吸着式ソケット」を参照

15 初期屈曲角
【しょき・くっきょくかく】
★★

義足製作時に(大腿義足・下腿義足の)ソケットにつける屈曲方向への角度のこと.
切断下肢の(股関節・膝関節の)伸展角度や断端長によって初期屈曲角を変更する.

[目的]
①大腿義足：切断側の股関節を屈曲位に保つことで大殿筋の筋収縮効率の増大, 膝継手の安定性の獲得ができる.
②下腿義足：切断側の膝関節を屈曲位に保つことで大腿四頭筋の筋収縮効率の増大を獲得できる.

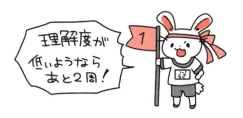

11. 基本介入手段（義肢学）

16 初期内転角
【しょき・ないてんかく】
★★
□□□

義足製作時に（大腿義足・下腿義足の）ソケットにつける内転方向への角度のこと．

[目的]
① 大腿義足：切断側の股関節を内転位に保つことで中殿筋の筋収縮効率の増大，義足装着時の体幹側方安定性の向上を獲得できる．
② 下腿義足：前額面における下腿義足の左右方向の安定性を確保することができる．

17 シリコンライナー
【しりこん・らいなー】
★
□□□

切断した断端部に被せるシリコン製の袋のこと．
断端全面で荷重を行う TSB ソケットに用いる．

[特徴]
① 通気性のないシリコンは引き伸ばされて断端皮膚に密着・吸着し義足全体を懸垂する力を持つ．
② 断端とソケットの緩衝材の役割：第2の皮膚としても働き，その中で断端とソケットの間に発生する剪断力を吸収する．
③ シリコンライナー内に断端を閉じ込めたことにより断端全体での支持が可能．

18 ソケットの懸垂
【そけっとのけんすい】
★
□□□

ソケットが切断端から抜けないように断端に吸着して固定されている機能のこと．

[種類]
① 骨盤ベルトやカフベルトによるベルト懸垂．
② 皮膚やシリコンライナーによる吸着懸垂．

19 ターミナルインパクト
【たーみなる・いんぱくと】
★★★
□□□

義足側の遊脚後期（終了期）の膝継手伸展時に，下腿部が前方に急激に振り出され，最終域で強い衝撃音とともにぶつかる．

[原因]
① 膝継手の摩擦不足
② 強過ぎる膝伸展補助バンド

PT45-PM18

11. 基本介入手段(義肢学)

20	ターンテーブル 【たーん・てーぶる】 ★ □□□	義足のパーツ 大腿ソケットと膝軸との間に設置する回転盤. [目的]大腿ソケットと膝軸との関係を360°回旋させること. 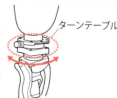 [効果] ①床や畳に楽に座ることができる. ②靴下や靴を楽に履くことができる. ③足を組んだり,横座りしたり,胡坐をかくことができる.
21	大腿義足ソケット 【だいたいぎそく・そけっと】 ★★★ □□□	大腿義足のソケット部分で切断端と大腿義足を接続するところ. [ソケットの機能] ①断端を収納する,②体重を支える,③義足を懸垂する. [種類]①シリコンライナー式,②吸着式,③差し込み式など.
22	多軸インテリジェント 【たじく・いんてりじぇんと】 ★ □□□	大腿義足の膝継手の一種 膝軸:2軸以上 [膝の調節機能]歩行速度を電子制御により検知して下腿の振り出す速度を自動的にコントロールできる. [利点]活動性に優れていて,歩行速度を自在に変えて歩くことができる. [欠点]重くなる.

23 多節リンク膝
【たせつ・りんく・ひざ】
★★
□□□

多節リンク機構を用いた膝継手のこと．
多節リンク機構：リンク（節＝連結金具）が多数あるもの．
動きの範囲：ジョイントが全て動けばリンク機構は広くて大きな範囲で上下・左右・前後に形を自由に変えて動くことができる．
[代表]4節リンク膝＝4節リンク機構により膝軸が正常に近い動きになり立脚初期の膝折れを起こしにくい．

24 単軸足継手
【たんじく・あしつぎて】
★★
□□□

距腿関節にあたる足継手が単軸で，底背屈の一方向の動きを行うもの．
単軸：継手の軸が1軸であること．

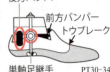

PT30-34

[付属部品]
① 前方バンパー：軸の前方にあり背屈を制動する．
② 後方バンパー：軸の後方にあり底屈を制動する．
　特徴＝底背屈の可動域が大きく，踏み返しが軟らかい．

25 トウブレーク
【とう・ぶれーく】
★★
□□□

義足足部の足先端から1/4に存在する踏みかえし部分（MP関節に当たる部分）．

26 ヒールバンパー
【ひーる・ばんぱー】
★★★
□□□

[別名]踵バンパー，後方バンパー
義足の足継手の軸の前後に位置するもので，足継手の底背屈を制動するストッパー．
[分類]
① 前方バンパー：足継手の背屈を制動するストッパー
② 後方バンパー：底屈を制動するストッパー

11. 基本介入手段（義肢学）

27	ドリンガー足部 【どりんがー・ そくぶ】 ★ ☐☐☐	足底部が丸みをおびた舟底形で前足部がない足部． あぜ道や坂道などの田畑でも安定した歩行を得やすい． 農作業などに用いられる足部．	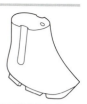
28	伸び上がり歩行 【のびあがり・ ほこう】 ★★ ☐☐☐	義足遊脚期の義足側振り出し時に健側の踵を持ちあげて背伸びをすることで義足の振り出しを容易にしようとする異常歩行． ［原因］ ①義足側が長い． ②義足懸垂が不十分． ③膝継手の調整不良により膝関節屈曲が困難．	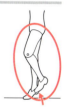 PT34-31
29	膝の不安定性 【ひざの・ ふあんていせい】 ★★ ☐☐☐	義足歩行時の異常の一種 義足側の立脚期に「反張膝」または「膝折れ」が出現し，膝の安定性が低下すること．	
30	膝離断 【ひざ・りだん】 ★ ☐☐☐	大腿骨を全て残存させ膝関節部分で膝蓋骨と下腿部を全て分離した状態． ［離断］骨を切断することなく関節部から分離し切り離すこと． 義足には膝継手が必要である．	
31	標準断端 【ひょうじゅん・ だんたん】 ★ ☐☐☐	四肢切断において節断端の長さが標準的な場合のこと．	

	短断端	標準断端	長断端
上腕切断	30〜50%までの残存	50〜90%までの残存	90%以上の残存
前腕切断	35〜55%までの残存	55〜80%までの残存	80%以上の残存
大腿切断	坐骨結節から8〜10cmまでの残存	坐骨結節から8〜10cm〜中下1/3までの残存	中下1/3から顆上までの残存
下腿切断	膝関節裂隙から5cmまたは下腿1/4までの残存	膝関節裂隙から5cm〜下腿1/2までの残存	1/2から顆上までの残存

32 短断端
【たん・だんたん】
★★
□□□

四肢切断において節断端の長さが短い場合のこと.

33 長断端
【ちょう・だんたん】
★
□□□

四肢切断において節断端の長さが長い場合のこと.

34 断端浮腫
【だんたん・ふしゅ】
★
□□□

四肢切断術直後の断端部組織に局所的な浮腫が起こること.
［原因］
①術後の急性炎症による組織浮腫
②術後の筋肉縫合が不十分な場合の静脈還流障害
③ソケットと断端の間の陰圧による浮腫
［浮腫の特徴］
①早朝は最少で夕方に増大する.
②高温時ほど増大する.
③義足装着後1〜2週間で減少する.
④二次的に「出血,変色,水疱形成,潰瘍,胼胝形成」を起こす.

35 ホイップ
【ほいっぷ】
★★
□□□

[別名]ウィップ

義足歩行の異常歩行の一種で，義足歩行の爪先離地(踏切り)時に踵が内側や外側に急激に蹴り上げられる現象のこと．

[分類]
①外側ホイップ，②内側ホイップ

[原因]
①外側ホイップ：義足の膝継手の軸の過度の内旋
②内側ホイップ：義足の膝継手の軸の過度の外旋

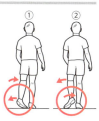

PT33-13改変, PT33-13

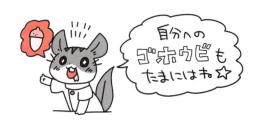

11. 基本介入手段（義肢学）

12 基本介入手段（装具学）

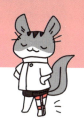

1 AFO
【えーえふおう】
★★
☐☐☐

AFO（ankle foot orthosis）の略で短下肢装具のこと．足関節と足部をコントロールして歩行の補助を行うための装具．

[適応]
脳卒中片麻痺患者の足関節内反・尖足，腓骨神経麻痺による下垂足など．

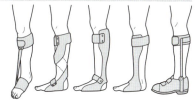

PT34-30

2 Craig-Scott brace
【くれいぐ・すこっと・ぶれーす】
★
☐☐☐

大腿部から足部までの構造の長下肢装具．
大腿部と下腿部の半月，金属支柱，膝継手，足継手からなる．

[適応]
脊髄損傷（対麻痺患者）

大腿カフ
スイスロック膝継手
膝下パッド
足継手

3 DACS-AFO
【だっくす・えーえふおー】
★
☐☐☐

背屈補助と底屈時の抵抗がバネにより作用する継手付きプラスチック短下肢装具のこと．

[適応]脳卒中痙性片麻痺患者
p.165「可撓性足継手」の③タマラックの図を参照

12. 基本介入手段（装具学）

4 HRC 【えいちあーるしー】 ★

HRC（hyogo rehabilitation center）
膝蓋骨上部と脛骨部で前面から，膝窩部で後面からの3点で固定して膝折れを防止する膝装具のこと（兵庫リハビリテーションセンターで開発された）．
[適応]反張膝

5 Knight型装具 【ないとがた・そうぐ】 ★★★

縦横2本の金属枠により腰仙部を強固に固定できる腰仙椎装具．
[目的]
①体幹屈曲，伸展，側屈，回旋運動を制限する．
②腹腔内圧を上昇させる．
③腰椎前弯を減少させる．
[適応]腰痛症，急性腰痛症，腰椎椎間板ヘルニア，変形性脊椎症，脊椎分離症など．

6 Milwaukee装具 【みるうぉーきー・そうぐ】 ★★★

腋下パッド，胸椎パッド，骨盤帯の3点で側弯を矯正する装具．
前後に縦の金属支柱があり，またネックリングもあるため装着がやや困難であり，体幹の動きをかなり制限する．
[適応]
中等度脊椎側弯症

PT42-40

7 MSH-KAFO 【えむえすえいち・けーえーえふおー】 ★

[別名]内側単股継手付長下肢装具
大腿内側の単軸の股継手があり，それが両側の長下肢装具を接続している．側方の不安定性を軽減し，股関節屈曲・伸展運動が可能で，足関節と膝関節をロックすることで側方の体重移動が可能となり交互歩行ができる．
[適応]
脊髄損傷対麻痺患者

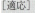

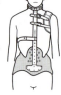
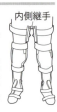
内側継手

12. 基本介入手段（装具学）

8 Oppenheimer 型装具
【おっぺんはいまー
がた・そうぐ】
★★
□□□

手関節背屈補助装具
手掌部バーと前腕遠位背側カフと前腕近位掌側カフの3点
固定により，母指外転位，手関節は背屈位保持できる構造である．
補助としてピアノ線が用いられている．
[適応]橈骨神経麻痺，下垂手

PT29-34

**9 PTB 型免荷装具
（PTB 式免荷装具）**
【ぴーてぃーびーが
た・めんかそうぐ
（ぴーてぃーびーし
き・めんかそうぐ）】
★★★
□□□

下腿や足部で体重を負荷しない（免荷する）ための装具．
膝蓋靱帯で体重を支持して，下腿部ソケット，金属支柱，あぶみを通して，足部を浮かせた状態で歩行できる．
下腿や足部に体重を負荷せずに早期からの歩行が可能となる．
[適応]
下腿骨折（遷延治癒骨折），踵骨骨折など.

PT41-30

10 Thomas・ヒール
【とーます・ひーる】
★★
□□□

靴底の踵部分の内側を舟状骨直下まで延長させたもの．
[作用]内側縦アーチの支持性増強
[適応]扁平足，外反扁平足

外側
内側

PT38-35

**11 逆 Thomas・
ヒール**
【ぎゃく・とーます・ひーる】
★
□□□

靴底の踵外側前面を第5中足骨基部まで延長させたもの．
[作用]踵骨，立方骨関節，立方中足関節，第5中足趾節関節の支持
[適応]内反尖足

外側
内側

PT52-PM7

12 アキレス腱炎
【あきれすけん・えん】
★★
□□□

スポーツなどでの使いすぎ（使い過ぎ症候群）によるアキレス腱付着部や足関節の関節包の炎症症状．足底板（インソール）やサポーターの適応となる．

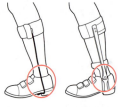

炎症を起こして腫脹しているアキレス腱
踵骨

13 足継手
【あし・つぎて】
★★
□□□

短下肢装具や長下肢装具の足関節部の継手（つなぎ目）のこと．
下腿部両側支柱とあぶみの連結で構成される．
[分類]
①固定式
②底背屈式
③遊動式
④たわみ式

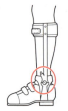

（たわみ式） （遊動式）
PT32-17　　PT32-17

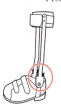

（クレンザック）（ダブルクレンザック）（ゲートソリューション）
PT40-26　　PT52-PM13　　PT52-PM13

14 足継手後方調節ロッド
【あしつぎて・こうほう・ちょうせつ・ろっど】
★
□□□

ロッド：下肢装具の足部のクレンザック継手についている角度を調整する棒．
マイナスドライバーでロッドを回すことで足関節底屈角度を微調節する．

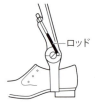

ロッド

PT30-32

12. 基本介入手段(装具学)

15 底屈制御式足継手
【ていくつせいぎょしき・あしつぎて】
★★
□□□

足関節の底屈角度を制限し,背屈角度は自由に可動できるように調整する足継手.
[適応]足関節の変形や痙縮により踵接地が上手にできない症例.
[例]クレンザック足継手,ゲートソリューション(油圧式足継手)など.

16 クレンザック(型)足継手
【くれんざっく(がた)・あしつぎて】
★★★
□□□

足継手の一種
足継手の軸に対してロッド(棒)を押し込み,そのロッドによって圧縮されたコイルバネの反発力により,足関節の底屈または背屈の制御や底屈または背屈の補助を行う足継手.

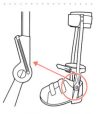
PT30-32, OT38-23

弛緩性麻痺の場合はコイルバネを用いるが,痙性麻痺の場合はコイルバネを外してロッド(棒)のみを用いる.
[種類]
①シングルクレンザック:足関節の底屈または背屈のどちらか一方向のみを調整することができる(一般的にクレンザックといえばシングルを指す).
②ダブルクレンザック:足関節の底屈と背屈の両方向を調整することができる.
脳卒中痙性片麻痺の短下肢装具の足継手として適応がある.

17 前方制動足継手／足継手前方制動式
【ぜんぽうせいどう・あしつぎて／あしつぎて・ぜんぽうせいどうしき】
★★
□□□

[別名]背屈制限足継手，逆クレンザック継手，ダブルクレンザック継手の前方制動

足関節の背屈角度を制限し，底屈角度は自由に可動できるように調整する足継手で，支柱付き短下肢装具の足継手として用いる．前方ロッドを奥にねじ込むことで制動をかける．

この制動がついた短下肢装具を前方制動（背屈制限）足継手付短下肢装具という．

底屈筋不全麻痺（踵足）などの場合に足関節背屈を制御するために用いる．

18 背屈制動つき足継手
【はいくつせいどうつき・あしつぎて】
★★
□□□

足関節の背屈運動を制限するように作成された下肢装具の足継手．

足継手：下肢装具の足関節部分のつなぎ目．

背屈制動：足関節の背屈運動を制限すること．

[代表例]ダブルクレンザック足継手

[適応]脛骨神経麻痺（踵足），弛緩性片麻痺の膝折れなど．

19 ダブルクレンザック足継手
【だぶるくれんざっく・あしつぎて】
★★
□□□

[別名]二重クレンザック足継手

支柱付短下肢装具の足継手の一種

[構造]足関節の背屈側および底屈側の両方向にロッド(棒)やバネを入れて底屈・背屈の両方向の可動角度を調節する．

[目的]足継手の可動角度を制限・補助する．

ダブルクレンザックの場合，足関節の前方（背屈）と後方（底屈）の両方を制動することができる．

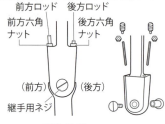

PT49-AM17

12. 基本介入手段(装具学) 165

20 **背屈制限足継手付短下肢装具**
【はいくつせいげん・あしつぎてつき・たんかしそうぐ】
★★
□□□

[別名]前方制動足継手付短下肢装具，逆クレンザック足継手付短下肢装具
足関節の背屈可動域を制限する前方制動(背屈制限)足部継手を用いた短下肢装具のこと．
前方ロッドを奥にねじ込むことで制動をかける．

21 **遊動式足継手**
【ゆうどうしき・あしつぎて】
★★
□□□

足関節の底屈および背屈角度は制限しない足継手のこと．
[例]クレンザック足継手など．
[適応]内外反の側方不安定．
背屈と底屈の可動域は，足継手部分の金属を削ることでそれぞれ調整することができる．

PT30-32

22 **可撓性足継手**
【かとうせい・あしつぎて】
★
□□□

[別名]たわみ式足継手
装具に使用する素材自体のたわみを利用して足関節の底屈や背屈の動きを補助したり制動したりすることができる足継手．

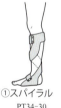①スパイラル
PT34-30
②テキサス
PT34-30
③タマラック

[種類]
①スパイラルAFO
②テキサス(TIRR)式AFO
③(ウレタン製の継手を用いた)タマラック継手付AFO など．

23 **膝継手**
【ひざ・つぎて】
★
□□□

長下肢装具や膝装具の膝関節部分に用いる継手のこと．
膝継手ロックシステムの種類：リングロック，ダイヤルロック，スイスロックなど．

24 ダイヤルロック膝継手付装具／ダイアルロック式膝継手付きKO
【だいやるろっくひざつぎてつき・そうぐ／だいあるろっくしきひざつぎてつき・けーおー】
★

ダイヤルロック膝継手がついた下肢装具のこと．
[適応]膝完全伸展位困難な患者，膝屈曲拘縮で下肢筋力低下者，下肢屈曲共同運動の著しい痙性片麻痺患者など．
ダイヤルロック膝継手：膝継手がダイアル（穴のあいた円盤）状のもの．
ダイヤルロック膝継手の目的：膝伸展可能な最終角度で膝継手のダイアル部分に固定ねじを差し込むことによって，可動域制限で完全伸展できない場合でも不完全な伸展角度で膝継手をロックできる．

25 リングロック式膝継手付KAFO
【りんぐろっくしき・ひざつぎてつき・けーえいえふおー】
★

[別名]リングロック式膝継手付長下肢装具
KAFO（knee ankle foot orthosis：長下肢装具）
膝継手にリングロック膝継手を用いた長下肢装具のこと．
膝関節のコントロールが困難な患者（弛緩性片麻痺，大腿四頭筋麻痺，膝折れなど）の歩行時に用いる．

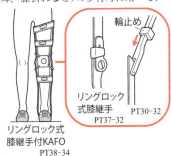

リングロック式膝継手付KAFO
リングロック式膝継手

26 半月
【はんげつ】

下肢装具の両側支柱の間に取り付ける半月状の帯状部品．

12. 基本介入手段（装具学）

27	下腿半月 【かたい・ はんげつ】 ★★ □□□	短下肢装具および長下肢装具下腿部の両側支柱の間に取り付ける半月． 下腿半月上縁は腓骨頭より2〜3 cm下に設定する．
28	大腿遠位半月／ 大腿下位半月 【だいたい・えん い・はんげつ／ だいたい・かい・ はんげつ】 ★ □□□	長下肢装具の構造上の部品． 大腿遠位部（大腿下部）の部品で左右の大腿支柱を帯状に結合している． この半月部分に大腿後面を当てて半月から前方に出ているベルトで大腿前面をロックして装具に大腿部を固定する． 膝継手を中心に下腿半月と等距離に位置する．
29	大腿近位半月／ 大腿上位半月 【だいたい・きん い・はんげつ／ だいたい・かい・ はんげつ】 ★ □□□	長下肢装具の構造上の部品． 大腿近位部（大腿上部）の部品． 両側の大腿支柱の最上縁部で左右の大腿支柱を帯状に結合している． 大腿近位半月の外側上縁は大転子から2〜3 cm下，内側上縁は会陰部より2〜3 cm下に位置する． この半月部分に大腿後面を当てて半月から前方に出ているベルトで大腿前面をロックして装具に大腿部を固定する．

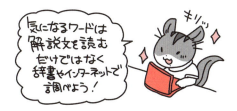

12. 基本介入手段（装具学）

30 アンダーアームブレース（アンダーアーム装具）
【あんだーあーむ・ぶれいす（あんだーあーむ・そうぐ）】
★
□□□

腕より下（アンダーアーム）に装具上端が位置する側弯矯正装具．
ミルウォーキー装具のようなネックリングがなく、頸部の動きは自由となる．
[適応]主カーブが第7胸椎より下にある側弯症．
[目的]側弯変形の矯正および進行防止
[種類]ボストンタイプ，OMCタイプなど．
[利点]装着しやすい，目立たない，装具の上から着衣可能．

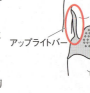

PT42-40

31 アップライトバー
【あっぷらいと・ばー】
★
□□□

アンダーアームブレース（側弯矯正装具）のガードルに垂直に立てた側方の支柱のこと．

32 外側ヒール・ウェッジ
【がいそく・ひーる・うぇっじ】
★
□□□

ウェッジ＝楔（くさび）
外側ヒールウェッジ：踵部の外側に楔を入れたもの．踵にのみ外側に楔を取り付ける．
[作用]踵接地期の足部の安定性の確保
[適応]凹足（おうそく），内反尖足など．

PT38-35

33 外側縦アーチ
【がいそく・たてあーち】
★★
□□□

足部の外側にある踵骨，立方骨，第4・5中足骨で形成される縦方向のアーチ（凸形状をした梁）のこと．
外側縦アーチ頂上：踵立方関節部分である．
外側縦アーチの支持：長足底靱帯や底側踵立方靱帯や長腓骨筋などが働いている．

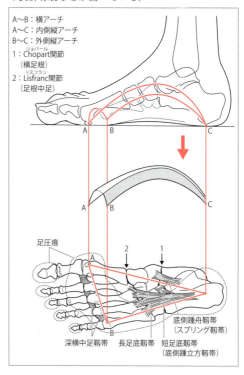

34 外反扁平足
【がいはん・へんぺいそく】
★
□□□

外反足と扁平足が同時に起こった状態.
[外反]別名「外がえし」. 足部の回内・外転・背屈位し踵骨が外に開いている状態.
[扁平足]足部の内側および外側の縦アーチが低くなり舟状骨が底面へ落ち込んだ状態.
靴型装具(Thomas(トーマス)ヒール, 内側月形しんの延長, 内側ソールウェッジなど)製作の対象となる.

アーチの低下

35 強剛型両麻痺
【きょうごうかた・りょうまひ】
★
□□□

麻痺による異常筋緊張の原因が錐体外路障害であり, 強固で持続的な筋緊張(強剛型)が出現し, 関節の動きは歯車様である両麻痺のこと.
[両麻痺]脳性麻痺の分類で, 上肢麻痺は軽度で下肢麻痺がやや重度な四肢麻痺のこと.
両側支柱付短下肢装具の対象となる.

36 胸椎圧迫骨折
【きょうつい・あっぱく・こっせつ】
★
□□□

胸椎への強い外力(屈曲方向や縦軸方向への圧迫力)により起こる骨折.
椎体が潰(つぶ)れて楔状(けつじょう)変形を起こすことが多い.
胸椎装具(ジュエット型装具, 胸腰椎コルセットなど)の対象となる.

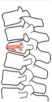

37 胸椎パッド
【きょうつい・ぱっど】
★
□□□

胸腰仙椎体幹装具の一種類
[構造]腹側1本, 背側2本の金属支柱と硬性骨盤帯および下顎と後頭部の支持パッド, 側方から肋骨部を支持・矯正する胸椎パッドからなる.
[目的]側弯症の矯正.

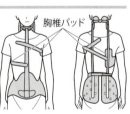
胸椎パッド
PT42-40

12. 基本介入手段(装具学)

38	距骨頸部骨折 【きょこつけいぶ・こっせつ】 □□□	距骨頸部で骨折が生じること．転倒時など足部が背屈位に強制されたときに脛骨前方部が距骨頸部に衝突して起こる． 距骨頸部：距骨の前方少し細くなった部分(下図参照)
39	距骨頸部骨折後壊死 【きょこつけいぶ・こっせつご・えし】 ★ □□□	距骨頸部骨折後に骨壊死が起こること． 距骨表面は約60％が軟骨で覆われていて血流の供給路が限定されるため頻発する． PTB式免荷装具の適応である．

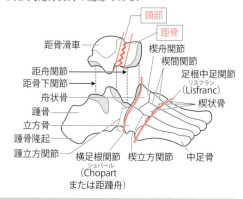

| 40 | 金属支柱付短下肢装具
【きんぞくしちゅうつき・たんかし・そうぐ】
★
□□□ | 下腿を支える金属の両側支柱と下腿半月，金属支柱とを靴とつなぐ継手で構成される短下肢装具のこと．
日常生活活動(ADL)では屋外使用が多い．痙性が強い時は室内で使用する場合もある．
[目的]安定した体重支持，安定した立位保持，歩行の補助，変形の予防や矯正など．
[適応]足関節コントロール困難な痙性麻痺，強い内反尖足，脳卒中片麻痺(下肢ステージ2～3)，腰髄損傷対麻痺，痙直型脳性麻痺(両麻痺)など． |

PT34-30

12. 基本介入手段（装具学）

41 靴型装具
【くつがた・そうぐ】
★★★
□□□

装具のうち足部の障害に用いる靴または靴に取り付ける部品．

[目的]足部の変形に対する矯正，疼痛除去，歩行の改善．

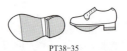
PT38-35

42 クッションヒール
【くっしょん・ひーる】
★
□□□

クッション作用のある材質を用いた足底挿板で靴の足底部に挿入する．
歩行時の踵接地の衝撃を緩和する．

[適応]踵骨棘，踵骨痛，アキレス腱痛など．

43 靴べら型プラスチック短下肢装具
【くつべらかた・ぷらすちっく・たんかし・そうぐ】
★
□□□

[別名]シューホーン装具（SHB）
シューホーン＝靴べら
下腿部から足底までが一体となった，プラスチック製の靴べら状の形をした短下肢装具のこと．

PT47-AM14

44 脛骨高原骨折（プラトー骨折）
【けいこつ・こうげん・こっせつ（ぷらとー・こっせつ）】
★
□□□

膝関節内の脛骨内顆や外顆の骨折．
膝関節の一部で荷重部分であるため骨癒合の不良，疼痛や関節の運動制限を伴い難治性で予後不良となることも多い．
プラトー（plateau）＝高原：脛骨の関節面を高地平原に見立てたもの．

[原因]交通事故や高所からの転落などの大きな外力
[合併症]膝関節内血腫，大腿骨顆部骨，内側側副靱帯損傷，外側側副靱帯損傷
[治療法]スクリューやプレートでの固定法を用いるので装具療法は行わない．
p.214「脛骨近位端粉砕骨折」を参照

12. 基本介入手段（装具学）

---

45 脛骨骨折遷延治癒
【けいこつ・こっせつ・せんえん・ちゆ】
★
□□□

脛骨骨折の治癒機転の進行が遅れて，骨化が不十分な状態が遷延（延び延びになること，長引くこと）すること．
脛骨下3分の1は血流不良部位であるため，横骨折の場合に骨癒合が遅れ遷延治癒になりやすい．
PTB式免荷装具の適応である．

---

46 脛骨天蓋粉砕骨折（プラフォンド骨折）
【けいこつ・てんがい・ふんさいこっせつ（ぷらふぉんど・こっせつ）】
★
□□□

[別名]Pilon（ピロン）骨折
脛骨下端の関節面が粉砕し，骨片がバラバラになった骨折のこと．
[脛骨天蓋]脛骨下端部が距骨の上を覆っている（距骨を寝台と見立ててそれを覆う脛骨の関節面を天蓋に見立てている）ことから，脛骨下端関節面を脛骨天蓋と呼ぶ．
天蓋(てんがい)：中国皇帝の寝台などの上に設ける覆(おお)い．
粉砕骨折：骨折部が粉砕している状態．
[原因]交通事故や高所からの転落など．
PTB式免荷装具の適応である．

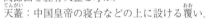

---

47 股関節外転装具
【こかんせつ・がいてん・そうぐ】
★
□□□

股関節を外転位に保持し，座骨で体重を支持することで股関節を完全免荷する装具．
股関節部にある継手のロックの開閉で運動の自由度を制御できる．
[目的]股関節の完全免荷，股関節脱臼防止，股関節術後の固定など．
[適応]ペルテス病など．

PT33-15

---

48 骨盤帯
【こつばんたい】
★★
□□□

骨盤装具の一種
[構造]骨盤全体を覆う軟性のベルト（幅10〜20cm，メッシュ素材）．
[作用]骨盤の安定，安静，支持など（腰痛症，出産前後など）．

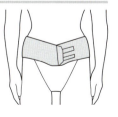

49	骨盤帯付長下肢装具 【こつばんたいつき・ちょうかしそうぐ】 ★★★ □□□	体幹装具付下肢装具の一種 [構造]長下肢装具に股継手と骨盤帯を取り付けた装具. [適応]両下肢麻痺,股関節の不安定な脊髄損傷など
50	交互歩行装具(RGO：Reciprocating Gait Orthosis) 【こうごほこう・そうぐ（あーるじーおー）】 ★ □□□	一側の股関節屈曲が他側の股関節伸展を促す構造で作られている歩行用の装具. 下肢を交互に振り出せる機構がついている. [構造]股関節駆動ケーブルが2本ついていて他側の力をもう一側へ伝達することができる. 体幹装具と骨盤帯と長下肢装具で構成されているので股継手がある. 膝継手はオフセットまたはスイスロックでロックできる. 足関節の背屈力に抵抗できる様に踵部が補高補強されている. [適応]胸髄以下の対麻痺.(T8〜L4脊髄損傷) 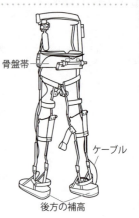
51	膝関節裂隙 【しつかんせつ・れつげき】 ★ □□□	大腿骨と脛骨にある隙間のこと. 変形性関節症の進行度の診断時の指標に用いる. 上下肢の形態測定のランドマーク(骨指標)に用いる. 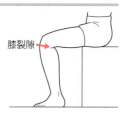

52 足部ストラップ 【そくぶ・すとらっぷ】 ★ □□□

長下肢装具や短下肢装具の足部に取り付けて内反や外反を矯正するストラップ(ベルト)のこと．

[種類]
①Tストラップ＝ベルトの形がT字型(横ベルトが縦ベルトに対して垂直)．
②Yストラップ＝ベルトの形がY字型(横ベルトが縦ベルトに対してV型)．

[作用]
①内反矯正用ストラップ(外側ストラップ)：下肢装具の外側支柱の内側に縦ベルトを取り付け，ベルトの交叉部で足部外果を覆い，横ベルトを内側支柱の外側でロックする(外側の縦ベルトが踵を外反方向に引き上げる)．
②外反矯正用ストラップ(内側ストラップ)：下肢装具の内側支柱の内側に縦ベルトを取り付け，ベルトの交叉部で足部内果を覆い，横ベルトを外側支柱の外側でロックする(内側の縦ベルトが踵を内反方向に引き上げる)．

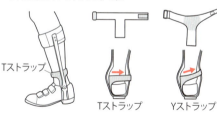

PT32-17

53 Tストラップ 【てぃー・すとらっぷ】 ★★ □□□

下肢装具の足部に装着するT字型のベルト．
外側支柱の靴付着部下から垂直に踵を持ち上げ，足関節部で水平方向に下肢装具の内側支柱に向かって牽引すると，足部の内反変形を矯正することができる．
逆に内側支柱靴付着部から外側支柱に向かって牽引装着すると，外反矯正となる．
[適応]内反足，外反足

54 膝固定装具
【ひざこてい・そうぐ】
★
□□□

膝疾患に使用する膝関節を固定するための装具．
[目的]
①膝関節の動揺や回旋の防止
②膝関節の安静保持
[適応]膝靱帯損傷，半月板損傷，急性膝関節炎など

PT31-15

55 尺骨茎状突起
【しゃっこつ・けいじょう・とっき】
★
□□□

尺骨遠位端の外側突出部
上肢装具(スプリント)作製時の免荷部である．
上肢長測定時のランドマーク(骨指標)にはならない(上肢長のランドマーク(骨指標)は橈骨茎状突起である)．

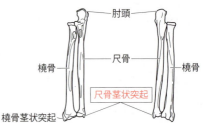

56 舟状骨パッド
【しゅうじょうこつ・ぱっど】
★★★
□□□

[別名]アーチクッキー
靴内部の中敷き部の補正として取り付けるパッドで，中足骨骨頭から距舟関節までに当てる．
[作用]内側縦アーチの支持．
[適応]扁平足，凹足．

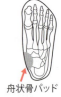

舟状骨パッド

57 踵骨棘
【しょう・こつきょく】
★★
□□□

踵骨足底部の前方部に数 mm の三角形をした骨がトゲのように飛び出してできたもの.

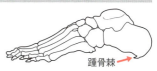
踵骨棘

骨棘：骨の一部が骨端部でトゲ状に突出してできたもの.

[原因]足底腱膜が激しい運動などで強く引っ張られ，その牽引力により腱膜とつながっている踵骨も引っ張られ炎症と疼痛を起こす結果，石灰沈着が起こり骨棘となる.

[装具]足底板(インソール)，ヒールクッション，くり抜き踵の適応である.

58 シリコン
【しりこん】
★
□□□

[正式名]シリコン樹脂(ケイ素樹脂)
ポリシロキサン(ケイ素と酸素からなる結合高分子).
[性質]有機物と無機物の中間
[長所]
①耐熱性：優れる（連続使用温度 200℃），高温における変性・分解はあるが緩やかで安全.
②表面・界面特性：優れる（表面張力が低く，撥水性，非粘着性，消泡性がある）
③電気的特性：優れる(電気絶縁性)
④生理活性：極めて低い.
⑤耐候性：優れる(耐紫外線，耐放射線，耐寒性)
[短所]
①耐薬品性：不良(強酸・強アルカリによって分解劣化する)
②耐スチーム・熱水性：分解促進
③耐溶剤性：炭化水素系の溶剤で膨潤する.

12. 基本介入手段（装具学）

59 スウェーデン式膝装具
【すうぇーでんしき・ひざそうぐ】
★
□□□

反張膝を矯正するための膝装具．
[構造] 3点固定（大腿前面，膝窩部，下腿前面）
[利点] 軽量，装着が容易．

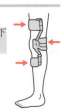

PT36-25

60 スプリント
【すぷりんと】
★★
□□□

副子（手部に取り付ける装具）のこと．
[目的]
①患部の固定．
②関節変形の予防や矯正．
③機能の代償や訓練．
[種類]
①手指用
②手指手部用
③手指手部前腕用

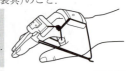

PT31-14

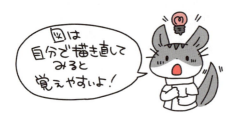

12. 基本介入手段（装具学）

61 足根骨部横アーチ
【そくこんこつぶ・よこあーち】
★★
□□□

足根骨部にある楔間関節（けっかんかんせつ）と楔立方関節（けつりっぽうかんせつ）の複合体によって形成される横方向のアーチのこと．
中足部の横の安定性が確保される．
横アーチの乱れにより，扁平足や凹足を起こす．
[装具療法]扁平足には足底版や中足骨パッド，凹足には外側ソールウェッジを用いる．

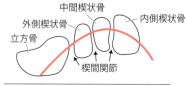

内側楔状骨レベルの横アーチ

62 足底板
【そくていばん】
★★
□□□

靴の中に差し込む足底装具（靴の中敷き）のこと．
[別名]足底板（足底装具），インソール．
[目的]足部の生理的縦横アーチの支持，下肢関節への負担軽減，足部の疼痛軽減，歩容の改善など．

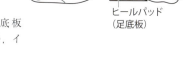

ヒールパッド（足底板）

63 ダーメンコルセット
【だーめん・こるせっと】
★★
□□□

体幹装具の一種
腰椎用軟性のコルセットで，最も頻繁に処方される体幹装具である．
[目的]腰椎の固定．腰部から骨盤にかけての動きを制限する．
[適応]腰痛症，変形性脊椎症などの脊柱疾患

12. 基本介入手段（装具学）

64 対立スプリント
【たいりつ・すぷりんと】
★
□□□

手装具の一種
[構造]プラスチック製の虫様筋バーとCバーからなる．
手関節コントロールの可否により「手部」だけの「短対立」と「前腕」までの「長対立」の構造がある．
[作用]母指を対立位に保ち，母指と他指とでのつまみ動作を可能にする．
[分類]短対立スプリント，長対立スプリント．

65 長対立副子／長対立スプリント
【ちょうたいりつ・ふくし／ちょうたいりつ・すぷりんと】
★
□□□

手部の神経障害に用いるスプリントの一種
[構造]手掌部分と前腕部分で構成されている（手関節の制動ができない場合に用いる）．
[目的]母指と他四指の対立運動障害および手関節運動障害を支持固定する．
[適応]正中神経麻痺（猿手など），上位頸髄損傷など．
[分類]Rancho型，Engen型，Bennett型．

	Rancho型	Engen型	Bennet型
長対立スプリント	OT40-33		
短対立スプリント	虫様筋カバー Cバー OT40-33		

66 短対立スプリント
【たん・たいりつ・すぷりんと】
★
□□□

[別名]短対立装具，短静的把持スプリント
[目的]母指を対立位に保つ．
[構造]前腕部分はなく手掌部分のみ．
[適用]低位型正中神経麻痺
[分類]Rancho型，Engen型，Bennett型

12. 基本介入手段（装具学）

67 Bennett型長対立スプリント
【べねっとがた・ちょう・たいりつ・すぷりんと】
★★
□□□

母指を対立位に保持するための副子（スプリント）．前腕部構造（手関節を固定した前腕から手部までの構造）と手部構造（母指対立位保持部）を組み合わせた装具．
前腕部が中手骨まで伸びる背側バーと，手背を母指から第5指尺側まで横切る手背バーと第5中手骨頭支持バーおよび対立バー，Cバーで構成される．Rancho型と異なり掌側支持バーがない．

[適応]正中神経麻痺による猿手（対立不能）で手関節のコントロールが困難な者．
長対立：近位型正中神経麻痺
短対立：遠位型正中神経麻痺

68 Rancho型長対立スプリント，Rancho型短対立スプリント
【らんちょがた・ちょう・たいりつ・すぷりんと，らんちょがた・たん・たいりつ・すぷりんと】
★★
□□□

母指を対立位に保持するための副子（スプリント）．前腕部構造（手関節を固定した前腕から手部までの構造）と手部構造（母指対立位保持部）を組み合わせた装具．
前腕部が中手骨まで伸びる背側バーと，手背を尺側まで横切る第5中手骨頭から伸びる手掌支持バーおよび対立バー，Cバーで構成される．

[適応]正中神経麻痺による猿手（対立不能）で手関節のコントロールが困難な者．
長対立：近位型正中神経麻痺
短対立：遠位型正中神経麻痺

69 チタン
【ちたん】
★
□□□

工業製品（飛行機・自動車など）医療用品（人工骨，関節など）などに多用される金属．
比重：鉄とアルミの中間で軽い．
強度：強い（最大比強度をもつ）
耐食性：特に塩素イオンに対して優れている（チタン材の表面に形成される酸化チタンの皮膜が強固であるため）．
欠点：高価，加工が難しい，磨耗しやすい．
磁気：非磁性金属

70 中足骨パッド
【ちゅうそくこつ・ぱっど】
★
□□□

靴内部の中敷き部の補正として取り付けるパッドで，中足骨骨頭部分に当てるパッド．
[作用]中足骨骨頭の免荷
[適応]中足骨骨頭痛，槌趾，尖足など．
[種類]メタタルザルパッド，ダンサーパッドなど．

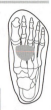

71 頂椎
【ちょうつい】
★★
□□□

脊柱の側弯症状がある場合，脊椎の弯曲(カーブ)が起こっている頂点部分の椎体のこと．
体幹装具製作や治療方針の検討における指標となる．
p.192「Cobb角(コブ)」を参照

72 ツイスター
【ついすたー】
★★
□□□

股関節装具の一種
[構造]骨盤帯と靴(または短下肢装具)との間に「鋼線入りのコイルばね」または「ゴムひも」を取り付け，股関節を外旋方向へ牽引する．
[目的]脳性麻痺児の股関節内旋歩行を矯正．

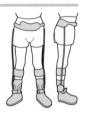

73 月形しんの延長
【つきがたしんのえんちょう】
★
□□□

月形しんを正常位置より前方へ長く伸ばすこと．
月形しん：靴の型崩れを防ぎ，踵を挿入しやすくする役目がある．
[作用]靴内側部の支持性，安定性の向上
[適応]
内側月形しんの延長：前足部の回内変形，扁平足
外側月形しんの延長：内反膝，内反尖足

月形しんの延長

12. 基本介入手段(装具学)

74 槌趾
【つちゆび(足), ついし】
★★
□□□

[別名]ハンマートゥ
[症状]足趾先端の MP 関節は伸展し PIP 関節が曲がったまま伸びない状態.
この状態で靴を履くため PIP 関節の背側に胼胝や魚の目が生じ痛みを起こすこともある.
痙性片麻痺患者に発症しやすい.
装具:足底版(インソール), 靴前足部の拡大など.

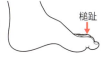
槌趾

75 デローテーション装具
【でろーてーしょん・そうぐ】
★★
□□□

膝前十字靱帯損傷や後十字靱帯損傷による膝不安定性の制動を目的とした金属製の硬性膝装具のこと.
膝関節の屈曲制限や伸展制限が可能である.
治療用やスポーツ復帰時の再損傷を予防する.
デローテーション(derotation) = 減捻(捻れを減らす)

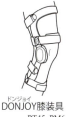
DONJOY膝装具
PT45-PM6

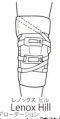
Lenox Hill Derotation膝装具
PT30-31

[種類]
① DONJOY 膝装具
② Lenox Hill Derotation 膝装具など.

76 トリミング
【とりみんぐ】
★
□□□

不必要な部分を取り除いて形を整えて仕上げること. 縁取りをすること.
装具製作時の最終段階で, 患者の身体に装着させて不必要と思われる部分を少しずつ削り, 形を整えて仕上げること.

77 内側ソールウェッジ
【ないそく・そーる・うぇっじ】
★
□□□

ウェッジ＝楔（くさび）
内側ソールウェッジ＝靴底の外側部に楔（くさび）を入れたもの．靴底に取り付ける．
[作用]足底接地時に体重を足底内側へスムーズに移動させる．
[適応]内反膝，内反足など．

78 内側ウェッジ足底板
【ないそく・うぇっじ・そくていばん】
★★
□□□

[別名]内側楔状（ないそくけつじょう）足底板
靴の中敷き足底板の1つ．靴の中敷きとして靴の内側に入れる．
内側が高く，外側が低くなった楔（くさび）状のもの．
[目的]変形性膝関節症による外反膝の関節内側部への負荷の軽減，外反足の矯正．

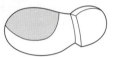

PT38-35

79 内反尖足
【ないはん・せんそく】
□□□

内反位と尖足位で足部が拘縮した状態のこと．
内反：別名；内がえし．足部の回外・内転・底屈位に位置すること．
尖足：足部が底屈位で拘縮した状態のこと．

80 ナックルベンダー
【なっくるべんだー】
★★★
□□□

動的スプリントの一種
[構造]①手背中手部押さえ，②手背基節部押さえ，③手掌バー（MP関節部），の3点固定で，これらの部品間をゴムバンドでつないで第Ⅱ～Ⅴ枝のMP関節を屈曲させる．
[適応]鷲手（わしで）変形，尺骨神経麻痺
[目的]MP（中手指節間）関節の過伸展や伸展拘縮を矯正する屈曲補助装具のこと．

OT34-7

12. 基本介入手段(装具学)

81 逆ナックルベンダー
【ぎゃく・なっくるべんだー】
★★
□□□

動的スプリントの一種
[構造]ナックルベンダーの逆バージョン．
①手掌近位部押さえ，②手掌基節部押さえ，③手背バー(MP関節部)，の3点固定で，これらの部品間をゴムバンドでつないで第Ⅱ～Ⅴ枝のMP関節を伸展させる．
[適応]MP関節屈曲拘縮
[目的]MP(中手指節間)関節の屈曲拘縮を矯正する伸展補助装具のこと．

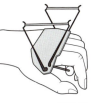
PT38-37

82 熱硬化性
【ねつ・こうかせい】
★
□□□

プラスチックの性質の一種
常温では変形しにくい
加熱により軟化して加工しやすくなる．
加熱継続すると重合が進み硬化する．
一度硬化すると，もとの状態に戻らなくなる．

83 バネ付長下肢装具
【ばねつき・ちょう・かし・そうぐ】
★★
□□□

進行性筋ジストロフィー患者に用いられる長下肢装具．
膝関節の伸展筋力を補助するために膝継手前方にバネが使用されている．

84 徳大式バネ付装具
【とくだいしきばねつきそうぐ】
★
□□□

筋ジストロフィー患者の歩行のための長下肢装具．
①膝継手を屈曲25°に制動することで，立脚期に膝を屈曲位に保持させ，骨盤前傾を矯正し，腰椎前弯を減少させる．
②足継手を90°後方制動することで，遊脚期の尖足を防ぎ，尖足の程度により踵補高を調整する．
③膝に取り付けるバネは，立脚期から遊脚期にかけて膝伸展筋力を補助する．

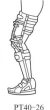
PT40-26

85 ハロー・ベスト 【はろー・べすと】 ★ □□□	頸椎装具の一種 頭部と胸部を固定し頸椎の動きを制限する装具. [特徴]頸椎の前後屈・側屈・回旋を強く制御する. 頸椎に対する強い支持性がある. 頭蓋骨に直接ボルトを入れるため手術をしなければならない. [適応]頸椎脱臼骨折，頸髄損傷，頸椎術後，頸椎症性頸髄症など.	
86 パンケーキ・スプリント 【ぱんけーき・すぷりんと】 ★★ □□□	[同義語]パンケーキ型装具 手関節・指固定装具の一種 [構造]手掌および手背を手指パッドではさみ，鋼製板バネを背側と掌側で前腕まで延長させ，母指と手指を伸展位に保つ. [適応]中枢神経障害により屈曲拘縮を起こした痙性麻痺手.	PT31-14
87 反張膝 【はんちょうしつ】 ★ □□□	立位姿勢時に膝が伸展側に反り返っている状態. [原因]尖足，大腿四頭筋の筋力低下，ハムストリングスの筋力低下など.	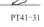 PT41-31
88 フィラデルフィア型カラー 【ふぃらでるふぃあがた・からー】 ★★★ □□□	頸椎装具の一種．下顎と後頭部を覆い，上部胸郭で支える．頭部の重量を免荷する． [素材]発泡ポリエチレン板 [作用]頸椎の屈曲・伸展に対する制限力は側屈，回旋より強い．ネックカラー型よりも運動の制御力は強い．	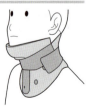

12. 基本介入手段(装具学)

89 プラスチック短下肢装具
【ぷらすちっく・たんかしそうぐ】
★★
□□□

下腿部(膝下)から足先までのプラスチック製の装具.
[特徴]軽量で装着が容易.自前の靴を履くことができる.屋内でも浴室内でも使用可能である.継手などを用いることもある.
[適応]下垂足,背屈(はいくつ)筋力低下,脳卒中軽度痙性内反尖足(せんそく).

PT40-26

90 フレアヒール
【ふれあ・ひーる】
★
□□□

踵部分の外側に最大10 mmのフレアーをつけること.
フレアー:すそ広がり
[作用]踵接地期の足部の安定性の確保
[適応]内反足,足関節炎,足関節痛,関節リウマチなど.

内側　外側

91 フレクサーヒンジ・スプリント
【ふれくさーひんじ・すぷりんと】
★
□□□

手の機能的把持装具
[構造]手部の対立装具と前腕支持部およびそれらを連結する継手付鋼線(またはヒモ)からなる.
[作用]手指のつまみ動作ができない場合に手関節背屈の動き(テノデーシスアクション)を利用してつまみ動作の補助をする.
[分類]Rancho型(ランチョ),Engen型(エンゲン),ウィスコンシン大学型

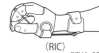 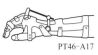
(RIC) PT40-33　　(Engen) PT38-36　　PT46-A17

92 母趾球の免荷
【ぼしきゅうのめんか】
★
□□□

[足]母趾球に体重がかからない状態.
[原因]中足骨痛症など.

93 ボストン装具
【ぼすとん・そうぐ】
★★
□□□

[別名]ボストンブレース,アンダーアームブレース

側弯症に用いる矯正用体幹装具の一種.
下部胸椎以下の側弯に対して効果的.

PT29-35

名称は「ボストン小児医療センター」で開発された事に由来する.
[構造]3点固定の原理で矯正するプラスチック装具.プラスチックでできた骨盤体とサイドアップバーからなる.
ミルウォーキーブレースに用いられる金属支柱もネックリングもない.
[利点]装着しやすくブレースの上に衣服を装着でき,持続装着可能である.

94 ポリプロピレン
【ぽりぷろぴれん】
★★
□□□

プラスチック素材の一種
硬さ:硬質(引っ張りに対して強い,折り曲げに対しても非常に強い)
比重:0.9〜0.92(最軽量)
[耐熱性]高い(110℃ぐらい)
[絶縁性]高い
[化学性]薬品に強い
[用途]生活道具(風呂・台所用品,玩具など),工業用品(自動車部品など),医療用品(実験器具など)など.

12. 基本介入手段(装具学)

95	免荷装具 【めんか・そうぐ】 ★★★ □□□	障害がある身体部位を免荷するために使用する装具. ①PTB式免荷装具,②坐骨支持免荷装具(トーマス装具)などがある. 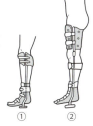 PT33-15, PT41-30
96	遊脚後期の足底屈 【ゆうきゃくこうきのそくていくつ】 ★ □□□	足関節は1歩行周期に底屈2回と背屈2回を繰り返す. [遊脚前期〜中期]足関節は背屈位を比較的長く保つ. [遊脚後期]減速期であり足部が股関節の前方にあるため足関節は背屈から徐々に少しだけ底屈方向に動く.
97	遊脚初期のクリアランス 【ゆうきゃくしょきの・くりあらんす】 ★ □□□	歩行時の爪先離地〜遊脚相初期にかけて,足部が床からスムーズに離れて床に引っかからない様にすること. [クリアランス]一掃すること,除去,片づけ,すり抜けること.
98	腰椎パッド 【ようつい・ぱっど】 ★ □□□	腰椎用体幹装具の一種 [構造]腰椎パッドと骨盤ベルトからなる. [作用]側弯症や腰痛症などの腰椎装具を用いる場合の腰椎の保護・支持. 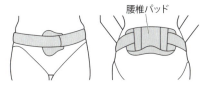腰椎パッド

99 リーメンビューゲル装具
【りーめんびゅーげる・そうぐ】
★
☐☐☐

可動性股関節装具の一種
[構造]あぶみ付き吊りバンドおよび体幹ベルト．股関節を屈曲・外転位，膝関節を屈曲位の状態に保ち，腸腰筋，ハムストリングスの緊張を緩和し，大腿骨頭が臼蓋に向かいやすい位置を維持する．
[作用]発育性股関節形成不全(先天性股関節脱臼)の整復治療

PT33-15

100 ロッカー・バー
【ろっかーばー】
★
☐☐☐

靴底の中足骨下に取り付けた幅広の横棒のこと．
ロッカーバーの頂点は中足骨骨頭の直下で足底より5〜10 mm程度高くして踏み返し時にロッキングできる様にする．
ロッカー：揺り木馬や揺り椅子(ロッキングチェアー)の下部についている揺り軸・揺り子のこと．
[作用]中足骨骨頭の免荷
足関節機能を保護(踏み返しが容易)

PT38-35

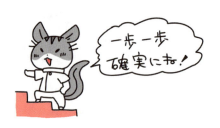

13 障害別理学療法治療学（骨関節障害）

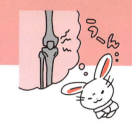

1 Apley テスト
【あぷれー・てすと】
★★
□□□

内外側副靱帯損傷と半月板損傷の有無を評価する整形外科検査法．
[種類]
①Apley 牽引テスト：内外側側副靱帯損傷の有無を評価する検査で腹臥位で膝90°屈曲位にして下腿を牽引して内外旋する．
②Apley 圧迫テスト：半月板損傷の有無を評価する検査で腹臥位で膝90°屈曲位にして下腿を足底から下に圧迫して内外旋する．

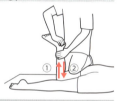

2 Bennett 骨折
【べねっと・こっせつ】
★
□□□

第1中手骨の脱臼を伴う第1中手骨基部骨折．
[受傷機転]母指先端にボールが当たったり，バイクや自転車のハンドルを握ったまま転倒した場合など，母指の急激な外転により発生する．

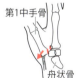

3 Cobb角
【こぶ・かく】
★
□□□

脊柱側弯症の弯曲の程度を角度で表したもの.
軽度 Cobb 角 = 30°未満
中度 Cobb 角 = 30〜50°未満
高度 Cobb 角 = 50°以上
[測定方法]カーブの頂点になっている椎体(頂椎)の上方と下方で,それぞれ最も大きく傾いた最上部と最下部の2つの椎体(上位終椎と下位終椎)の上縁から直線を伸ばし,その2本が交差した角度を測る.

[治療法]
Cobb 角:50〜60°以上(高度)=手術療法
Cobb 角:20〜50°(中度)=装具(アンダーアーム)療法

4 Colles骨折
【こーれす・こっせつ】
★★★
□□□

橈骨遠位端(橈骨の手首側)骨折の一種
床に手掌をついて転倒したときに生じやすい.
[転位]
骨折部位の末梢側の骨片(手首側の骨片)=手背側にずれる.
骨折部位の中枢側の骨片(前腕側の骨片)=手掌側にずれる
[変形]伏せたフォークのような変形(フォーク状変形).

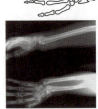

OT37-14, PT43-9

13. 障害別理学療法治療学（骨関節障害） 193

5 Cotton 骨折
【こっとん・こっせつ】
★★
□□□

[別名]三果(さんか)骨折
下腿骨遠位部骨折の一種
脛骨内果部と後果部および腓骨外果の骨折である．

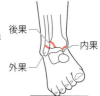

6 drop arm sign
【どろっぷ・あーむ・さいん】
★
□□□

肩回旋腱板断裂の有無を調べるテスト．
［方法］
①被検者は安静座位
②検者が検査側の上肢を肩外転 90°まで挙上させた後，保持した手を離す．
③それと同時に被検者に腕をゆっくり下ろすように指示する．
④被検者の上肢が急速に落下するようであれば陽性(+)で，肩回旋腱板損傷の疑いがある．

7 Dupuytren 拘縮
【でゅぷいとらん・こうしゅく】
★★★
□□□

手掌腱膜（手掌から手指にかけて扇状に存在する線維性の膜）が厚くなり縮んでこぶのような塊をつくる．この塊に腫れや痛みはないが，特に薬指や小指の伸展制限を起こし手指が拘縮して運動できなくなる．これを Dupuytren 拘縮という．
［原因］不明（発症には遺伝的素因が関係する）
［好発年齢・性別］高齢者，男性，糖尿病患者

8 Galeazzi 骨折
【がれあっち・こっせつ】
★
□□□

前腕部脱臼骨折の一種
橈骨骨幹部遠位 1/3 の骨折と遠位橈尺関節での尺骨頭の脱臼を合併したもの．
［骨片の偏位］
①橈骨骨折部の背側凸偏位
②尺骨頭の背側脱臼

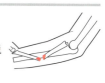

9 Garden 分類
【がーでん・ぶんるい】
★★★
□□□

大腿骨頸部骨折の程度や転位の状況で分類したもの.
[4段階分類]
Stage Ⅰ = 不完全骨折(骨性連続の残存)
Stage Ⅱ = 完全骨折(転位なし)
Stage Ⅲ = 完全骨折(骨頭の回旋転位あり)
Stage Ⅳ = 完全骨折(軟部組織の連続性はなし)

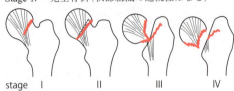

stage　Ⅰ　　　　Ⅱ　　　　Ⅲ　　　　Ⅳ

10 Jerk テスト
【じゃーく・てすと】
★
□□□

[別名]Nテスト
前十字靱帯損傷の有無を調べる整形外科検査法.
[方法]
①被検者は安静仰臥位.
②検者は片方の手で被検者の下腿外側の中枢部を,もう一方の手で足部外側を把持する.
③被検者の膝を,外反と下腿内旋の外力を加えながら60°屈曲位付近から徐々に伸展させる.
④屈曲15〜30°付近で下腿が急に内旋し前方へ滑る(亜脱臼する)場合は陽性(+)で,前十字靱帯の損傷が疑われる.

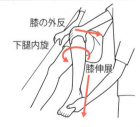

膝の外反
下腿内旋
膝伸展

13. 障害別理学療法治療学（骨関節障害）　195

11 Kuntscher 釘
【きゅんちゃー・てい】
★
☐☐☐

長管骨骨幹部骨折時の外科的治療の際に，骨髄内に挿入して固定する髄内釘の一種．
［適応］骨幹部骨折の単純骨折
［利点］固定力が強固である．
骨膜を剥離することがない．
骨折治癒過程が良好に進行しやすい．
［欠点］回旋に対する安定性や長さの保持力はない．
複雑骨折には用いることができない．

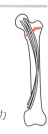

12 L5 神経根障害
【えるご・しんけいこん・しょうがい】
★★★
☐☐☐

第 5 腰髄神経根の障害で，第 5 腰神経支配領域に沿った様々な症状が出現する．
［原因］第 4・5 腰椎椎間板ヘルニアにより，第 4/5 腰椎間を下行する第 5 腰神経根を圧迫する．
［症状］
①腰部，大腿後面から下腿までの疼痛
②下腿外側から足背の知覚低下
③足背屈筋の筋力低下
④SLR 陽性など．

13 Lachman テスト
【らっくまん・てすと】
★
☐☐☐

前十字靱帯損傷の有無を調べる整形外科検査法．
［方法］
①被検者は安静仰臥位
②検者は被験者の膝関節を 30°屈曲させ，大腿下端と脛骨上端を左右の手で把持する．
③被検者の脛骨を前方に引く．
④脛骨の前方への移動が大きければ陽性（＋）で，前十字靱帯の断裂を疑う．

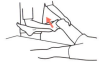

14 Lansbury 指数
【らんすばりー・しすう】
★★
□□□

関節リウマチの炎症状態・活動レベルを評価するときの指標で，6項目ある．

[項目]
①朝のこわばり
②握力
③関節点数
④血沈値(赤沈値)
⑤疲労発現時間
⑥アスピリンの1日量

15 Mc Murray テスト
【まくまれー・てすと】
★
□□□

膝の側副靱帯および半月板損傷の有無を診断する整形外科検査法．

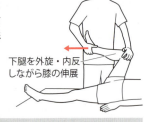

下腿を外旋・内反しながら膝の伸展

[方法]
①被検者は安静仰臥位
②検者は被検者の膝関節を最大屈曲位まで屈曲する．
③被検者の膝を徐々に伸展させながら下腿の内旋・外旋を行う．
④下腿内旋時に膝の痛みが出現すれば外側側副靱帯の損傷を疑う．
⑤下腿外旋時に膝の痛みが出現すれば内側側副靱帯の損傷を疑う．
⑥クリック音(「ポキッポキッ」という音)が聞こえたら半月板断裂を疑う．

6 Mikulicz 線
【みくりっつ・せん】
★

立位時の脚の荷重線．単純 X 線画像を前額面でみた時に，大腿骨頭中心と足関節中心を結んだ線で，下肢機能軸である．

膝関節中心が Mikulicz 線からどのくらい偏位（%）しているかを評価する．

① 正常：膝関節中心が Mikulicz 線上にある．
② O脚：膝関節中心が Mikulicz 線より外側にある．
③ X脚：膝関節中心が Mikulicz 線より内側にある．

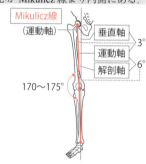

7 Monteggia 骨折
【もんてじあ・こっせつ】
★★★

前腕部の脱臼骨折の一種．
尺骨骨幹部骨折と橈骨骨頭の脱臼を合併したもの．

[分類]
① 伸展型：尺骨骨折部が前外方へ屈曲変形し，橈骨頭は前外方へ脱臼する（伸展型が多い）．
② 屈曲型：尺骨骨折部が後外方へ屈曲変形し，橈骨頭は後方に脱臼する．

[合併症]
橈骨神経麻痺

18 MP関節尺側偏位
【えむぴーかんせつ・しゃくそく・へんい】
★★
□□□

手指の変形の一種
関節リウマチに多発する手指の変形で，中手指節間関節（MP関節）部で4指（Ⅱ〜Ⅴ指）が尺側へ偏位する．

[原因]中手指節間関節（MP関節）の破壊と手内在筋（虫様筋・骨間筋）の作用により4指のMP関節部で指骨が尺側へ引かれる．

OT43-15

19 MP関節背側亜脱臼
【えむぴーかんせつ・はいそく・あだっきゅう】
★
□□□

手指の変形の一種
関節リウマチで多発する手指の変形で，4指（Ⅱ指〜Ⅴ指）の基節骨が中手指節間関節（MP関節）部で背側への亜脱臼を起こす．

[原因]手指関節の破壊とPIP関節の掌側靱帯の弛緩，PIP関節屈筋腱の断裂などによりスワンネック変形が起こり，その結果，MP関節部で基節骨が背側へ脱臼する．

OT41-20

OT32-19

20 MP屈曲拘縮
【えむぴー・くっきょく・こうしゅく】
★
□□□

手指の変形拘縮の一種
関節リウマチや手掌熱傷などでみられる．
母指以外の4指の中手指節間関節（MP関節）が屈曲位で拘縮を起こすこと．

PT41-8

[原因]手内在筋の力学的作用，MP関節破壊，手掌部の皮膚の引きつりなど．

13. 障害別理学療法治療学(骨関節障害) 199

21 Ober テスト
【おーべる・てすと／おーばー・てすと】
★
□□□

股関節の外転筋群(大腿筋膜張筋, 腸脛靱帯など)の短縮の有無を評価する整形外科検査法.

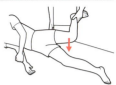

[方法]
①被検者は検査下肢を上にした安静側臥位.
②検者は被検者の検査下肢を伸展位で外転させ, 保持した手を離す.
③検査下肢が正常であればゆっくりと内転する.
④検査下肢に短縮があれば下肢は外転位でとどまる.

22 PIP 伸展位拘縮
【ぴーあいぴー・しんてんい・こうしゅく】
★
□□□

近位指節間関節(PIP 関節＝基節骨と中節骨との間の関節)が伸展位で拘縮を起こしたもの.
関節リウマチのスワンネック変形では PIP 過伸展位拘縮を起こすことが多い.

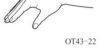

OT43-22

23 Pott 骨折
【ぽっと・こっせつ】
★★
□□□

[別名]Dupuytren 骨折, 両(二)果骨折
下腿骨遠位部骨折の一種
脛骨内果部と腓骨外果部の骨折である.

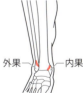

外果　内果

24 PTB ギプス(patella tendon bearing cast)
【ぴーてぃーびー・ぎぷす(ぱてら・てんどん・べありんぐ・きゃすと)】
★
□□□

下腿骨骨折で用いる整復固定用ギプス.
膝蓋腱(patella tendon)で体重支持(bearing)できるように作製されたギプス.
膝蓋腱と膝窩部にギプスを密着させることで体重を支持するように設計されている.

[目的]下腿骨骨折時の整復固定時に体重を骨折部に荷重させずに膝蓋腱で支持する.

25 Q角(Qアングル)【きゅー・かく(きゅー・あんぐる)】 ★★ □□□

①上前腸骨棘と膝蓋骨中央を結んだ線と②脛骨粗面と膝蓋骨中央を結んだ線が交叉してなす角度.
膝蓋骨の外方偏位(脱臼)の程度の判定に用いる.
Q角が大きければ脱臼の可能性が高くなる.
[正常Q角]男性:10°, 女性:15°前後

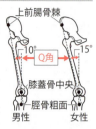

26 RICEの原則【らいすのげんそく】 ★★ □□□

外傷を受けた時の基本的な緊急処置.
[方法]
①R:患部「安静 rest」
②I:出血・浮腫防止のための「冷却 ice(アイス)」
③C:出血・浮腫防止のための「圧迫 compression(コンプレション)」
④E:出血・浮腫防止のための患部「挙上 elevation(エレベーション)」

27 Smith骨折【すみす・こっせつ】 ★ □□□

橈骨遠位端骨折の一種
橈骨骨折部の遠位骨端は手掌側に, 近位骨端は手背側に転位する骨折である.
[原因]手背部をついた転倒
[好発年齢]高齢者

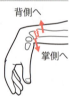

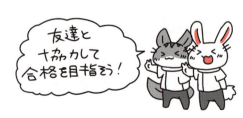

28 Steinbrocker 分類
【すたいんぶろっかー・ぶんるい】
★★★
□□□

関節リウマチの障害の程度の分類で，①ステージ分類と②クラス分類がある．

ステージ分類：関節リウマチにおける病期の進行程度を分類したもの(4段階)
　ステージ分類Ⅰ＝骨破壊なし．
　ステージ分類Ⅱ＝軟骨の軽度破壊，関節周囲の萎縮筋あり．
　ステージ分類Ⅲ＝軟骨・骨の破壊あり，筋萎縮と関節変形あるが，強直はない．
　ステージ分類Ⅳ＝線維性ないしは骨性強直あり．

クラス分類：日常生活活動の困難さを分類したもの(4段階)
　クラス分類1＝自立(不自由なく生活できる)
　クラス分類2＝動作時に1～数ヵ所の痛みがあると運動制限はあるが，普通の活動なら何とか可能である．
　クラス分類3＝普通の仕事や身の回り動作がごくわずかにできるか，あるいはほとんどできない．
　クラス分類4＝寝たきり，あるいは車椅子に座りきりで，身の回りのこともほとんどできない．

29 Thompson 徴候
【とんぷそん・ちょうこう】
★
□□□

[別名]Thompson test
アキレス腱の断裂の有無を評価する整形外科検査法．

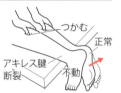

[方法]
①患者を腹臥位もしくは膝立位にして，下腿部の筋群を脱力させる．
②両側の腓腹筋をつかむ．
③つかんだ瞬間に足関節の底屈の出現を観察する．
④正常ならば底屈するが，底屈しなければアキレス腱断裂陽性である．

30 Z状変形
【ぜっとじょう・へんけい】
★
☐☐☐

関節リウマチによる母指の変形.
母指のMP関節とIP関節の変形により母指の形状がZ字状に変形した状態.
母指MP関節の安定に重要な短母指伸筋が関節リウマチにより，その機能を失くしてしまうために生じる変形である.

OT43-15

[関節の状態]
①母指IP関節過伸展
②MP関節屈曲
③CM関節拘縮

31 アーチサポート
【あーち・さぽーと】
★
☐☐☐

足底装具(靴インサート)の一種で，下の①②③の各アーチの崩れが起こらないようにアーチを支える高機能インソールのこと.

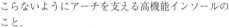

アーチ：足部の3種類のアーチのことで，①横アーチ，②外側縦アーチ，③内側縦アーチである.

[目的]
①アーチの崩れ防止(外反・扁平足の予防，矯正)
②歩容の改善
③歩行時の疼痛軽減
④スポーツのパフォーマンスの向上

32 朝のこわばり
【あさのこわばり】
★★
☐☐☐

朝起きた時に特にこわばりが強い状態.
関節リウマチ，全身性エリテマトーデス(膠原病)などに出現する.

こわばり(強張り)：四肢や体幹が動かしにくく不自然に固くなった状態.

33 アプリヘンジョンサイン
【あぷりへんじょん・さいん】
★
□□□

関節の不安定性を評価する整形外科検査法.
[種類]
①肩関節アプリヘンジョンサイン：被検者は座位,検者は被検者の肩関節を90°外転位で保持し,母指で骨頭を前方に押し出しながらゆっくりと外旋させる(前方への肩の不安定性があれば陽性).
②膝蓋骨アプリヘンジョンサイン：膝蓋骨の外側への不安定の検査で,外側への動揺が大きければ膝蓋骨外側脱臼を疑う.

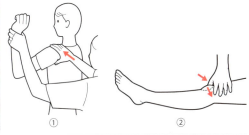

34 腋窩リンパ節郭清
【えきかりんぱせつ・かくせい】
★
□□□

乳癌の外科的摘出術の際に患部病巣だけでなく,腋窩リンパ節も一緒に切除する治療法のこと.
リンパ節郭清：癌の外科的摘出術の際に癌病巣部だけでなく転移の危険性のあるリンパ節も一緒に切除すること.
[リンパ節郭清の合併症]リンパ浮腫,リンパ漏,肩関節の運動障害など.

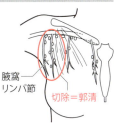

35 黄色靱帯骨化症
【おうしょくじんたい・こつかしょう】
★★
□□□

黄色靱帯(脊柱管内後方の椎弓を上下につなぐ縦の靱帯)にカルシウムが沈着し骨化する疾患.
[原因]不明(外力, 加齢, 遺伝, 代謝などが複雑に絡み合っているのでは?)
[症状]下肢のしびれ, 感覚障害, 歩行障害(転倒しやすい), 膀胱直腸麻痺(排尿排便障害)
[好発部位]胸椎下位
[好発年齢]40歳以降
[性別]男女差なし

36 凹足変形
【おうそく・へんけい】
★★
□□□

足の縦のアーチが正常範囲を越えて高くなった状態.
踵骨や中足骨骨頭への負担が大きく, 床への足の接地面積が小さくなり踵と前足部に圧がかかるため, この部分に痛みや胼胝(たこ)ができやすい.

凹足変形が出現しやすい疾患＝Friedreich(フリードライヒ)失調症, Charcot-Marie-Tooth(シャルコー マリー トゥース)病

37 外反ストレス
【がいはん・すとれす】
★★
☐☐☐

① 膝外反ストレス：膝関節の内側の関節隙間が正常範囲を超えて開くような外力（大腿骨に対して脛骨が外側に折れるように膝関節にかかる力）が加わること．
 膝外反ストレステスト：膝にわざと外反ストレスをかける検査で内側側副靱帯損傷を確認する検査である．
② 足部外反ストレス：足関節の内側の関節隙間が正常範囲を超えて開くような外力が加わること．
 足部外反ストレステスト：足部にわざと外反ストレスをかけて三角靱帯の損傷を確認する検査である．
③ 肘外反ストレス：肘関節の内側の関節隙間が正常範囲を超えて開くような外力が加わること．
 肘外反ストレステスト：肘関節にわざと外反ストレスをかけて内側側副靱帯の損傷を確認する検査である．

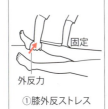
①膝外反ストレス

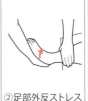
②足部外反ストレス

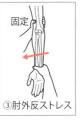
③肘外反ストレス

38 外反ストレステスト
【がいはんすとれす・てすと】
★★
☐☐☐

膝関節の内側側副靱帯損傷の有無を評価する検査法．

［方法］
① 検査者が被検者の膝関節内側の関節面に対して関節面を引き離すように外反ストレスを加える．
② その時に緩みや動揺を感じた場合は，内側側副靱帯の損傷を疑う．

13. 障害別理学療法治療学(骨関節障害)

39 外反母趾
【がいはん・ぼし】
★★★
□□□

母趾が中足趾節間（MC）関節から小趾側へ15°以上変形した状態.
第1〜4期に分類される.
第1期：可逆期（外反を矯正できる時期）
第2期：拘縮期（炎症を起こし拘縮する時期）
第3期：進行期（外反変形がさらに進行していく時期）
第4期：終末期（外反変形が著明で脱臼を起こしやすくなる時期）
[原因]関節リウマチ，先のとがった靴，遺伝など.
[治療]保存療法（矯正装具），手術療法

40 開放骨折
【かいほう・こっせつ】
★
□□□

骨折部が皮膚および皮下組織を損傷して外部に露出している骨折.

41 開放創
【かいほう・そう】
★
□□□

挫創や切創などの外力で損傷した際に皮膚に開口や亀裂が生じた状態.

42 仮骨
【かこつ】
★★
□□□

骨折の修復過程で骨折部に出現する不完全な骨組織.
出血した血液が骨折部周囲で徐々に固まり，その部分に骨のもとになる細胞が付着することで仮骨が形成される.
仮骨がやがて骨化して骨折は修復される.

43 下腿骨骨幹部骨折
【かたいこつ・こっかんぶ・こっせつ】
★
☐☐☐

脛骨および腓骨の中央部付近に起こる骨折.
骨が皮膚を突き破る開放骨折をきたしやすいほか,遷延治癒骨折を起こしやすく難治性である.
[原因]交通事故やスポーツ外傷などでの衝撃的で強い外力.
[合併症]コンパートメント症候群,腓骨神経麻痺など.
[治療法]手術療法(髄内釘,創外固定術など),ギプス固定(PTBギプスによって早期歩行が可能),シーネ固定,ベッド上持続牽引療法など.

44 肩関節周囲炎
【かたかんせつ・しゅういえん】
★★★
☐☐☐

[別名]四十肩,五十肩
肩甲上腕関節周辺の軟部組織(関節包,靱帯,筋(棘上筋腱,上腕二頭筋長頭腱)など)に何らかの理由で炎症が生じ,痛みや拘縮により起こる肩関節の機能障害のこと.肩関節肩甲上腕リズムが崩れる.
[障害されやすい運動]結髪動作,結帯動作(肩関節の内旋,外旋,外転運動)
[治療法]肩関節外転筋(三角筋,棘上筋)筋力増強,滑車訓練,棒体操,指梯子,Codman(コッドマン)体操,極超短波療法
p.219「腱板不全断裂」を参照

45 肩関節前方脱臼
【かたかんせつ・ぜんぽうだっきゅう】
★★
☐☐☐

上腕骨骨頭が肩関節腔内から前方に外れる脱臼.
[原因]転倒や事故などによる激しい外力(上腕骨の挙上,外旋,水平外転方向への強制).
外力が大きい時は肩甲骨関節窩前縁の骨折を伴うこともある.

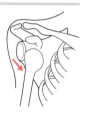

46 反復性肩関節前方脱臼【はんぷくせい・かたかんせつ・ぜんぽうだっきゅう】 ★

外傷性肩関節前方脱臼の整復後に前方脱臼を何度も繰り返すこと．

[原因]
① Bankart(バンカート)損傷は，肩甲骨臼蓋側の関節唇の前下方部分の剥離損傷なので，再脱臼を繰り返しやすい．
② Hill-Sachs(ヒル サックス)損傷は，初回脱臼時に発生する上腕骨頭後方の損傷で海綿骨がむき出しになっている状態であり，上腕骨外旋運動で再脱臼しやすい．

47 肩腱板【かたけんばん】 ★

肩甲下筋，棘上筋，棘下筋，小円筋の腱の複合体で，肩甲上腕関節を広く覆っており，肩甲上腕関節を安定させて動かすための筋群．

48 肩腱板断裂【かたけんばん・だんれつ】 ★

肩腱板の断裂
[原因]加齢に伴う腱板劣化変性，転倒による外傷など．

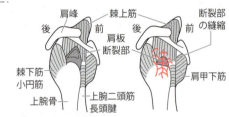

49 肩腱板再建術【かたけんばん・さいけんじゅつ】 ★

肩腱板が(完全または不全)断裂した場合に腱板を骨に縫合する手術．
[術後禁止肢位]
肩関節内転位(再断裂を起こす可能性がある)は禁忌なので肩外転装具で外転位に保持する．

13. 障害別理学療法治療学（骨関節障害）

50 化膿性脊椎炎【かのうせいせきついえん】★

細菌（黄色ブドウ球菌など）が血中に入り込み，脊椎に侵入して炎症を起こし化膿する疾患．
[好発部位]胸椎や腰椎
[症状]腰背部の激痛・高熱を起こし，膿が溜まることで脊髄が圧迫され，下肢の痺れや麻痺が出現することもある．

51 カラーアンドカフ法【からー・あんど・かふ・ほう】★

上腕骨近位端骨折の保存的治療法．
[方法]
①首にまわすカラー部分と手首を吊り上げるカフ部分で構成されたベルトで肘90°屈曲位で上肢をつり下げる．
②上腕の重さ（自重）を利用して骨折部を牽引し整復と固定を兼ねる．
③早期からCodman体操（振り子運動）を実施する．

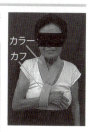

PT43-13

52 間欠的機械的圧迫【かんけつてき・きかいてき・あっぱく】★

[別名]間欠的空気加圧法
四肢を包み込む袋状のスリーブに空気を一定の間隔で定期的に送り込み，加圧と減圧を交互に繰り返して，浮腫部位を圧迫・マッサージする治療方法．
[適応疾患]下肢術後浮腫など．
[注意疾患]閉塞性動脈硬化症，うっ血性心不全など．
[目的]静脈還流（心臓に戻ろうとする静脈の流れ）改善，リラクセーション（心理的安楽），浮腫の改善，血圧低下の防止．

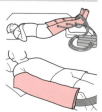

53 観血的治療
【かんけつてき・
ちりょう】
★
□□□

メスで皮膚や筋肉などを切開するといった出血を伴う外科手術や外科的処置.

54 環軸関節亜脱臼
【かんじくかんせつ・
あだっきゅう】
★★
□□□

環軸関節が, 脱臼してはいないが関節包内の範囲でずれていて脱臼しかけている状態.
環軸関節:第1頸椎(環椎)と第2頸椎(軸椎)との間の関節のこと.
[原因]外傷, 関節リウマチなど.
[治療]装具療法(頸椎カラーなど)

喉頭骨
前方脱臼
脊髄の圧迫
環椎
軸椎
脊髄

55 関節炎の活動性
【かんせつえんの
かつどうせい】
★★★
□□□

関節リウマチなど関節炎をきたす疾患の病状の勢い.
活動性が高い:その病状が悪いことを意味する.
[活動性の勢い]関節の炎症の程度, 倦怠感(けんたいかん), 発熱, 食欲不振などの全身症状など.

56 関節鏡視下半月板切
除術
【かんせつきょうし
か・はんげつばん・
せつじょじゅつ】
★★
□□□

膝関節腔内に関節内視鏡を入れて, 破損した半月板を取り除く手術.
関節鏡視下での手術は, 関節切開術より患者への侵襲負担が少なく, 翌日からリハビリテーションを開始でき回復過程も速い.

13. 障害別理学療法治療学（骨関節障害）

57 関節水腫【かんせつ・すいしゅ】 ★★ □□□

関節腔内に関節液が異常に貯留し関節全体が腫れた状態．
[原因]変形性膝関節症，半月板損傷後など．

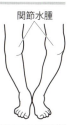

関節水腫

58 関節リウマチ【かんせつ・りうまち】 ★★★ □□□

関節軟骨や骨の破壊を引き起こして関節変形が起こる自己免疫疾患．
[好発年齢と性別]20〜40歳代の女性に多発．
[症状]朝のこわばり，関節の痛み・腫れ・炎症，関節運動機能障害など．
関節変形（スワンネック変形，ボタンホール変形，Z状変形，尺側偏位，ムチランス変形，外反扁平足，外反母趾，立ち指，内反小趾など）
[ADL指導]関節変形に対する装具装着，生活自助具の工夫，変形拘縮予防の生活指導など．

59 若年性関節リウマチ【じゃくねんせい・かんせつ・りうまち】 ★ □□□

16歳未満の小児に発症する原因不明の慢性関節炎．
[分類]①全身型，②関節型，③症候性慢性関節炎
①全身型：発症年齢は3歳と8歳に二峰性のピーク（男女比はほぼ半々）
②関節型：10歳以降の女児に多い．

60 全身型若年性関節リウマチ【ぜんしんがた・じゃくねんせい・かんせつ・りうまち】 ★ □□□

[別名]Still病（スティル）
若年性関節リウマチで，慢性関節炎に加え関節外症状（弛張熱，肝脾腫，心膜炎やリンパ節の腫脹など）を伴うもの．

13. 障害別理学療法治療学（骨関節障害）

61	多関節型若年性関節リウマチ 【たかんせつがた・じゃくねんせい・かんせつ・りうまち】 ★ □□□	[別名]若年性特発性関節炎 発症から6ヵ月以内に，5ヵ所以上の関節が若年性関節リウマチに侵されるもの.
62	少関節型若年性関節リウマチ 【しょうかんせつがた・じゃくねんせい・かんせつりうまち】 ★ □□□	若年性関節リウマチで，関節炎が4ヵ所以内に限られているもの.
63	キャッチング 【きゃっちんぐ】 ★ □□□	膝関節内腔の滑膜ひだが膝蓋大腿関節に挟まれた際に感じる，膝関節運動時の引っかかり感. [原因]膝半月板損傷，膝蓋骨亜脱臼，関節ねずみ，関節内腫瘍など.
64	臼蓋形成不全 【きゅうがいけいせい・ふぜん】 ★★ □□□	先天性の股関節疾患 大腿骨骨頭を受け入れている寛骨臼が浅く，不完全な形態. この形態での股関節運動は関節軟骨がすり減りやすく，また股関節痛や股関節脱臼を引き起こす.

13. 障害別理学療法治療学（骨関節障害）

65 臼蓋底の肥厚
【きゅうがいていのひこう】
★
□□□

臼蓋底の骨組織が厚くなること．変形性股関節症の末期に出現する．
臼蓋底：寛骨臼の天井部分（臼蓋底という名称は解剖学的には存在しない）．

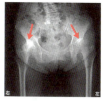

PT45-AM6

66 鏡視下半月板縫合術
【きょうしか・はんげつばん・ほうごうじゅつ】
★★
□□□

半月板損傷に対する手術法の一種
膝関節腔内に関節鏡を挿入し，その映像をモニターに写しながら半月板を縫合する．
関節開放術に比較して手術による侵襲ダメージが少なく回復も早い．

67 棘上筋腱縫縮術
【きょくじょうきんけん・ほうしゅくじゅつ】
★★
□□□

肩関節が不安定状態の時に行う手術法の一種
回旋筋腱板（ローテーターカフ）のうち棘上筋の部分損傷や断裂（腱板断裂）がある場合に棘上筋腱を縫縮（縫い縮めること）する．
[目的]肩関節の安定性を向上させ，肩関節外転運動を可能にする．
[術直後禁忌動作]肩関節内転運動

68 距骨下関節痛
【きょこつか・かんせつつう】
★
□□□

距骨下関節に生じる痛み．
[出現時期]距骨下関節が不安定な状態での歩行時や足部運動時．
[原因]足関節捻挫の繰り返し，距骨下関節を固定する靱帯の損傷．

69 距骨骨折
【きょこつ・こっせつ】
★
☐☐☐

脛骨と踵骨の間に位置する距骨の骨折.
距骨の解剖学的特徴の影響で骨壊死(無腐性壊死)を生じやすい.
[距骨の解剖学的特徴]
距骨表面は軟骨で覆われており筋が付着することもなく血液の供給が不十分.
p.171「距骨頸部骨折」を参照

70 屈曲拘縮
【くっきょく・こうしゅく】
★★
☐☐☐

四肢関節の屈曲側の筋・腱・靱帯など軟部組織の短縮のため関節の伸展方向への可動性が制限されている状態のこと.
[例]股関節屈曲拘縮,膝関節屈曲拘縮など.

71 脛骨顆間隆起
【けいこつかかん・りゅうき】
★
☐☐☐

脛骨の近位端の外側顆と内側顆の上関節面の中央にある部分. 2つの顆間結節からなる.
[顆間結節の分類]
内側顆間結節＝内側部の盛り上がり.
外側顆間結節＝外側部の盛り上がり.

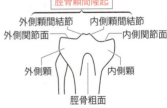

72 脛骨近位端粉砕骨折
【けいこつきんいたん・ふんさいこっせつ】
★
☐☐☐

膝関節の関節包内での脛骨近位端の骨端部から骨幹端部にかけて粉砕する骨折.
[治療]髄内釘は挿入困難
血行不良による骨癒合も困難なので骨移植を行う場合がある.
ギプスによる保存的治療が主.
[合併症]側副靱帯損傷,前後十字靱帯損傷,半月板損傷など.

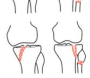

13. 障害別理学療法治療学(骨関節障害)

73 脛骨骨折【けいこつ・こっせつ】 ★★ □□□

脛骨の骨折の総称
[分類]
①近位端骨折(脛骨高原骨折, プラトー骨折など)
②骨幹部骨折(横骨折, らせん骨折, 粉砕骨折など)
③遠位部骨折(パイロン骨折, 天蓋骨折など)
[原因]脛骨への外力(直達外力, 介達外力)で発生する.
[治療法]
①保存療法(ギプス固定, ブレース固定など)
②手術療法(髄内釘固定, プレート固定など)
[合併症]感染症, 遷延治癒骨折など.

74 脛骨骨幹部骨折【けいこつ・こつかんぶ・こっせつ】 ★ □□□

脛骨骨幹部での骨折
[特徴]
①開放骨折を起こしやすい.
②軟部組織損傷や血管損傷を伴いやすい.
③横骨折, 粉砕骨折, らせん骨折を起こしやすい.
④骨幹部遠位 1/3 骨折では遷延治癒骨折を起こしやすい.

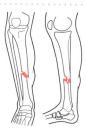

75 脛骨骨幹部開放骨折【けいこつ・こつかんぶ・かいほうこっせつ】 ★ □□□

脛骨骨幹部での開放骨折
脛骨の前面部は皮下の軟部組織が薄く, 骨片が皮膚を突き破りやすい(開放骨折の好発部位である).
[特徴]
骨折以外に開口創傷部の治療が必要.
感染症を合併しやすい.
血管損傷を伴いやすい.
遷延治癒を起こしやすい(骨癒合しにくい).
[治療]超音波療法, PTB 式免荷式短下肢装具による歩行.

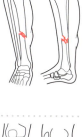

76	脛骨粗面部骨端 【けいこつ・ そめんぶ・ こつたん】 ★ ☐☐☐	脛骨前面上部の隆起している部分で膝蓋靱帯の付着部. 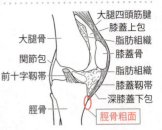 骨端線が閉鎖する18歳以前に膝を激しく使用するスポーツを過激に行うと脛骨粗面の傷害を起こしやすい. [脛骨粗面部の発育過程の分類] 4期に分類されている. ①10歳以前は骨化核は出現していない時期 ②10〜11歳は骨化核が出現する時期 ③13〜15歳は脛骨結節の骨化が始まり脛骨結節の表層はまだ軟骨で覆われている時期 ④18歳頃は骨端線が閉鎖する時期
77	脛骨の後方への動揺 【けいこつのこうほうへのどうよう】 ★★ ☐☐☐	脛骨が大腿骨に対して後方へ滑る現象 [原因]膝関節内の後十字靱帯の損傷 膝90°屈曲位の状態で前方から脛骨粗面部に直達外力を受けることで後十字靱帯が損傷する. [損傷の具体例]ダッシュボード損傷,バイク事故,スポーツ外傷など
78	後方引き出しテスト 【こうほう・ ひきだしてすと】 ★★ ☐☐☐	膝関節内の後十字靱帯の損傷を判断するテスト [方法] ①患者は仰臥位,膝関節90°屈曲位 ②膝関節周囲筋群を十分に弛緩させる. ③検査者は下腿上端部を前方から後方に押し込む. [判定]脛骨の後方へ動揺や痛みがある時には後十字靱帯の損傷を疑う. 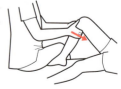

79 頸椎症
【けいついしょう】
★★
□□□

頸椎の椎間板や椎骨が変性・変形し脊柱管や椎間孔が狭くなった状態．

[原因]加齢
[症状]①椎間板の変性，②椎体の骨棘形成，③靱帯の骨化
[合併症]①頸椎症性脊髄症，②頸椎症性神経根症

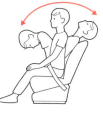

80 頸椎捻挫
【けいつい・ねんざ】
★★
□□□

[別名]むち打ち損傷
頸椎に骨折や脱臼がなく，頸椎周囲の靱帯や軟部組織が損傷された状態．
[症状]頸部痛，頭痛，頸椎の運動制限など．
[原因]交通事故(追突など)による頸部への強い外的衝撃(屈曲伸展方向への反復反動)など．

81 結帯動作
【けったい・どうさ】
★
□□□

手を腰の後ろに回して帯を結ぶような動作．
肩関節障害(四十肩，五十肩，肩関節周囲炎など)の検査として行う．
[検査内容]肩関節の内転・内旋，肩甲骨の内転・下方回旋の可動性の検査である．
肩関節障害の場合，結帯動作が困難になる．

OT38-2

82 結髪動作
【けっぱつ・どうさ】
★
□□□

手を頭の後ろに回して髪を結ぶような動作．
肩関節障害(四十肩，五十肩，肩関節周囲炎など)の検査として行う．
[検査内容]肩関節の外転・外旋，肩甲骨の外転・上方回旋の可動性の検査である．
肩関節障害の場合，結髪動作が困難になる．

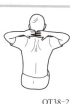

OT38-2

83 ケロイド形成
【けろいど・けいせい】
★
□□□

傷跡の修復過程でケロイドをつくりながら修復すること．正常の治癒過程ではない．
ケロイド：皮膚の傷が治る過程において，最初の傷の範囲を超えて周りの正常な皮膚まで赤く盛り上がった瘢痕性の傷跡．
[症状]皮膚の異常な盛り上がりや引きつり，発赤，痛み，痒みなど．
[類語]肥厚性瘢痕（ひこうせいはんこん）

84 肩甲胸郭関節
【けんこう・きょうかく・かんせつ】
★
□□□

肩甲骨と胸郭の間の関節．
肩甲胸郭関節は解剖学でいう関節の構造をしていない（解剖学的には関節とみなさない）．
しかし明らかな動きがあるため「機能的な関節」とみなされる．

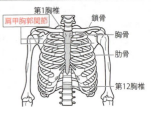

85 肩甲上腕リズム
【けんこう・じょうわん・りずむ】
★★
□□□

肩関節を外転（側方挙上）する際に，肩甲骨に対する上腕骨の可動域と胸郭に対する肩甲骨の可動域の値がほぼ2：1の比率をもって動くこと．
肩腱板損傷により肩甲上腕リズムが乱れる．

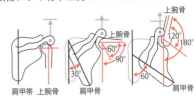

86 肩鎖関節脱臼
【けんさかんせつ・だっきゅう】
★
□□□

肩鎖関節が脱臼すること．
肩鎖関節：肩甲骨と鎖骨とで構成される関節．
[受傷機転]肩からの転倒事故など．
肩峰が強烈に下方に押し下げられることで生じる．
[合併症]肩鎖靱帯断裂，烏口鎖骨靱帯断裂など．

87 腱板不全断裂
【けんばんふぜん・だんれつ】
★★
□□□

[正式名称]回旋筋腱板不全断裂
腱性白蓋の一部分(特に棘上筋腱部)の断裂損傷．
回旋筋腱板(ローテーターカフ，肩腱板)：棘上筋，棘下筋，小円筋，肩甲下筋の腱で構成される腱性臼蓋のこと．
腱性臼蓋：肩甲上腕関節周囲で上腕骨頭を包み込むように取り巻いている腱群のこと．肩関節の安定化に役立っている．
[症状]夜間痛，運動時痛，肩関節可動域制限など．
[断裂部位による分類]①関節面断裂，②腱内断裂，③滑液包面断裂
[断裂範囲による分類]①小断裂，②中断裂，③大断裂，④広範囲断裂

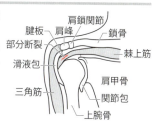

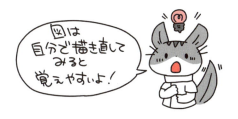

88 高位脛骨骨切り術 【こうい・けいこつ・こつきりじゅつ】 ★ □□□	内反膝変形の観血的矯正法 関節の内側に偏った過度なストレスを外側へ移動させる手術. [方法] ①内反膝変形に対し,脛骨の中枢側(高位)外側を楔状に切断する. ②切除した両骨端をプレートで固定する. ③内反していた膝関節内側間隙を拡大する.	
89 硬膜外ブロック注射 【こうまくがい・ぶろっく・ちゅうしゃ】 ★ □□□	神経の伝導を遮断(知覚神経と交感神経の遮断)するために行う.脊髄を覆う最外側の膜である硬膜の外側の隙間へ局所麻酔剤の注入.特に椎間板ヘルニアなどの急性期の激しい疼痛などを一時的に抑制するため(急性期治療)に用いることが多い. [目的]痛みの緩和,血行障害の改善 [適応]腰痛症,椎間板ヘルニア,脊柱管狭窄症,帯状疱疹性疼痛,癌性疼痛,反射性交感神経萎縮・腎結石・尿管結石・手術の麻酔など.	
90 股関節固定術 【こかんせつ・こていじゅつ】 ★ □□□	変形した寛骨臼と大腿骨頭の一部を切除して,股関節屈曲20〜30°で寛骨臼と大腿骨頭を金属製のプレートやピンで固定する手術. [目的]除痛 [適応]変形性股関節症	

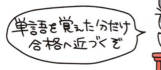

91 股関節脱臼【こかんせつ・だっきゅう】 ★★★ □□□

大腿骨骨頭が寛骨臼から外れた脱臼

[分類]
① 先天性股関節脱臼（発育性股関節形成不全）
② 外傷性股関節脱臼：股関節屈曲・内転・内旋位で前方より強力な外力が加わる（転倒など）ことで後方へ脱臼が起こること．

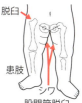

92 発育性股関節形成不全【はついくせい・こかんせつ・けいせいふぜん】 ★★ □□□

[旧名]先天性股関節脱臼

出生時から生後数ヵ月間の誤ったオムツ着用などにより大腿骨骨頭が寛骨臼から脱臼または脱臼しかけた状態をいう．現在は，先天性ではないとの結論から「発育性股関節形成不全」と病名変更されている．

股関節を構成する「大腿骨骨頭と寛骨臼」に形状的な問題があるために，出生前あるいは出生後に生じる関節包の中での大腿骨骨頭の脱臼である．乳幼児健診時に発見されることが多い．

[分類]完全脱臼，亜脱臼，臼蓋形成不全

[乳児診断]大腿部のシワの非対称，股関節の開排制限（オルトラーニ法，バーロー法），Allis徴候，クリック徴候など．

[好発性別]男児：女児＝1：5～9（女児で多い）

[治療法]リーメンビューゲル装具を24時間，約3～4ヵ月間装着する．約8割程度は整復されるが，整復されない場合は手術療法となる．

93	股関節後方脱臼 【こかんせつ・こうほう・だっきゅう】 ★ ☐☐☐	臼蓋に対し大腿骨頭が後方に外れる脱臼 [原因]乗車中にダッシュボードに膝を強力に打ち当てるような事故(股膝屈曲位で前方から後方への強い外力). [合併症]坐骨神経損傷,阻血性大腿骨頭壊死など.	
94	外傷性股関節後方脱臼 【がいしょうせい・こかんせつ・こうほう・だっきゅう】 ★ ☐☐☐	外傷(交通事故など)によって大腿骨頭が寛骨臼の後方に脱臼した病態のこと. 外傷性のほぼ95％が後方脱臼で前方脱臼は5％以下である.	 股関節後方脱臼
95	股関節中心性脱臼 【こかんせつ・ちゅうしんせい・だっきゅう】 ★★★ ☐☐☐	大腿骨頭が寛骨臼を突き破り骨盤内に侵入する脱臼 [原因]交通事故など急激で強烈な外力が,大転子や膝の前方から加わったときなどに生じる. [治療]外科手術で,治癒は比較的良好である.	 股関節中心性脱臼

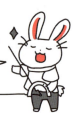

13. 障害別理学療法治療学（骨関節障害） 223

96 股関節裂隙狭小化
【こかんせつ・れつげき・きょうしょうか】
★
□□□

股関節の大腿骨頭と臼蓋の隙間が狭くなっている状態.
股関節の単純 X 線画像で確認できる.
［原因］変形性関節症などにより関節表面を覆う関節軟骨の摩耗.

股関節裂隙狭小化
骨融解像

PT45-A6

97 骨萎縮
【こつ・いしゅく】
★
□□□

病的に骨量が減少した状態
単純 X 線画像では，骨皮質の薄化，骨梁の減少，骨髄腔の拡大などがみられる.
［原因］骨吸収の亢進，骨形成の低下

98 骨壊死
【こつえし】
★★
□□□

99 特発性骨壊死
【とくはつせい・こつえし】
★★
□□□

明らかな原因がないにもかかわらず骨細胞が壊死すること.
［誘因］
①ステロイド薬の大量投与，②アルコールの多飲など.
［好発部位］
①大腿骨頭，②大腿骨内側顆中央部，③脛骨顆部など.
変形性関節症の骨破壊との鑑別が必要である.

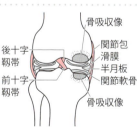
骨吸収像
関節包
滑膜
半月板
関節軟骨
後十字靱帯
前十字靱帯
骨吸収像

100	無腐性壊死 【むふせい・えし】 ★★ □□□	[別名]無菌性骨壊死（むきんせいこつえんし） 阻血性骨壊死のうち外傷などがなく骨壊死が生じたもの． 阻血性骨壊死：骨組織が感染症以外の原因（骨折や外傷など）で骨細胞への栄養血管の障害が起こり骨が壊死した状態． [好発部位]大腿骨頭，手の月状骨，足の舟状骨，距骨など．
101	骨芽細胞 【こつが・さいぼう】 ★★ □□□	新しい骨をつくる働きを持つ細胞 存在部位：骨組織の表面 分泌物：骨基質であるコラーゲン 骨形成機序：コラーゲンにハイドロキシアパタイトが沈着して骨組織が形成される．
102	骨関節破壊 【こつかんせつ・はかい】 ★ □□□	骨および関節の構築学的崩壊 [原因]関節リウマチなどの自己免疫性関節障害，関節の慢性炎症など． [病理]TNFαタンパク質による破骨細胞の活動亢進が骨吸収を促進させ骨破壊を起こす．

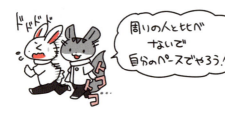

03 骨棘 【こつきょく】 ★★ □□□

骨が棘状に突出した化骨部分．
[好発部位]力学的ストレスがかかりやすい関節面の縁など．
脊椎椎体部，関節突起部，膝の脛骨関節面周囲など．

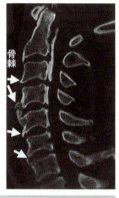

共通44-80

04 骨硬化 【こつ・こうか】 ★ □□□

骨が異常に硬化した状態
骨折後によく観察される．
[単純X線画像所見]健常骨よりも白く濃くみえる．
[病理]骨吸収よりも骨形成が大きくなることで骨密度が増加し，骨皮質が肥厚した状態．

05 骨腫瘍 【こつ・しゅよう】 ★ □□□

骨に発生する腫瘍のことで，切断して義足装着の一因となる疾患である．
[分類]①原発性骨腫瘍，②転移性骨腫瘍
[好発部位]長管骨の骨幹端
[好発年齢]若年者
[組織生検]必要(悪性か良性かの判定)
[治療]①腫瘍摘出術，②患肢温存での化学療法，③放射線治療，⑤罹患肢切断 術

106 骨髄炎 【こつずいえん】 ★

[正式名称]化膿性骨髄炎
骨髄の炎症のことで，切断して義足装着の一因となる疾患である．
[原因]細菌感染（原因菌＝ブドウ球菌，緑膿菌，表皮ブドウ球菌，変形菌，MRSAなど）
[分類]①急性，②慢性
[症状]
①急性：悪寒，高熱，局所の疼痛
②慢性：急性症状の延長と骨の変形や短縮など．

107 骨接合術 【こつ・せつごうじゅつ】 ★

骨折後の手術方法の一種
骨折部分に金属板（プレート）を螺子やボルトなどの骨接合材で固定する．
[目的]骨癒合の促進，早期リハビリテーションの実施

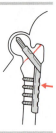

108 骨セメント 【こつ・せめんと】 ★

人工関節置換術や人工骨頭置換術の際に，骨内に挿入する金属（ステム）と骨とを接着する薬剤．
[素材]アクリル樹脂の一種
[セメント固定による人工股関節の利点]
①術後すぐに固定性が得られる（術後早期歩行可能）．
②どのような形の骨にも適合させやすい．
③設置時に打ち込まないので骨折などのリスクがない．
④インプラントの抜去が容易
⑤感染の治療が可能
⑥長期の優れた臨床成績がある．

09 骨粗鬆症性骨折【こつそしょうしょうせい・こっせつ】 ★ □□□

[別名]脆弱性(ぜいじゃくせい)骨折
原因が骨粗鬆症である骨折.
骨密度が低下しているため外力に非常に弱く,明らかな外傷がないにもかかわらず,ちょっとした外的刺激で簡単に骨折が生じる.

10 骨嚢胞【こつ・のうほう】 ★ □□□

膝関節や股関節などの変形性関節症において,関節軟骨の損傷によりその直下の骨内に関節液が漏れ出し,漏れ出た領域の骨が溶けて生じる空洞.

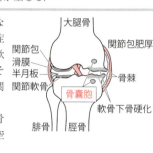

11 骨膜反応【こつまく・はんのう】 ★ □□□

炎症や外傷による骨膜への刺激によって骨新生が起こる病的な現象.
骨膜:関節面以外の骨の表面を覆っている被膜.
[症状]単純X線画像での白く濃い骨膜肥厚像(悪性腫瘍を疑う).

12 骨融解像【こつ・ゆうかいぞう】 ★ □□□

破骨細胞の活動が亢進して,病的に骨を破壊・吸収した状態.
[単純X線画像所見]濃い陰影像(黒い)として写る.
[原因]摩耗(まもう),骨腫瘍など.
p.223「股関節裂隙狭小化」を参照

113 三角巾【さんかくきん】 ★

一辺1mの正方形の布を折りたたんで三角形にした布.
[使用方法]首から回したこの布で前腕部を支える.
[目的]肩関節脱臼や上腕の骨折後の患部や肩腱板損傷後の上肢を三角巾で保護し安静固定する.
CI療法において健常側上肢を三角巾で拘束して健常側上肢を絶対に使用しない.

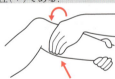

114 軸移動テスト(pivot shift test)【じく・いどう・てすと(ぴぼっと・しふと・てすと)】 ★★

前十字靱帯損傷の有無を評価する整形外科検査法.
[方法]
①検者が被検者の膝に外反・下腿内旋のストレスを加えながら膝を伸展させる.
②約-20°伸展位付近で脛骨外側関節面が前方へ亜脱臼を起こす場合は陽性(+)である.

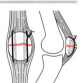

115 膝蓋骨骨折【しつがいこつ・こっせつ】 ★

膝蓋骨の骨折.多くは横骨折である.
[原因]膝蓋骨の直接的外傷や大腿四頭筋の過剰な牽引力.
[治療法]ワイヤー引き寄せ締結法(ていけつほう)

13. 障害別理学療法治療学（骨関節障害）

16 膝蓋大腿関節障害
【しつがい・だいたいかんせつ・しょうがい】
★
□□□

膝蓋大腿関節が何らかの原因で障害を受けること．
膝蓋大腿関節：膝蓋骨と大腿骨の間の関節．
[原因]膝蓋軟骨軟化症，滑膜ひだ障害(タナ障害)，膝蓋骨亜脱臼，膝蓋大腿関節症など．
[症状]膝蓋大腿関節軟骨の外側の疼痛．

17 膝蓋跳動
【しつがい・ちょうどう】
★★
□□□

[英語] floating patella（フローティング パテラ）

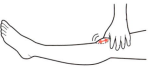

手掌と指で膝蓋骨の上方と側方から膝関節液を膝蓋骨の内方に圧迫移動させ，その状態で膝蓋骨を大腿骨に押し付けるように圧迫すると膝蓋骨が浮き沈みする現象．
膝関節内に関節液が正常以上に貯留していると出現する．

18 膝蓋軟骨軟化症
【しつがいなんこつ・なんかしょう】
★
□□□

膝前面部疼痛症候群の一種．膝蓋骨周囲に痛みが生じる．
膝蓋骨の関節軟骨の一部分が軟化する変性で，膨隆や亀裂などが起こる．
[原因]膝にかかる過剰な衝撃(コンタクトスポーツなどによる急激な外力)．
[好発年齢]若年者(10～20歳代)

19 灼熱性疼痛
【しゃくねつせい・とうつう】
★★
□□□

神経障害性疼痛の一種．特に刺激に依存しない自発痛．
神経障害性疼痛：末梢神経や中枢神経の直接的な損傷に伴って発生する痛み．
[原因]反射性交感神経性ジストロフィー，肩手症候群など．
[症状]実際には熱感はないが，まるで灼けるように感じる強くて激しい鋭い痛み．

120 尺骨遠位の背側脱臼
【しゃっこつえんいの・はいそく・だっきゅう】
★
□□□

遠位橈尺関節の尺骨頭(尺骨遠位部)が手背側にはずれた状態.
[原因]転倒時に手を着く,手関節を強く捻るなど.
[症状]前腕の回内・回外の運動障害.

121 尺骨骨折
【しゃっこつ・こっせつ】
★
□□□

尺骨の骨折
Monteggia(モンテジア)脱臼骨折:尺骨骨幹部骨折と橈骨頭の脱臼を合併したもの.
[原因]転倒時に手を床に着くなど.

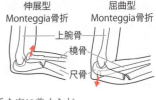

122 尺骨動脈損傷
【しゃっこつ・どうみゃく・そんしょう】
★
□□□

何らかの原因で尺骨動脈が損傷されて循環障害を起こすこと.
尺骨動脈:上腕動脈から分かれて前腕の尺側を走行している動脈.
[原因]上腕骨顆上骨折や前腕部骨折などの合併症.

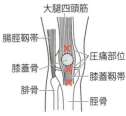

123 ジャンパー膝
【じゃんぱー・ひざ】
★
□□□

[別名]膝蓋腱炎,膝蓋靱帯炎
膝蓋靱帯の炎症または大腿四頭筋腱付着部の炎症.
[原因]ジャンプなどによる過剰な膝関節の屈伸動作や膝伸展機構に対する過度な牽引力が,膝蓋骨周辺に微細損傷を引き起こし,膝蓋腱部に炎症を発生させる.
[症状]膝蓋骨周辺の運動時痛,圧痛,熱感,腫脹など.
[好発年齢]10歳代の少年

13. 障害別理学療法治療学（骨関節障害）

24 手関節強直
【しゅかんせつ・きょうちょく】
★★
□□□

手関節の可動に関する関節が完全に癒着して動かなくなった状態．
[原因] ①後天性：関節リウマチ，強直性脊椎炎など．
②先天性：先天性骨癒合症など．

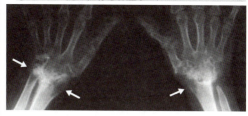

OT40-16

25 手内在筋優位変形
【しゅないざいきん・ゆうい・へんけい】
★★
□□□

手内在筋の筋緊張が外来筋より相対的に高いときに生じる変形のこと．
[症状] MP関節屈曲位でPIP・DIP関節伸展位の変形．
手内在筋：手骨に筋の起始・付着がある筋．
[別名] 固有筋
[具体筋]
母指球筋：母指対立筋，短母指外転筋，短母指屈筋，母指内転筋
小指球筋：小指外転筋，短小指屈筋，小指対立筋，短掌筋
中手筋：虫様筋，背側骨間筋，掌側骨間筋

26 踵骨外反
【しょうこつ・がいはん】
★
□□□

足部の距骨下関節で踵骨が距骨に対して外反している状態．
下肢の疲れや関節の痛みなどの歩行障害の原因となる．
[症状]
①足部では外反扁平足になり易い．
②膝部ではX脚になり易い．
③股部では内股になり易い．

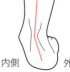

内側　外側

127 踵骨骨折
【しょうこつ・こっせつ】
★
□□□

踵骨の骨折
両側での受傷が多く圧迫骨折や粉砕骨折が多い.
距踵関節の転位を起こしやすい.
[原因]強い外的衝撃(高所からの飛び降りなど).

距骨
踵骨

128 上腕骨骨折
【じょうわんこつ・こっせつ】
★
□□□

上腕骨の骨折
[種類]
①上腕骨近位端骨折(解剖頸骨折, 外科頸骨折)
②上腕骨骨幹部骨折
③上腕骨遠位端骨折(内顆骨折, 外果骨折, 顆上骨折)
[合併症]
末梢神経麻痺(橈骨神経麻痺, 正中神経麻痺など)
橈骨神経麻痺の合併にはThomas(トーマス)スプリント, 正中神経麻痺には対立スプリントが適応する.

129 上腕骨近位端骨折
【じょうわんこつ・きんいたん・こっせつ】
★★
□□□

上腕骨近位端での骨折
上腕骨近位端:上腕骨頭〜外科頸までの間のところ(上端または中枢端ともいう).
[原因]高齢者の手をついた転倒, スポーツ外傷, 交通事故など.
[治療法]保存療法(骨転位がない場合)もしくは手術療法(骨転位がある場合).

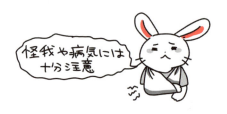

130 上腕骨骨幹部骨折
【じょうわんこつ・こつかんぶ・こっせつ】
★
□□□

上腕骨の骨幹部での骨折（らせん骨折や斜骨折）
上腕骨骨折では比較的少ない骨折である．
[原因]転倒時に強く床に手を着いてさらに捻れたとき，激しく強い投球，腕相撲など．
[好発年齢]乳幼児，中学生

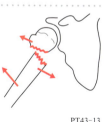

131 上腕骨外側上顆骨折
【じょうわんこつ・がいそくじょうか・こっせつ】
★★
□□□

上腕骨外側上顆部での骨折
上腕骨外側上顆：上腕骨遠位端の外側部の骨突出部のこと．
[別名]上腕骨外顆骨折
[原因]転倒時に床に強く手を着くなど．
[好発年齢]小児
[合併症]偽関節，内反肘変形，外反肘変形，上腕骨成長障害など．

132 上腕骨外科頸骨折
【じょうわんこつ・げかけい・こっせつ】
★★
□□□

上腕骨外科頸部での骨折
上腕骨外科頸：上腕骨の大結節および小結節部から骨幹部に移行する部分のこと．
[別名]上腕骨近位端骨折
[原因]転倒時に強く床に手を着く，転倒時に肩を強く打つなど．
[好発年齢]高齢者

133 上腕動脈損傷
【じょうわんどうみゃく・そんしょう】
★

□□□

何らかの理由で上腕動脈が損傷され，その支配領域に循環障害が起こった状態．
上腕動脈：腋窩動脈に続く動脈で，大胸筋下縁から肘関節までの間の動脈．
[原因]交通事故や労働災害などの激しい外傷，上腕骨骨折に伴う合併症など．

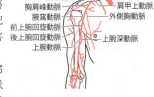

134 人工関節置換術
【じんこうかんせつ・ちかんじゅつ】
★★
□□□

変形した関節を，金属，セラミック，ポリエチレンなどでできた人工の関節に入れ替える手術．
[対象疾患]関節リウマチ，変形性膝関節症，変形性股関節など．
[分類]
①全置換術＝関節全体(臼蓋および骨頭)を置換すること．
②骨頭置換術・片側置換術＝関節の一部を置換すること．

135 人工関節全置換術
【じんこうかんせつ・ぜんちかんじゅつ】
★

□□□

変形や障害や疼痛のある関節全体(臼蓋および骨頭)を，金属，セラミック，ポリエチレンなどでできた人工関節に入れ替える手術．
[適応]変形性関節症，関節リウマチ，大腿骨頭壊死，骨折など．
[対象関節]股関節，膝関節など．

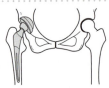

13. 障害別理学療法治療学（骨関節障害）

36 人工股関節置換術
【じんこうこかんせつ・ちかんじゅつ】
★
□□□

股関節を人工の関節に入れ替える手術．
臼蓋と骨頭の両方を置換する．

37 人工股関節全置換術
【じんこうこかんせつ・ぜんちかんじゅつ】
★★
□□□

変形した股関節を人工股関節（骨頭および臼蓋ともに）に入替える手術．
[適応]関節リウマチ，変形性股関節症など．
[目的]疼痛の除去・軽減，脚長差(足の長さ)の調整，歩行能力の改善．
[種類]
間接固定法(骨セメント固定)
直接固定法(骨セメントレス固定)

38 人工股関節全置換術(骨セメント使用)
【じんこうこかんせつ・ぜんちかんじゅつ（こつせめんとしよう）】
★
□□□

人工股関節術施行時に，骨髄にインプラントを挿入して固定する際に骨セメントを使用する手術．
骨セメントは，ポリメチルメタクリレートからなり生体注入後10分ぐらいで硬化する．
[利点]
①インプラントを適切な位置と向きで維持しやすい．
②骨セメントによるインプラントの固定が強固．
③早期立位歩行訓練を開始することができる．
[欠点]再置換困難，易感染など．

139	人工骨頭置換術（セメントレス）【じんこうこっとう・ちかんじゅつ(せめんとれす)】★ □□□	大腿骨頸部内側骨折で骨折部の癒合が困難と判断される場合に，骨頭を切除して人工の骨頭を骨幹部に挿入して固定する手術のうち，骨髄に挿入したインプラントの固定で骨セメントを使用しない方法． [利点]再置換が容易，不定愁訴が少ないなど． [欠点]荷重が遅れる（6～8週の免荷が必要）． 一般的には4週後から部分荷重開始，8週後に全荷重となる．
140	人工膝関節置換術【じんこうひざかんせつ・ちかんじゅつ】★★ □□□	変形した膝関節内部の表面を削り取り，人工の膝関節に入れ替える手術． [適応]変形性膝関節症，関節リウマチなど（膝の痛み，著明な変形）． [目的]疼痛軽減，歩行能力の改善 
141	髄核【ずいかく】★ □□□	脊椎椎間板の中心部分にある半透明のゲル状の組織． [組成]水分（約80%），コラーゲン線維，ムコ多糖（主にコンドロイチン硫酸） [役割]椎体にかかる衝撃を吸収する． 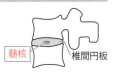
142	スパズム【すぱずむ】★★ □□□	[和訳]攣縮 自分の意思とは関係なく，筋収縮が継続している状態のこと． 通常，「痛み」を伴う場合を「有痛性スパズム」という． 骨格筋に生じたスパズムを筋スパズムという． 平滑筋に生じるスパズムとして，血管スパズムや気管支スパズムがある．

13. 障害別理学療法治療学(骨関節障害) 237

43 スワンネック変形
【すわんねっく・へんけい】
★★★
□□□

関節リウマチなどにみられる手指の変形の一種.
遠位指節間(DIP)関節は屈曲位
近位指節間(PIP)関節は過伸展位
名称は「変形した指の形が白鳥の首の形に似ている」ことに起因する.

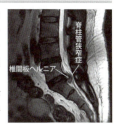
OT43-15

44 脊柱管狭窄症
【せきちゅうかん・きょうさくしょう】
★★
□□□

何らかの原因で脊柱管のなす空間が狭くなってその中に収納された脊髄を圧迫し傷害するために起こる現象.
脊柱管:脊椎骨の椎孔が連なってできた空間で脊髄を収納する部位.

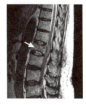
PT45-P7

[原因]
脊椎変性, 後縦靱帯や黄色靱帯の肥厚, 椎間板の変性, 椎間板ヘルニアなど.
[症状]
下肢のしびれや疼痛, 間欠跛行(かんけつはこう), 排尿障害, 便秘, 会陰部の灼熱感など.

45 脊椎椎体圧迫骨折
【せきつい・ついたい・あっぱくこっせつ】
★
□□□

脊椎骨のうち椎体部分が押し潰(つぶ)される骨折.
[原因]椎体を縦に圧迫するような外力, 尻もち, くしゃみなど.
[好発年齢]骨粗鬆症のある高齢者

PT47-P10

146 脊椎分離症【せきつい・ぶんりしょう】 ★★ □□□

椎間関節を構成している上下の関節突起部の後方に亀裂(骨折)が生じた状態.
[分類]先天性分離症,後天性分離症(運動過多)
[好発部位]腰椎部(第5腰椎に多発)
[症状]腰痛

147 全荷重歩行【ぜんかじゅう・ほこう】 ★ □□□

[英語]full weight bearing(FWB)
下肢に全体重をかけて行う歩行のこと.
骨関節障害後のリハビリテーションにおける歩行で,荷重制限がある患者が歩行訓練を行う際は,①免荷歩行,②部分負荷歩行,③全荷重歩行の順に,リハビリテーションの段階を進行させる.その最終段階の歩行訓練である.

148 前距腓靱帯損傷【ぜんきょひじんたい・そんしょう】 ★★ □□□

[別名]前距腓靱帯(部分)断裂
前距腓靱帯:足背外側部に存在する距骨と腓骨結ぶ靱帯.足部捻挫の中でも最も損傷を受けやすい部位である.

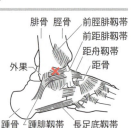

靱帯損傷(断裂):靱帯の一部分または全部が断裂すること.
[発生機序]足関節内がえしが強制されることにより発生する.スポーツ外傷のうち発生頻度が最も高い.
[症状]
高度(2度・3度)損傷:足関節の不安定性(内反動揺・前方引き出し),疼痛(自発痛,運動痛,圧痛),腫脹,内出血(出血斑)など.

49 前十字靱帯再建術 【ぜんじゅうじじんたい・さいけんじゅつ】 ★ □□□

断裂した前十字靱帯の代わりにハムストリングスの腱や膝蓋靱帯の一部を利用して前十字靱帯の再建を関節内視鏡下で行う手術．
前十字靱帯：膝関節内腔に存在する靱帯．大腿骨後面から脛骨前面に付着しており，脛骨の前方突出を防いでいる．
[利点]二次的合併症の予防，関節内視鏡なので侵襲が少ない．
[欠点]術後のスポーツ復帰に時間がかかる．

50 前縦靱帯骨化症および後縦靱帯骨化症 【ぜんじゅう・じんたい・こつかしょう・および・こうじゅう・じんたい・こつかしょう】 ★★★ □□□

[前縦靱帯骨化症]前縦靱帯が石灰化し骨のように硬くなること．
[後縦靱帯骨化症]後縦靱帯が石灰化し骨のように硬くなること．
[前縦靱帯]脊椎椎体の前方を縦に連結している柔軟性のある靱帯

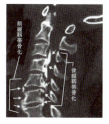

PT43-24

[後縦靱帯]脊椎椎体の後方(脊柱管の前方)を縦に連結している柔軟性のある靱帯
[好発部位・年齢・性別]第4～6頸椎，60歳以上，男性にやや多い．
[症状]脊椎の可動性の低下，背部痛，腰痛など．特に後縦靱帯が骨化すると脊柱管内が狭窄するので脊髄損傷(特に脊髄前部損傷)を起こし運動障害(四肢麻痺)やしびれが出現する．

51 前足部内反 【ぜんそくぶ・ないはん】 ★ □□□

前足部が内側に捻れている状態．
[分類]先天性内反足，後天性内反足
[誘因]後脛骨筋などの足部の内反に作用する筋の過緊張など．

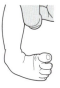

13. 障害別理学療法治療学(骨関節障害)

152 前方引き出しテスト
【ぜんぽう・
ひきだしてすと】
★
□□□

前十字靱帯損傷の有無を判断する整形外科検査法.
[方法]
①被検者を仰向けにして検査したい側の膝を立てる.
②大腿部に対して下腿上部を前方に引き出すように動かす.
③健側と比べて脛骨が過度に前方移動する場合は前十字靱帯の損傷を疑う.
p.42「下腿の前方引き出し徴候」を参照

153 前腕骨骨折
【ぜんわんこつ・
こっせつ】
★★
□□□

前腕の構成骨(橈骨,尺骨)の骨折
[原因]激しく急激な外力(交通事故,スポーツ事故など).

154 造骨性転移
【ぞうこつせい・
てんい】
★
□□□

癌の骨転移過程の一種
骨に腫瘍細胞が浸潤した結果,骨形成が盛んになる.
[具体例]前立腺癌など.

155 足関節外側靱帯再建術
【そくかんせつ・
がいそく・じんたい・
さいけんじゅつ】
★
□□□

足関節外側靱帯:前脛腓靱帯,前距腓靱帯,後距腓靱帯,踵腓靱帯
[足関節外側靱帯損傷の好発部位]
①前距腓靱帯,②後距腓靱帯,③踵腓靱帯
[治療法]観血的治療は以下の2つである.
①損傷靱帯を縫合する.
②靱帯再建術を行う(人工靱帯,半腱様筋腱や薄筋腱,骨付き膝蓋腱などを用いる).

156 足関節内反捻挫
【そくかんせつ・
ないはんねんざ】
★
□□□

足関節を内側に捻ることによって生じる関節や靱帯,腱の損傷.
[好発部位]
前距腓靱帯(捻挫靱帯の異名をもつ)部分

57 側副靱帯損傷
【そくふくじんたい・そんしょう】
★★
□□□

側副靱帯が何らかの外傷により断裂または引き伸ばされた損傷.
側副靱帯：膝関節の側方に付いている靱帯（内側側副靱帯と外側側副靱帯）

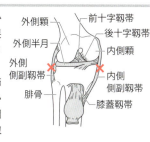

[発生機序]
膝関節に対する外力が関与する.
①膝関節への外反力＝内側側副靱帯を損傷する
②膝関節への内反力＝外側側副靱帯を損傷する
[側副靱帯損傷の検査法]
①外反ストレステスト
②内反ストレステスト
③牽引 Apley（アプレー）テスト

58 内側側副靱帯損傷
【ないそく・そくふく・じんたい・そんしょう】
★★
□□□

膝の内側側副靱帯の損傷
[発生機序]タックルなど膝の外側からの強い外反力が働いたときに起きやすい.
[具体的スポーツ]ラグビーやサッカーなど体をぶつけ合うようなコンタクトスポーツで損傷しやすい.

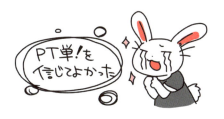

159 側弯／脊柱側弯【そくわん／せきちゅう・そくわん】 ★★ □□□

脊柱を前額面から観察したとき，脊柱が側方へ弯曲した状態のこと．
[分類]
①機能性側弯：生活習慣や不良姿勢や疼痛などから生じる側弯で，原因（疼痛，脚長差）を取り除けば側弯は改善される．
②構築性側弯：脊柱・椎骨自体に異常があり弯曲に加えて，椎体の変形や回旋を伴う（全体の約70％を特発性側弯症が占める）．
[原因]
①特発性側弯症＝原因不明（特に思春期特発性側弯症が10歳以上の女子に多く右凸胸椎側弯が多いが，原因は分からない）．
②その他：生活習慣性側弯，疼痛性側弯，機能性側弯，構築性側弯など．

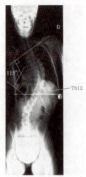

PT44-35, OT43-16

160 機能性側弯【きのうせい・そくわん】 ★★ □□□

明確な原因により生じた脊柱の側弯．椎骨そのものの変形は伴わない．
[例]椎間板ヘルニアによる疼痛性側弯
[原因]疼痛，生活習慣上の姿勢，下肢長差など．
[治療]側弯を起こしている因子を解決すれば側弯は軽減もしくは消失する．

161 疼痛性側弯【とうつうせい・そくわん】 ★ □□□

腰痛や下肢痛を避けるために体幹全体に防御的な筋収縮を起こし脊柱を側方に弯曲する側弯．
疼痛の原因を取り除くと側弯は解消される．
[疼痛原因]椎間板ヘルニア，脊髄損傷，脊椎病変など．

62 構築性側弯【こうちくせい・そくわん】 ★

脊椎のねじれ(回旋)を伴った脊柱側方への骨性の弯曲で,もとの状態には戻らない側弯.脊椎の回旋を伴うので体幹前屈位になると凸側の肋骨が隆起する.
[分類]
①特発性側弯症
②症候性側弯症:脳性麻痺,ポリオ,筋ジストロフィーなどの疾患に伴う側弯.
③先天性側弯症:先天的に脊椎骨に変形異常があるための側弯.

63 特発性側弯症【とくはつせい・そくわんしょう】 ★★★

明らかな原因がみつからないにもかかわらず,明らかな脊椎の構築性側弯が発生したもの.
[好発時期]思春期
[男女比]女児に多い.
[治療法]ボストンブレース(アンダーアームブレース)の着用,側弯体操など.

64 足根管症候群【そっこんかん・しょうこうぐん】 ★

絞扼性神経障害の一種で,足根管内部で脛骨神経が圧迫・絞扼されることで起こる症候群.

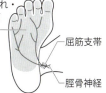

[足根管]足関節内果の後下方部で,脛骨,距骨,踵骨と屈筋支帯で囲まれた部位.
[足根管内部]後脛骨筋,長趾屈筋,長母趾屈筋,脛骨神経,後脛骨動脈,後脛骨静脈が通る.
[症状]足底の感覚障害,筋萎縮を起こす.

165 大腿脛骨角(FTA : femoro-tibial angle)
【だいたい・けいこつ・かく(えふてぃえー)】
★★★
□□□

[別名]膝外側角
大腿骨長軸と脛骨長軸のなす角度.
[測定]立位で単純X線(正面)画像を用いる.
正常角度は176°(成人はやや外反膝)である.

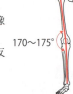
170〜175°

[異常]
O脚(内反膝):大腿脛骨角が180°以上である.
X脚(外反膝):大腿脛骨角が165°以下である.

166 大腿骨遠位骨幹端部
【だいたいこつ・えんいこっかんたんぶ】
★
□□□

大腿骨骨幹部の遠位端で,大腿骨顆部(内顆〜外顆)の境界部付近.

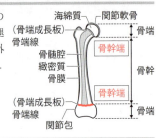

167 大腿骨顆部
【だいたいこつ・かぶ】
★
□□□

大腿骨の遠位端の内側と外側にある肥厚した部位.
内側の肥厚部を内側顆という.
外側の肥厚部を外側顆という.
内顆と外顆の後面は大きく後方に突出しており,その間に関節窩と呼ばれる陥凹部をつくる.

68 大腿骨顆部骨折
【だいたいこつ・かぶ・こっせつ】
★
☐☐☐

大腿骨の顆部に発生する骨折
内顆骨折や外顆骨折は膝関節の関節包内骨折である．

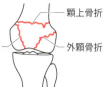

[分類]
①内顆骨折，②外顆骨折，③内側側副靱帯付着部の剝離骨折など．
[症状]膝関節可動域制限，内反変形，外反変形，膝関節の動揺

69 大腿骨頸部外側骨折
【だいたいこつ・けいぶ・がいそく・こっせつ】
★★
☐☐☐

股関節の関節包外の骨折
血流や骨膜性骨化が期待できるため骨癒合が期待できる．

[分類]
①転子間骨折：股関節の関節包外で大転子より上位での骨折（大腿骨頸部外側骨折の一種）．骨癒合は比較的良好で骨接合術が施行される．
②転子貫通骨折：大転子と小転子を貫通する骨折
[治療法]
①保存療法（手術をしない）
②骨接合術（廃用症候群予防のため高齢者に適応する）

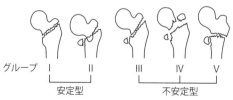

170 大腿骨頸部外側骨折内固定術
【だいたいこつ・けいぶ・がいそく・こっせつ・ないこていじゅつ】
★★
□□□

大腿骨頸部外側骨折(股関節の関節包外での大腿骨骨折．大腿骨転子部骨折や転子下骨折のこと)に対し，麻酔して皮膚を切開し，骨転位を直接整復し，金属ピン，ワイヤー，スクリュー，プレート，ロッド(棒)などを用いて骨を直接固定すること．

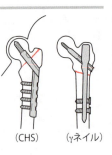
(CHS)　(γネイル)

股関節の関節包外の骨折なので血管栄養が保たれることから骨癒合がしやすいので(人工骨頭置換術は行わず)内固定術が行われる．

骨接合術：骨折した部分を金属の板やネジなどの骨接合材で，直接固定する手術法のこと．

[種類]
① gamma locking nail(γ型髄内釘)，② compression hip screw(CHS)，③ Ender nail など．

171 大腿骨頸部骨折
【だいたいこつ・けいぶ・こっせつ】
★★
□□□

大腿骨の頸部に生じる骨折

大腿骨頭 ― 内側骨折
― 外側骨折
関節包 ― 大転子
小転子

[分類]
①大腿骨頸部内側骨折：股関節包内の頸部で発生する骨折で，骨癒合が困難(予後不良)なため，人工骨頭置換術を施行する．
②大腿骨頸部外側骨折：股関節包外の転子間で発生する骨折で，骨癒合は良好であるため，骨接合術(γネイルなど)を施行する．
　大腿骨頸部内側骨折が，大腿骨頸部外側骨折より多く発症しやすい．

[好発年齢，性別]高齢者や女性に多発する．

72 大腿骨頸部内側骨折
【だいたいこつ・けいぶ・ないそく・こっせつ】
★★★
□□□

股関節の関節包内に生じる骨折
[分類]①骨頭下骨折，②中間部骨折
[特徴]骨癒合が不良で，骨頭壊死を起こしやすい．
[理由]
①関節包内部分であるため骨膜性骨化がない．
②骨折面に働く剪断力（ズレを生じる力）が強い．
③骨頭の栄養血管が損傷される．
④高齢者に多く骨粗鬆症がある．
[観血的治療]
人工骨頭置換術を施行する．

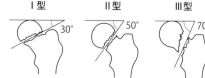

Ⅰ型　　Ⅱ型　　Ⅲ型

73 大腿骨骨幹部骨折
【だいたいこつ・こっかんぶ・こっせつ】
★★
□□□

大腿骨の骨幹部に生じる骨折
[発生機序]
①横骨折：（交通事故など）強い直達外力で発症する
②らせん骨折，斜骨折：介達外力で発生する．
[骨折部位]
①近位骨幹部骨折：骨幹部近位 1/3 の骨折．
②中央骨幹部骨折：骨幹部中 1/3 の骨折．
③遠位骨幹部骨折：骨幹部遠位 1/3 の骨折．
[治療]
内固定術：①髄内釘固定術，②プレート固定術

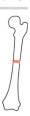

174 大腿骨頭壊死
【だいたい・こっとう・えし】
★★
☐☐☐

大腿骨の骨頭に発生する壊死

[分類]
① 症候性大腿骨頭壊死：原因が分かっているもの．原因には大腿骨頸部内側骨折，股関節脱臼などによる阻血性・無菌性壊死などがある．
② 特発性大腿骨頭壊死：原因が分からないもの．誘因には，副腎皮質ステロイドの投与やアルコールの多飲，全く原因が不明なものまである．

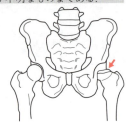

175 大腿骨頭すべり症
【だいたい・こっとう・すべりしょう】
★★
☐☐☐

大腿骨近位骨端線で大腿骨頭が大腿骨頸部に対して後下方にすべる疾患．

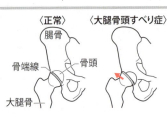

[好発年齢・性別]思春期の肥満男児，20〜40％が両側性である．
[原因]不明（ホルモン説や外傷説がある）．
[症状]股関節の屈曲・外転・内旋の制限，Drehmann（ドレーマン）徴候や Trendelenburg（トレンデレンブルグ）徴候．

176 大腿四頭筋麻痺
【だいたい・しとうきん・まひ】
★★
☐☐☐

大腿神経（末梢神経）が何らかの外傷などにより損傷されることで生じる大腿四頭筋の麻痺．
[症状]大腿四頭筋筋力低下（膝関節伸展障害），膝くずれ現象（p.261参照），反張膝（過伸展〈ロック〉）が起こる．

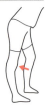

13. 障害別理学療法治療学（骨関節障害）

277 大腿神経麻痺
【だいたい・しんけい・まひ】
★★
□□□

何らかの原因で大腿神経が麻痺した状態．

[分類]
① 大腿神経筋枝麻痺：腸腰筋，恥骨筋，縫工筋，大腿四頭筋が麻痺する→大腿四頭筋麻痺
② 大腿神経皮枝麻痺：大腿前面皮膚の感覚障害，しびれ，痛みなどが出現する．

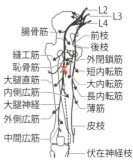

278 大殿筋歩行
【だいでんきん・ほこう】
★★
□□□

異常歩行の一種
[原因]大殿筋（股関節伸展筋）の筋力低下により起こる．
[症状]上半身を反らし，上半身の重心は股関節運動軸より後方を通る．
股関節屈曲を起こさないように股関節伸展位でロックした状態で歩行する．

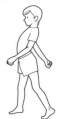

279 弾発現象
【だんぱつ・げんしょう】
★
□□□

関節を自動で動かす際に起こる現象．
関節の主運動を行う際に拮抗腱に腫脹が発生し，主運動の途中で腱鞘内で腱腫脹が引っかかり一時的に主運動が停止する．
その後，更に強く主運動を行うと拮抗腱鞘内を腱腫脹部が急激にすり抜けて弾けた運動を起こす．
これを弾発現象（ばね現象）という．
[具体例]ばね指，ばね膝などがある．

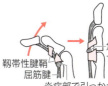

13. 障害別理学療法治療学(骨関節障害)

180 中手指節関節
【ちゅうしゅ・
しせつ・かんせつ】
★★
□□□

[別名]MP 関節.
中手骨と基節骨の間の関節のこと.
[関節の形状]
顆状関節(2 軸性)で関節面の形状が球関節に近いが, 靱帯などにより 1 方向または 2 方向に運動が制限されている.
橈骨遠位端骨折時のギプス固定は「中手指節間関節」を自由に動かせる状態にしておく必要がある.

遠位指節間関節
近位指節間関節
中手指節関節
手根中手関節
手根間関節
橈骨手根関節

181 中手指節間関節伸展拘縮
【ちゅうしゅ・しせつかん・かんせつ・しんてんこうしゅく】
★
□□□

手の中手骨と基節骨を連結している関節(中手指節間関節 = MP 関節)において屈曲可動域が制限された状態.

182 中足趾節間関節背側脱臼
【ちゅうそく・しせつかん・かんせつ・はいそく・だっきゅう】
★
□□□

MP 関節部での基節骨の背側への脱臼
MP 関節 = 中足指節間
metatarso pharangeal(MP)
関節 = 中足骨と基節骨の間の関節
[原因]足指の突き指, 関節リウマチなど.

13. 障害別理学療法治療学（骨関節障害） 251

33 肘部管症候群
【ちゅうぶかん・しょうこうぐん】
★★★
□□□

尺骨神経が肘部管内を通過する時に生じる絞扼性神経障害のこと．

肘部管：上腕骨内側顆にある溝（尺骨神経溝）と滑車上肘靱帯，Osbornバンド（尺側手根屈筋筋膜）で囲まれている狭いトンネルのことで，この中を尺骨神経が通る．

[症状]
小指と環指尺側の感覚障害，鷲手変形，骨間筋萎縮，Froment徴候などを起こす．

34 腸脛靱帯炎
【ちょうけいじんたい・えん】
★★
□□□

[別名]ランナー膝
過剰なランニングやサイクリングなどにより起こる腸脛靱帯の炎症．
腸脛靱帯が大腿骨外側上顆を繰り返し擦るために炎症が起こる．

[腸脛靱帯]大腿部外側で大腿筋膜張筋から起こり脛骨外側顆に付着する靱帯．

35 長・短腓骨筋腱脱臼
【ちょう・たん・ひこつ・きん・けん・だっきゅう】
★
□□□

腓骨筋支帯が不安定または断裂していて足関節を背屈・外がえしした場合に長腓骨筋腱が外果を越えて前方へ脱臼すること．

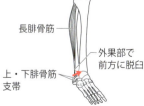

[長・短腓骨腱]腓骨筋支帯に支えられ腓骨外果下部を通過する腱．
[原因]激しい外傷（スキーでの前方への転倒，ターンでの急激な踏み込み）など．
[治療法]脱臼整復後の保存療法（ギプス固定）

186 直達牽引
【ちょくたつ・けんいん】
★
□□□

骨折や脱臼などで転位した骨折骨片に Kirschner 鋼線を直接取り付け，整復する方向に牽引（引っ張る）する方法（骨を直接牽引する方法）．
ベッドでの臥床位で，牽引方向を微妙に調整しながら長期間緩やかに重錐で牽引する．
[利点] 強い力で持続して牽引することができる．
[欠点] 感染の危険がある．

PT36-21

187 椎間関節の開大
【ついかんかんせつのかいだい】
★★
□□□

体幹屈曲（腰椎前弯の減少）で起こり神経根部の圧迫を減少させる．
Williams 体操では，椎間関節の開大を目的としている．
[椎間関節] 上位椎骨の下関節突起と下位椎骨の上関節突起との間の平面関節で，上下の椎骨を連結している関節．

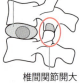 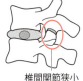

椎間関節開大　　椎間関節狭小

188 椎間板内圧
【ついかんばん・ないあつ】
★★
□□□

椎間板にかかる負担度（圧力）のこと．姿勢により内圧は変化する．
[椎間板] 髄核（ゼラチン）と線維輪（コラーゲンを含む）からできているクッション機能を持つ軟骨で，脊椎のしなやかな動きの基になっている．

[椎間板内圧]
①立位 = 100 %
②仰臥位 = 25 %
③側臥位 = 75 %
④椅子座位 = 140 %
⑤お辞儀 = 150 %
⑥前屈位荷物持ち = 220 %

圧力測定器

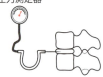

89 槌指変形 【つちゆび(ついし)・へんけい】 ★ □□□

[別名]マレット変形.
[名称の由来]手指のDIP関節が木槌(きづち)のように曲がった状態になるため「槌指」という.
[発生機序]
①指伸筋の伸張または断裂で起こる.
②DIP関節内での末節骨の骨折で起こる.

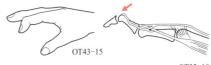

OT43-15
OT32-19

90 手舟状骨骨折 【て・しゅうじょうこつ・こっせつ】 ★★★ □□□

手の舟状骨の骨折
[原因]激しい外力,事故,転倒などで手を強く床に着くなど.
[合併症]骨接合不全,無腐性壊死など(手の舟状骨は血流不全であるため).

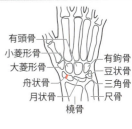

91 テニス肘 【てにす・ひじ】 ★★★ □□□

[疾患名]上腕骨外側上顆炎
[通称]テニス肘(中高年以降のテニス愛好家に生じやすいので)
上腕骨外側上顆に起始している手や手指伸筋群を使いすぎること(使い過ぎ症候群)によりその起始部が剥離することで生じる炎症疾患.
[主症状]肘外側上顆の疼痛

92 転移性骨腫瘍 【てんいせい・こつしゅよう】 ★★ □□□

原発癌が骨以外にあり,その原発癌細胞が骨に転移したもの.
転移性骨腫瘍を起こしやすい原発癌は,骨髄腫,前立腺癌,乳癌,腎癌,肺癌などである.
[症状]骨痛,骨折,脊椎腫瘍による神経麻痺など.

193 転移性脊椎腫瘍
【てんいせい・せきついしゅよう】
★
□□□

他の原発巣(腫瘍が発生した部位)から腫瘍細胞が脊椎に転移して脊椎で二次的に腫瘍が成長したもの.
[脊椎腫瘍]脊椎にできる腫瘍(分類＝原発性脊椎腫瘍と転移性脊椎腫瘍).
[好発年齢]中・高齢者
[原発巣]肺癌,乳癌,前立腺癌,胃癌,甲状腺癌,腎細胞癌など.

194 投球骨折
【とうきゅう・こっせつ】
★
□□□

野球やソフトボールの投球動作時にみられる骨折で上腕骨がらせん状に骨折する.
上腕骨骨幹部に回旋力が加わることで発生する.
ある程度筋力があって投球姿勢が悪い草野球選手などで起こりやすい.
橈骨神経麻痺を合併しやすい.

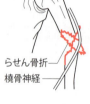

195 橈骨遠位端骨折
【とうこつ・えんいたん・こっせつ】
★★★
□□□

橈骨遠位端(手関節付近)部での骨折.
[原因]転倒時に手を地面に着いた時の衝撃.

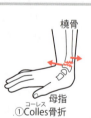

①Colles骨折　②Smith骨折

[分類]
①Colles骨折:橈骨遠位端部伸展型骨折(手掌部を床に着く骨折)である.
②Smith骨折:橈骨遠位端部屈曲型骨折(手背部を床に着く骨折)である.
[好発年齢]骨粗鬆症のある高齢者.

13. 障害別理学療法治療学（骨関節障害）

96 等張性収縮運動
【とうちょうせい・しゅうしゅく・うんどう】
★★
☐☐☐

関節運動の最初から最後まで筋張力が一定の運動（関節運動を伴う筋収縮運動）．

97 等張性収縮訓練
【とうちょうせい・しゅうしゅく・くんれん】
★★
☐☐☐

等張性収縮運動を用いて行う筋力増強訓練
［分類］
①求心性収縮運動：筋の収縮により筋の起始と付着が近づく関節運動（筋の最大筋力より筋出力は少ない）．
②遠心性収縮運動：筋は収縮しているにもかかわらず外力により筋の起始と付着が引き離される関節運動（筋の最大筋力以上の筋出力）．

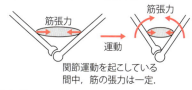

関節運動を起こしている間中，筋の張力は一定．

98 徒手伸張法
【としゅ・しんちょうほう】
★
☐☐☐

治療者の徒手による筋伸張法のこと．
［方法］
①患者は安静臥床で全身の力を抜く．
②治療者は患者の筋弛緩状態を確認し，痛みの無い範囲でゆっくりと，筋の起始・付着部を引き離す方向に伸張する．
③引き伸びた肢位を一定時間保持して筋の伸張を確認する．

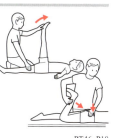

199 内果骨折【ないか・こっせつ】 ★★ □□□

下腿骨遠位部骨折の一種で，脛骨内果部の骨折のこと．

[発生機序] 足関節（距腿関節）に急で激しい内反力あるいは外反力が加わることで生じ，脱臼骨折にいたる場合もある．

[治療] 骨折の転位が少ない場合は，外固定で保存的に治療可能．

転位がある場合や不安定性が強い場合は手術による内固定が必要である．

PTB ギプスで外固定する場合は，足関節をやや（約10°）底屈位に維持する．

200 外果骨折【がいか・こっせつ】 ★ □□□

下腿の腓骨の下端（外くるぶし）の骨折．

[原因] 足関節の過度の内返し．

[好発年齢] 青年以降

[診断] 単純X線画像

[治療法]
① 転位がある時：外科的手術（スクリュー固定，鋼線固定）
② 転位がない時：ギプス固定（固定期間＝4〜6週）

外果骨折 — 内果骨折

201 内反股【ないはん・こ】 ★★ □□□

大腿骨の頸体角（大腿骨頭頸部と骨幹部が形成する角度）が正常角度（125〜135°）よりも小さい状態．

[原因] 先天性内反股，くる病，骨軟化症，外傷など．

正常　　　内反股　　　外反股
125〜135°　125〜135°以下　125〜135°以上

02 内反小趾
【ないはん・しょうし】
★
□□□

小趾（第5趾）の基節骨が内側に曲がる変形.
［原因］①第5中足骨頭の外側への突出, ②先端が窮屈な靴の乱用など.
［合併症］第5中足骨頭部の疼痛, 胼胝（べんち）など.

重なり趾　　内反小趾
外反母趾　　立ち趾

03 内反ストレステスト
【ないはん・すとれすてすと】
★★
□□□

膝の外側の不安定性を評価する検査法. 健側と比べてゆるみ（ぐらつき）があれば外側側副靱帯損傷の疑いがある.

［方法］
①膝関節30°屈曲位で膝を内反方向へ強制した時に「ぐらつき」があれば外側側副靱帯損傷を疑う.
②膝完全伸展位で膝を内反強制した時に「ぐらつき」があれば十字靱帯損傷の合併を疑う.

04 内反変形
【ないはん・へんけい】
★
□□□

前額面からみて関節を構成する近位骨に対して遠位骨が内側に曲がる変形のこと.
［種類］
上肢：内反肘, 内反手など.
下肢：内反股, 内反膝, 内反足, 内反小趾など.

右肘関節の内反変形　　膝関節の内反変形　　足関節の内反変形

13. 障害別理学療法治療学（骨関節障害）

205 膝関節の内反変形
【ひざかんせつの
ないはん・へん
けい】
★★
□□□

[別名]内反膝，O脚
膝関節の内反方向（下腿が外側に曲がる方向）への変形．両側性に起こることが多い．
変形性膝関節症に起因する．

206 難治性遷延性治癒骨
折
【なんちせい・
せんえんせい・ちゆ・
こっせつ】
★
□□□

予測される治癒期間を過ぎてもなかなか骨癒合が起こらず治癒が進まない骨折のこと．または，骨折後3ヵ月以上経過しても仮骨形成がほとんどみられない骨折のこと．
難治性：治癒状況が不良（なかなか完治しない状況）のこと．
遷延性治癒：治癒期間が予測期間より長引くこと．

207 Ⅱ度の熱傷
【にどのねっしょう】
★
□□□

熱傷の深さは，Ⅰ度，Ⅱ度，Ⅲ度に分類される．
Ⅱ度：表皮～真皮（表皮の下）までの損傷で，強い痛みと水疱形成がある．
①浅達性Ⅱ度熱傷：真皮浅層までの損傷で瘢痕は残らず2週間以内で治癒する．
②深達性Ⅱ度熱傷：真皮深層までの損傷で瘢痕を残すこともあり4週間以内で治癒する．

熱傷深度	障害組織	外 見	症 状	治療期間
Ⅰ度	表皮のみ	発赤，紅斑	疼痛，熱感	数日
浅達性Ⅱ度 （Ⅱs）	真皮浅層まで	水疱	特に激しい疼痛，灼熱感，知覚鈍麻	2週間以内
深達性Ⅱ度 （Ⅱd）	真皮深層まで	水疱（破れやすい）	激しい疼痛，灼熱感，知覚鈍麻	4週間以内，肥厚性瘢痕形成多い
Ⅲ度	真皮全層，皮下組織	蒼白（時に黒色調），脱毛，乾燥	無痛性	自然治療なし，瘢痕形成

[日本熱傷学会による熱傷深度分類を一部改変]

08 二分脊椎【にぶん・せきつい】 ★★

神経管が作られる妊娠の4〜5週ごろの胎生期に起こる先天性の異常で、神経管が閉鎖せず分裂したまま成長する奇形である.

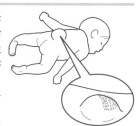

神経管の上部で閉鎖障害が発生したものを無脳症といい、神経管下部に閉鎖障害が発生したものを二分脊椎という.

[分類]①顕在性二分脊椎, ②潜在性二分脊椎
①顕在性二分脊椎：脊髄が脊椎から突出しているため神経障害を起こす.
②潜在性二分脊椎：学童期以降に脊髄係留症候群を起こしやすい.

[症状]①水頭症, ②髄膜瘤, ③脊髄損傷, ④膀胱直腸障害, ⑤踵足変形など.
[理学療法]①移動能力の獲得, ②補装具の使用, ③車椅子の使用, ④残存機能の向上, ⑤拘縮の予防

09 1／2部分体重負荷【にぶんのいち・ぶぶんたいじゅう・ふか】 ★★

[英語略]PWB1/2（partial weight bearing1/2）
患側下肢にかける体重が全体重の1/2ということ.
[例]
体重50 kgの患者の場合：大腿骨頸部骨折後の患側下肢1/2部分体重負荷（PWB1/2）= 25 kg

10 捻挫【ねんざ】 ★

関節に生理的な関節可動範囲を越えた動きが衝撃的に加えられたときに起こる損傷.
骨・関節そのものの損傷はないが、関節包、靱帯、軟部組織などが損傷した状態.

211 半月板損傷
【はんげつばん・そんしょう】
★★
□□□

膝関節の外傷性損傷の一種.膝関節内の(内外)半月板が損傷した状態.体当たりするようなコンタクトスポーツ活動で受傷しやすい.内側側副靱帯や前十字靱帯などの靱帯損傷を合併しやすい.
[好発部位]内側半月

前方／内側半月／前十字靱帯／膝横靱帯／外側半月／内側／外側／半月大腿靱帯／内側側副靱帯／後十字靱帯／後方

212 内側半月板損傷
【ないそく・はんげつばん・そんしょう】
★★
□□□

内側半月板の損傷.コンタクトスポーツ活動など体当たりするような激しい接触により,膝の捻(ねじ)れが起こることで受傷する.前十字靱帯損傷や内側側副靱帯損傷に合併することが多い.
[症状]疼痛,クリック音,ロッキング現象など.
[検査]Mc Murray(マクマレー)テスト

内側／外側

213 反復性膝蓋骨脱臼
【はんぷくせい・しつがいこつ・だっきゅう】
★
□□□

外傷性膝蓋骨脱臼後に何度も脱臼を繰り返すこと.
[原因]大腿骨外側顆の形成不全,膝蓋骨の形態異常,外反膝,内側広筋の弱化など.

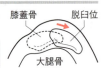

膝蓋骨／脱臼位／大腿骨

13. 障害別理学療法治療学（骨関節障害） 261

14 膝関節内側膝蓋大腿靱帯損傷
【ひざかんせつ・ないそくしつがい・だいたいじんたい・そんしょう】
★
□□□

膝関節内側膝蓋大腿靱帯が断裂したり引き伸ばされる損傷．
膝関節内側膝蓋大腿靱帯：膝蓋骨内側部と大腿を結んでおり，膝蓋骨が外側にずれないように引っ張っている靱帯．
[原因]急な方向転換やジャンプと着地を繰り返すスポーツの繰り返しなど．

[治療法]
①保存的治療＝膝蓋骨脱臼予防用サポーター
②手術療法＝人工靱帯再建術

大腿骨／膝蓋骨／大腿直筋腱／内側広筋／外側広筋／内側膝蓋大腿靱帯／外側膝蓋大腿靱帯／内側側副靱帯／外側側副靱帯／内側膝蓋脛骨靱帯／外側膝蓋脛骨靱帯／膝蓋靱帯／内側膝蓋支帯／外側膝蓋支帯／腓骨　脛骨

15 膝くずれ
【ひざくずれ】
★★
□□□

[別名]膝折れ
[英語]giving way（ギビングウェイ）
立位や歩行時に膝が急にガクンと折れ曲がる現象．
[原因]大腿四頭筋筋力低下，膝前十字靱帯損傷など．

16 膝前十字靱帯脛骨付着部剥離
【ひざぜんじゅうじじんたい・けいこつふちゃくぶ・はくり】
★
□□□

前十字靱帯の脛骨前顆間区の内側付着部で剥がれた状態．靱帯の途中で断裂したものではない．

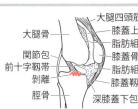

大腿四頭筋腱／大腿骨／膝蓋上包／脂肪組織／関節包／膝蓋骨／前十字靱帯／脂肪組織／剥離／膝蓋靱帯／脛骨／深膝蓋下包

膝前十字靱帯：
大腿骨外側顆の内面後部から脛骨前顆間区の内側部に付く靱帯．脛骨の前方移動を制御する作用がある．

217 膝の外反動揺
【ひざのがいはんどうよう】
★
□□□

歩行中に膝関節が外反方向へ不安定にぐらつくこと．
[原因]内側側副靱帯の損傷．
[治療]7〜10日程度のギプスやギプスシャーレなどによる固定．

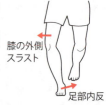

膝の外側スラスト
足部内反

218 肘関節内側側副靱帯損傷(肘関節尺側側副靱帯損傷)
【ひじかんせつ・ないそくそくふくじんたい・そんしょう(ひじかんせつ・しゃくそくそくふくじんたい・そんしょう)】
★
□□□

肘関節に繰り返しかかる外反ストレスによる内側側副靱帯の炎症や断裂．スポーツ外傷(野球の投球，アームレスリング，柔道など)などで肘関節に強い外反ストレスがかかると起こりやすい．
肘関節内側側副靱帯：肘関節の側方(上腕骨と尺骨)に付着する靱帯で肘の外反運動を制御している．

関節包
内側側副靱帯
橈骨輪状靱帯

219 病的骨折
【びょうてき・こっせつ】
★★
□□□

骨の病的状態が原因で骨強度が弱くなり，正常な骨なら骨折しないような微小な力によって起こる骨折．
[原因]骨粗鬆症，原発性骨腫瘍，転移性骨腫瘍，化膿性骨髄炎，副甲状腺機能亢進症など．

220 疲労骨折
【ひろう・こっせつ】
★★
□□□

マラソンやランニング，ジャンプなど下肢に負荷が過剰にかかるスポーツ活動を継続した場合，骨の同じ部位に繰り返しストレスがかかって骨内部に微細な亀裂骨折が生じる．そのまま運動を続けて，修復する前に次の微細な亀裂骨折が生じる状態が繰り返し起こる結果，骨全体の骨折にいたること．

21	脛骨疲労骨折 【けいこつ・ひろう・こっせつ】 ★ □□□	脛骨に起こる疲労骨折．疲労骨折で最も発生率が高い． ［治療］PTB式免荷式短下肢装具による歩行． 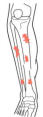
22	複雑性局所疼痛症候群（CRPS） 【ふくざつせい・きょくしょとうつう・しょうこうぐん】 ★★★ □□□	［英語名］CRPS（complex regional pain syndrome） 複雑な要因が絡み合って引き起こされる疼痛性疾患． Ⅰ型CRPSは神経損傷を伴う． Ⅱ型CRPSは神経損傷を伴わない． 骨・筋の組織損傷や外傷などにより交感神経の過剰な興奮が起こり発痛物質の生成が異常に促進される．強く激しい疼痛，感覚過敏，浮腫・腫脹などの症状が出現する．

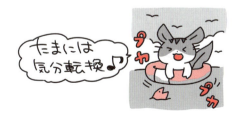

223 副神経
【ふく・しんけい】
★★★
□□□

[別名]第XI脳神経
脳幹部から出る12対の脳神経(末梢神経)のうち第11番目の脳神経で体性運動神経である．
[神経支配]僧帽筋，胸鎖乳突筋＝肩甲骨の挙上

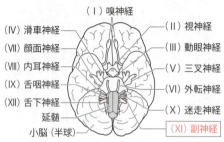

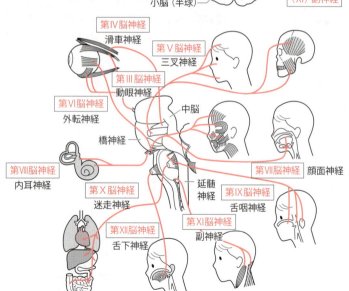

13. 障害別理学療法治療学（骨関節障害） 265

24 部分荷重
【ぶぶん・かじゅう】
★
□□□

体幹や下肢に何らかの障害があるため全体重よりも少ない体重をかけること．
荷重：体幹や下肢に体重をかけること．
具体例：「1/2 荷重」「1/3 荷重」など．

[適応]下肢骨（特に下腿骨）の遷延性治癒骨折の治療経過時の負荷時に用いる． PT39-22

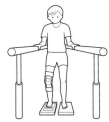

25 プレート固定術
【ぷれーと・こていじゅつ】
★★
□□□

骨折後の骨接合術の一種
骨折部に金属型のプレート（板）をあててスクリュー（螺子）で固定する．
[適応]長管骨（大腿骨，脛骨，上腕骨，橈骨，尺骨など）の骨幹部骨折．

26 閉鎖神経
【へいさ・しんけい】
★★★
□□□

腰神経叢（第2腰神経〜第4腰神経）から分枝する末梢神経．
[分類]①筋枝，②皮枝
①筋枝：大腿内転筋群（薄筋，長内転筋，大内転筋など）を支配するので，損傷すると内転障害を起こす．
②皮枝：大腿内側皮膚に分布している．

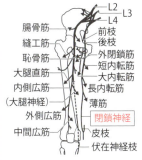

227 閉鎖髄内釘
【へいさずいない・てい】
★★
☐☐☐

長管骨骨折の骨接合術で骨髄腔内へ挿入する金属製の釘のこと．
[種類]Kuntscher(キュンチャー)釘，Ender(エンダー)釘，横止め髄内釘など．

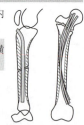

228 変形性頸椎症
【へんけいせい・けいついしょう】
★★
☐☐☐

椎間板の水分保持力の低下，内圧減少，支持性の低下，上下の椎体辺縁の骨棘形成，椎間関節の変形(すり減り)などから頸椎の椎骨や頸椎全体の形状が変化した病変．
[原因]頸椎の加齢変化
[症状]頸椎周辺の局所症状(頸部痛，肩こり，背部痛など)
[合併症]頸椎症性脊髄症，頸椎症性神経根症など．

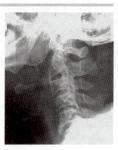

PT43-24

229 変形性肘関節症
【へんけいせい・ひじかんせつしょう】
★★
☐☐☐

肘関節炎に伴う自発的疼痛，腫脹，可動域制限などを主症状とする関節変性変形．
[原因]肘関節の過剰使用(スポーツ，重労働など)，肘関節内骨折，肘関節外傷，関節炎など．
[病態]肘関節軟骨の摩耗，肘関節裂隙の狭小，橈骨頭の肥大，軟骨下骨の硬化，関節面の露出，骨棘形成，関節運動制限，肘関節内遊離体，肘ロッキング現象など．
[治療]温熱療法(ホットパック)

230 扁平足
【へんぺいそく】
★★★
☐☐☐

足部変形の一種．足部内側縦アーチが減少，消失したもの．
[発症時期]①小児期，②思春期，③成人期
[原因]①先天性構築障害，②外傷性構築障害，③麻痺性構築障害

アーチの低下

13. 障害別理学療法治療学（骨関節障害） **267**

---

31 母指球筋萎縮
【ぼしきゅうきん・
いしゅく】
★★★
□□□

正中神経が麻痺することで母指球を形成する筋が萎縮すること（猿手変形）.

OT41-19

母指球筋：母指球を形成する次の4つの筋. ①短母指外転筋, ②母指対立筋, ③短母指屈筋, ④母指内転筋. 正中神経支配筋である.
母指球：手掌の母指側の膨らみのこと.

---

32 母指内転位拘縮
【ぼし・ないてんい・
こうしゅく】
★★
□□□

母指（第1指）の中手指節関節が内転位で拘縮すること.

[原因]母指の外傷, Volkmann拘縮など.
フォルクマン

---

33 ボタンホール変形
【ぼたんほーる・
へんけい】
★★
□□□

手の外傷や関節リウマチなどにみられる手指変形の一種
指伸筋腱の中央索の断裂により PIP 関節の屈曲を押さえられず, 側索が PIP 関節の両側で掌側にずれて, 結果的に PIP 関節が両側索の間から飛び出す.

OT37-20

[変形]
手指の遠位指節間（DIP）関節は, 過伸展位
手指の近位指節間（PIP）関節は, 屈曲位

---

34 慢性腰痛症
【まんせい・
ようつうしょう】
★★★
□□□

腰痛に対する保存的治療を2〜3ヵ月以上行ったにもかかわらず治癒しない腰痛.
腰痛症：下肢の神経症状を伴わない腰痛のうち器質的病変を認めない腰痛.
[原因]日常生活における不良姿勢, 腰筋性疲労など.

235 ムチランス変形【むちらんす・へんけい】 ★★ □□□

[別名]オペラグラス変形
関節リウマチの変形の1つ.
病期の進行で指の関節が破壊されるとともに骨が吸収される結果,指が短くなってしまう変形.
この変形に陥った指は先端がブラブラしており,他者が変形指を引き伸ばすと,アコーディオン,望遠鏡,オペラグラスのように伸びる.

OT41-20

236 免荷【めんか】 ★★ □□□

骨折や外傷など障害のある身体部位に体重をかけないようにすること.
免荷用の補装具：①車椅子,②松葉杖,③免荷装具(ポゴステーク装具,PTB式免荷装具など),④水治療法などを使用する.

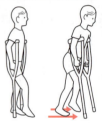
PT32-23

237 完全免荷【かんぜん・めんか】 ★★ □□□

下肢に全く荷重をかけないこと.
下肢の骨・関節の外傷や骨折時に,ある程度の治癒または骨癒合が起こるまで(医師の荷重許可があるまで),完全免荷する.

238 完全免荷歩行【かんぜん・めんか・ほこう】 ★★ □□□

両松葉杖や下肢免荷装具(Thomas(トーマス)型免荷長下肢装具,PTB式下腿免荷装具)などを用いて,下肢への荷重を完全に免荷した状態での歩行.
高齢者の大腿骨頸部外側骨折に対する観血的整復固定術後の理学療法では,両松葉杖で患肢完全免荷歩行を指導する.

13. 障害別理学療法治療学(骨関節障害) 269

39 野球肩
【やきゅう・かた】
★★★
□□□

[別名]水泳肩
肩関節周囲に起こるスポーツ障害の一種で，肩関節回旋筋腱板（ローテーターカフ）の炎症，肩関節唇損傷，上腕二頭筋長頭腱炎，肩関節周囲石灰化，肩関節亜脱臼，肩関節滑液包炎，インピンジメント症候群などの総称．
[原因]投球，投てき，水泳，バレーボール，テニスなどのスポーツでの肩関節の使い過ぎ（オーバーユース）．
[治療]回旋筋腱板の筋力増強，PNFなど．

40 野球肘
【やきゅう・ひじ】
★★★
□□□

成長期（少年）の野球での，投球（スローイング）動作による肘の使い過ぎ（オーバーユース）で起こる，肘関節の内側・外側・後方に発生する投球時の疼痛の総称．
[種類]
①肘内側障害…上腕骨内側上顆炎や骨端線離開
②肘外側障害…上腕骨小頭の離断性骨軟骨炎
③肘後方障害…上腕三頭筋腱炎

41 溶骨性転移
【ようこつせい・てんい】
★
□□□

癌の骨転移過程の一種．骨に腫瘍細胞が浸潤した結果，破骨細胞の働きが盛んになって骨が溶けること．
[具体例]乳癌，腎癌

242 腰椎すべり症【ようつい・すべりしょう】 ★★★ □□□

腰椎椎弓の分離症の影響で，分離した上位椎体が下位椎骨上を前方へすべった状態．
[症状]腰痛，坐骨神経痛，間欠性跛行など．
p.238「脊椎分離症」を参照

243 腰椎前弯【ようつい・ぜんわん】 ★ □□□

腰椎の前方への凸の弯曲．
脊柱には生理的弯曲がある．頸椎と腰椎は前方へ，胸椎は後方へ凸に弯曲している．腹筋筋力が低下すると，腰背部の筋（脊柱起立筋群や胸腰筋膜など）が強く緊張して腰椎前弯が増強する．

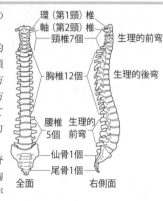

244 腰椎椎間板ヘルニア【ようつい・ついかんばん・へるにあ】 ★★★ □□□

[別名]腰部椎間板ヘルニア
腰部のいずれかの椎間板の髄核が線維輪を破って椎間板の後外方へ突出すること．神経根や馬尾神経を圧迫する．
[症状]腰痛，殿部痛，下肢への放散痛やしびれ，圧迫した神経根の支配筋の筋力低下，間欠性跛行など．
[好発部位]第4～5腰椎間，第5腰椎～第1仙椎間
[整形外科検査]ラセーグ徴候，大腿神経伸張テスト．
[治療]鎮痛鎮痙薬，ダーメンコルセット装着，硬膜外ブロック注射，活動制限，Williams(ウィリアムズ)体操など．
p.237「脊柱管狭窄症」を参照

45 腰痛症
【ようつうしょう】
★★★
□□□

腰痛の原因となる器質的病変や神経症状がない腰痛のこと.

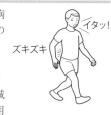

[分類]
①急性腰痛症(ギックリ腰)
②慢性腰痛症(痛みの軽減のために体幹装具を適用する)

[装具]Williams(ウイリアムス)型装具,ダーメンコルセットが適応する.
[治療体操]Williams(ウイリアムス)体操やMcKenzie(マッケンジー)体操を行う.
[物理療法]温熱療法(ホットパック),経皮的電気刺激(TENS)を行う.

46 梨状筋症候群
【りじょうきん・しょうこうぐん】
★★★
□□□

梨状筋が原因で生じる,殿部から下肢にかけての鈍痛や放散痛を起こす症候群.

梨状筋:仙骨と大腿骨大転子に付着する筋.梨状筋の中を坐骨神経が走行する.

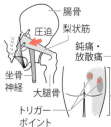

[症状]
①梨状筋(りじょうきん)のトリガーポイントからの関連筋膜痛.
②大坐骨孔での梨状筋による神経および血管の圧迫(疼痛,しびれ,放散痛など).
③仙腸関節の機能障害(拘縮や短縮).

47 轢音
【れきおん】
★
□□□

[英語名]Cracking(クラッキング)
[正式名]関節内轢音(かんせつないれきおん)
関節を動かしたときに時に鳴る音のこと.
擬音語:「コキコキ」「ポキポキ」など.
[原因]関節内キャビテーション(関節内滑液内の気泡がはじける)

248 ロッキング
【ろっきんぐ】
★★
□□□

膝関節の運動障害の一種
筋力低下や神経麻痺などではなく，関節腔内の影響で自力で膝関節の屈伸ができなくなった状態．
[原因]半月板損傷（傷ついた半月板の関節腔内での引っかかり）

249 肋骨骨折
【ろっこつ・こっせつ】
★★
□□□

肋骨の骨折
[原因]高所からの転落，歩行中の転倒，事故による衝突，骨粗鬆症高齢者の激しいくしゃみなど．
[好発部位]第5〜8肋骨（特に第7肋骨に多い）．
[症状]限局性の圧痛，呼吸時痛
[合併症]動揺胸郭，外傷性気胸，血胸，内臓損傷など．

250 若木骨折
【わかぎ・こっせつ】
★★★
□□□

若木の枝を折り曲げたときのように，離断することなく完全には折れていない状態の骨折．
[好発年齢]思春期前の小児（骨の柔軟性に富む）

251 鷲手変形
【わしで・へんけい】
★★★
□□□

末梢神経麻痺による手指変形の一種
[原因]骨間筋麻痺，虫様筋麻痺，尺骨神経麻痺（第4・5指に強い変形）．
中手指節関節（MP関節）は過伸展変形，指節間関節（IP関節）は屈曲変形を起こす．

OT39-18，OT48-PM8

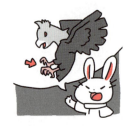

14 障害別理学療法治療学（中枢神経障害［脳血管障害］）

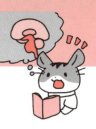

1 Anderson改訂基準 【あんだーそん・かいてい・きじゅん】 ★★★ □□□	［別名］Anderson・土肥の基準 Andersonが提唱した運動負荷の基準を土肥がより詳細に決めた基準． 安静時脈拍数が120回/分以上：運動を行わない方がよい． 運動中脈拍数が120回/分を超えた時：運動を一時中止し回復を待って再開する． など，より詳細な運動負荷の条件が設定されている．
2 Brunnstrom法ステージ 【ぶるんすとろーむほう・すてーじ】 ★★★ □□□	ブルンストロームリカバリーステージのこと． スウェーデンのSigne Brunnstromが考案した片麻痺の麻痺上肢・下肢の運動能力の評価． 回復過程を上肢・下肢・手指それぞれⅠ～Ⅵの6段階で表す．

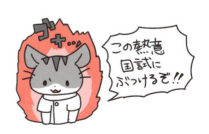

3 CI 療法(constraint-induced movement therapy)
【しーあいりょうほう(かんすとれいんと・いんでゅーすと・むーぶめんと・せらぴー)】
★★★
□□□

片麻痺の非麻痺肢の使用をスリングなどで制限し,麻痺側の運動を強制的に誘導し,麻痺肢の改善を試みる治療法.

脳卒中治療ガイドライン(脳卒中学会2009)で麻痺側上肢の機能改善が期待できる治療法として強く推奨されている(グレードB).

[適応]
①麻痺肢の手関節背屈20°以上,母指を含む3本指が10°以上動かせる.
②日常生活は片手動作(非麻痺肢)で自立している.
③基本的なリハビリテーションが終了し独歩可能である.
④在宅生活である(入院中でない).
⑤患者自らがCI療法について理解し希望している.
⑥長時間の集中訓練のストレスに耐えられる.
⑦血圧やその他の病期が安定している.

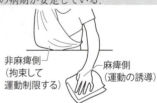

非麻痺側(拘束して運動制限する) / 麻痺側(運動の誘導)

4 CT
【しーてぃー】
★
□□□

Computed Tomogaphy の略(コンピューテッドトモグラフィー)
コンピューター断層撮影機器.
放射線を利用し検査対象を水平面,矢状面,前額面で輪切りにしたように撮影する検査機器.

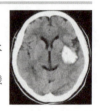

PT41-12

14. 障害別理学療法治療学(中枢神経障害[脳血管障害])

5 Fugl-Meyer 評価法
【ひゅーげる・まいやー・ひょうかひょう】
★
□□□

脳卒中片麻痺患者の運動機能，バランス，感覚などの評価法．
[評価点数]
①上肢機能 66 点，②下肢機能 34 点，③関節可動域と疼痛で 88 点，④感覚 24 点，⑤バランス 14 点

6 Gerstmann 症候群
【げるすとまん・しょうこうぐん】
★★
□□□

左頭頂側頭葉付近（角回）の障害で起こり，以下の 4 症状を呈するもの．
①失書：字を書けない．
②失算：計算ができない．
③手指失認：親指・小指などが理解できない．
④左右失認：左右が理解できない．

7 JCS(japan coma scale)
【じぇいしいえす（じゃぱん・こーま・すけーる）】
★★
□□□

[別名]3-3-9 度方式
意識障害の程度を数字で分類したもの．
Ⅰ：覚醒している(0，1，2，3)
Ⅱ：刺激に応じて一時的に覚醒する(10，20，30)
Ⅲ：刺激しても覚醒しない(100，200，300)

8 L 字型手すり
【えるじがた・てすり】
★
□□□

L 字型の手すり
[設置場所]トイレ・浴室・玄関など立ち上がり動作を行うところに用いる．
浴槽に設置する場合：L 字型の水平部分が浴槽の上縁から 10 cm の高さがよい．

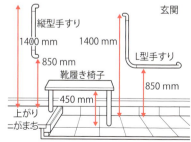

9 MRA 【えむあーるえい】 ★★ □□□

マグネティック レゾナンス アンギオグラフィ
Magnetic Resonance Angiography ＝核磁気共鳴血管画像.

MRI（核磁気共鳴画像法）を用いて血管の状態を撮影する検査.

脳動脈瘤やクモ膜下出血などの診断に有用.

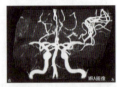

PT45-AM9　MRA画像

10 MRI 【えむあーるあい】 ★★ □□□

マグネティック レゾナンス イメージング
Magnetic Resonance Imaging ＝核磁気共鳴画像法

強い電磁波を利用して検査物を輪切りに撮影する装置.

放射線を用いないため被曝の心配がない.

脳梗塞の診断に有用.

PT49-AM3, PT46-AM7, PT42-12

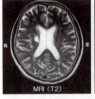 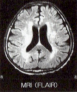 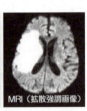

MRI（T2）　MRI（FLAIR）　MRI（拡散強調画像）

11 SI(sensory integration) 【えすあい(せんそりー・いんてぐれーしょん)】 ★ □□□

感覚統合（視覚や触覚など様々な感覚情報を集めて処理する）のこと.

［例］他人に後ろから押されても, 瞬時に色々な情報を集めてバランスを保つなど.

12 WAIS-R 【うえいす・あーる】 ★ □□□

ウェクスラー アダルト インテリジェンス スケール リバイスド
Wechsler Adult Intelligence Scale-Revised ＝成人用の知能検査

［対象年齢］16〜74歳

14. 障害別理学療法治療学（中枢神経障害［脳血管障害］） 277

13 アーム・スリング
【あーむ・すりんぐ】
★
□□□

麻痺側上肢を吊り下げ固定する腕吊り装具．
［目的］肩関節亜脱臼による痛みや車椅子の車輪への巻き込み防止など．
［対象］脳卒中片麻痺患者（弛緩性麻痺），肩関節亜脱臼

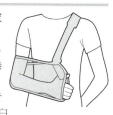

14 上がりかまち
【あがり・かまち】
★
□□□

玄関や勝手口（台所の出入り口）にある段差の部分に水平に渡した横木のこと．
上がりかまちの下で履き物を脱ぎ履きする．

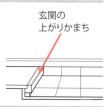

玄関の上がりかまち

15 アキレス腱延長術
【あきれすけん・えんちょうじゅつ】
★
□□□

脳卒中片麻痺患者や痙直型脳性麻痺児の内反尖足に対し，緊張したアキレス腱を切除し延長して縫合する手術法．
筋緊張を和らげ足関節の背屈を可能にすることができる．

16 萎縮
【いしゅく】
★
□□□

正常に発達した器官や組織・細胞が何らかの原因で病的にしぼんで縮み容積が減少した状態．

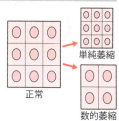

正常　単純萎縮　数的萎縮

17 易出血性
【い・しゅっけつせい】
★
□□□

高血圧や動脈硬化などで血管がもろくなり，血管壁が破れやすくなって出血しやすくなった状態．

14. 障害別理学療法治療学（中枢神経障害［脳血管障害］）

18 咽頭反射
【いんとう・はんしゃ】
★
☐☐☐

表在反射の１つ．咽頭後壁の粘膜を指や舌圧子で触ると吐き気や嘔吐運動が起こる反射．
健常者で出現する一方，球麻痺やヒステリー患者では消失する．

19 運動維持困難
【うんどういじ・こんなん】
★
☐☐☐

注意障害の一種
「眼を閉じておく」「舌を出しておく」「口を開けておく」などの一定の運動を20秒以上持続できない状態．
［病巣］右前頭葉〜頭頂葉・後頭葉

20 嚥下困難
【えんげ・こんなん】
★★
☐☐☐

水や食べ物が飲み込みにくくなること．
［原因］加齢，脳血管障害，神経筋疾患など．

21 オシロスコープ
【おしろすこーぷ】
★
☐☐☐

電圧の波形や強さを時間の流れに沿って画面上に表示する波形測定器のこと．

22 外傷性健忘
【がいしょうせい・けんぼう】
★
☐☐☐

交通事故などで頭部外傷を受け，ある一定期間，または一定の事柄についての記憶が障害され思い出せない状態．

23 外傷性脳損傷
【がいしょうせい・のうそんしょう】
★
☐☐☐

何らかの原因（事故など）により頭部に強い衝撃を受けることで脳損傷を起こし，脳の機能が障害されること．
［後遺症］運動麻痺，感覚障害，高次脳機能障害など．

14. 障害別理学療法治療学(中枢神経障害[脳血管障害]) 279

24 改訂水飲みテスト
【かいてい・みずのみ・てすと】
★
□□□

摂食・嚥下の簡易検査
3mL の冷水を口に入れて飲み込ませて「嚥下反射の有無」「ムセの有無」「呼吸の変化」をみる.

25 喚語困難
【かんご・こんなん】
★
□□□

言いたい言葉を思い出すことができず, 適切に表現できないこと.
喚語:言いたい言葉をを思い出すこと.
[例]鉛筆をみて「鉛筆」と分かっているが「鉛筆」という言葉を思い出すことができず「あの〜, あれ, あれ」となってしまう.

26 感情失禁
【かんじょう・しっきん】
★
□□□

脳障害により怒りや喜びなどの感情をコントロールできなくなった状態. 泣いてしまう感情失禁が多い.
[例]会話の途中で楽しい内容なのに, 涙が出てきて泣いてしまうなど.

27 観念運動失行
【かんねん・うんどう・しっこう】
★
□□□

以下の①と②の両方について, 障害されて運動困難となっている状態. 無意識での動作はできるものの意識した動作が困難な状態.
①(物品を使用しない)単純運動
②1つの物品を用いた(1)命令, (2)模倣, (3)物品使用での運動
[例]「バイバイと手を振る」「歯ブラシを使った歯磨き」といった簡単な動作が無意識の瞬間にはできるものの, 命令されたり, 道具をみせて「使ってください」といわれるとできない.

28 観念失行
【かんねん・しっこう】
★
□□□

いくつかの動作が連続して一連の動作になるとき，個々の動作はできるものの一連の動作として完成しない状態．
個々の動作や行為は正しいにもかかわらず「順序や対象」を誤る，あるいは物品の名前や用途は説明できるにもかかわらずその説明通りには行動できない状態．
[例]「①紙を折って，②封筒にいれ，③のりしろにのりを塗り，④封を閉じる」動作の順序間違い．のりしろにのりを塗れないなど．

29 顔面筋麻痺
【がんめんきん・まひ】
★
□□□

[症状]顔面表情筋が麻痺した状態（麻痺側の眼が閉じにくくなったり口角が下がるなど），舌前3分の2の味覚障害，唾液分泌障害．
[原因]顔面神経障害

30 記銘力障害
【きめいりょく・しょうがい】
★★
□□□

新しく学習・体験したことを覚えておくことができないこと．
[重度記銘力障害]数分あるいは数秒前のことでも忘れてしまう．

31 吸盤つきブラシ
【きゅうばんつき・ぶらし】
★
□□□

ブラシの背に吸盤を取り付け，壁に吸盤を密着させてブラシを壁に固定する．
その結果，片麻痺など一側上肢しか使用できない場合でも，片手で物を洗うことができる．

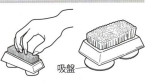
吸盤
OT47-AM9

32 狭心痛
【きょうしん・つう】
★
□□□

冠状動脈の狭窄（せばまること）や閉塞（つまること）で心筋への酸素供給が不足することにより起こる，胸が締めつけられるような痛み，絞扼感，圧迫感．
[部位]前胸部，心窩部，頸部，左肩部など．

33	強制把握 【きょうせい・はあく】 ★ □□□	手掌に何かが触れると手を握りしめて(把握反射の出現)全く離せなくなる状態. [病巣]上前頭回後部(6野), 前頭葉内側面(8野, 32野, 24野)など.
34	共同運動 【きょうどう・うんどう】 ★★★ □□□	中枢性障害(脳卒中片麻痺など)の回復過程で出現する運動. 粗大な運動が随意的に可能になってきた時期に, 個別の関節運動は困難であるものの, 上肢または下肢全体を同時に動かすことは可能な現象. 脳卒中片麻痺のBrunnstrom stage Ⅲの上下肢に出現する. 上下肢ともに, ①屈筋共同運動と②伸筋共同運動がある. ①上肢屈筋共同運動:肩甲帯挙上・後退, 肩屈曲・外転・外旋, 肘屈曲, 前腕回外, 手掌屈, 手指屈曲 ②上肢伸筋共同運動:肩甲帯前方突出, 肩伸展・内転・内旋, 肘伸展, 前腕回内, 手掌屈, 手指屈曲 ③下肢屈筋共同運動:股屈曲・外転・外旋, 膝屈曲, 足背屈・内反, 足趾屈曲 ④下肢伸筋共同運動:股伸展・内転・内旋, 膝伸展, 足底屈・内反, 足趾屈曲

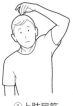
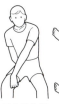

①上肢屈筋共同運動　②上肢伸筋共同運動　①下肢屈筋共同運動　②下肢伸筋共同運動

14. 障害別理学療法治療学（中枢神経障害[脳血管障害]）

35 共同性注視障害
【きょうどうせい・ちゅうし・しょうがい】
★
□□□

左右の眼球を同時に同方向（左，右，上，下）へ動かすことができない状態のこと．
[病巣]中脳・橋の障害
[分類]水平注視障害（垂直注視障害より多い），垂直注視障害

36 クモ膜下出血
【くもまくか・しゅっけつ】
★★
□□□

脳は外側から硬膜・クモ膜・軟膜で覆われており，そのクモ膜と軟膜の間の空間（クモ膜下腔）に出血を起こしたもの．
[原因]脳動脈瘤破裂，脳動静脈奇形など．
[好発年齢]50〜60歳
[性差]女性が多い（男性の約2倍）．

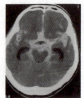

PT44-18

37 痙縮
【けいしゅく】
★★★
□□□

錐体路障害により筋緊張が亢進した状態のこと．
折りたたみナイフ現象を示す．
腱反射亢進（+），クローヌスがみられる．

38 痙性歩行
【けいせい・ほこう】
★★
□□□

歩行に関与する筋の緊張が異常に亢進した状態での歩行．
痙性：錐体路障害による筋緊張が異常に亢進した状態．
[種類]
①脳卒中痙性片麻痺の分回し歩行
②痙直型脳性麻痺児のシザーズ（はさみ）歩行

39 痙性麻痺
【けいせい・まひ】
★★★
□□□

中枢神経障害による錐体路障害で起こる麻痺のこと．
筋緊張が亢進し，上下肢の運動ができない状態．
[原因疾患]脳性麻痺，脊髄損傷，脳血管障害など．
[症状]深部腱反射の亢進，表在反射の消失，病的反射やクローヌスの出現，折りたたみナイフ現象

14. 障害別理学療法治療学(中枢神経障害[脳血管障害]) 283

40 降圧薬 【こうあつ・やく】 ★ □□□	高血圧治療薬(血圧を下げる薬剤) [種類 = 5 種類] ①カルシウム(Ca)拮抗薬,②アンジオテンシンⅡ 受容体拮抗薬(ARB),③アンジオテンシン変換酵素 (ACE)阻害薬,④利尿薬,⑤β遮断薬(含αβ遮断薬)
41 高次脳機能障害 【こうじ・のうきのう・ しょうがい】 ★★ □□□	高次脳機能が障害された場合に起こる症状. [種類] 失語症,失認症,失行症,記憶障害,注意障害,地 誌的障害,半側空間無視,半側身体失認,遂行機能 障害,行動と情緒の障害など.
42 高次脳機能テスト 【こうじ・のうきのう・ てすと】 ★★ □□□	高次脳機能の障害程度,障害種類を判断するための テスト. 高次脳機能:知覚・記憶・学習・思考・判断などの 認知過程と行為の感情を含めた精神機能. [種類] 線分抹消試験,模写試験,HDS-R,三宅式記銘 力検査,Benton 視覚記銘検査,TMT(trail making test),標準失語症検査(SLTA),WCST(Wisconsin card sorting test)など.
43 抗凝固薬 【こう・ぎょうこ・ やく】 ★ □□□	血液が固まるのを防ぐ薬剤. 凝固=固まること [適応疾患]心筋梗塞,脳梗塞,深部静脈血栓症など.
44 構成失行 【こうせい・ しっこう】 ★ □□□	空間的形態を認識できない行為障害(視覚性失行). 見本を真似した,描画,平面的な図形構成,立方体 な構成を行うことができない. その結果,歪み,線の増加,省略,保続,錯乱,大 きさの変化,空間図形の平面化,逆転,回転などが 起こる. [症状]影絵の狐(指模倣),見本の図形が描けない, 見本の積み木ができないなど. [病巣]左右の頭頂葉

14. 障害別理学療法治療学（中枢神経障害［脳血管障害］）

| 45 | 巧緻運動
【こうち・うんどう】
★
□□□ | 指先を使った細かな動作のこと．指先を使う細かい精密な運動．
[例]箸を使って食事をする，針に糸を通す，服のボタンを留めるなど． |

| 46 | 硬膜下血腫
【こうまくか・けっしゅ】
★★
□□□ | 硬膜とクモ膜の間で出血し血腫ができること．CT 画像では三日月型の出血像．
脳膜：外側（頭蓋骨側）から内側に向かって脳実質を包んでいる硬膜・クモ膜・軟膜の3膜のこと．
硬膜下：硬膜とクモ膜の間．
原因：頭部外傷（交通事故など）

PT48-PM13 |

| 47 | 慢性硬膜下血腫
【まんせい・こうまくか・けっしゅ】
★★
□□□ | 硬膜の下（つまり硬膜とクモ膜の間）に血腫が出現する疾患．
慢性：ゆっくり長い時間をかけて出現すること．
[原因]（高齢者の）転倒による頭部打撲
[特徴]血腫の緩やかな増大，再出血の繰り返しによる精神症状，人格障害，意欲減退，認知症初期症状など．
[頭部 CT 所見]三日月状の血腫 |

| 48 | 誤嚥
【ごえん】
★
□□□ | 食物を嚥下する場合，正常ならば「口腔→咽頭→食道→胃」へ送り込まれるが，誤って「口腔→咽頭→喉頭→気管」へと入ってしまうこと．
[原因]嚥下障害，球麻痺など． |

| 49 | 昏睡
【こんすい】
★
□□□ | 重度の意識障害
どのような刺激に対しても全く反応がない状態．
[JCS 分類]
300 ＝深昏睡，200 ＝昏睡，100 ＝半昏睡 |

| 50 | 左右失認
【さゆう・しつにん】
★
□□□ | 左右が分からなくなる高次脳機能障害
[病巣]左側頭頂葉〜後頭葉の移行部． |

14. 障害別理学療法治療学(中枢神経障害[脳血管障害]) 285

51 視覚失認
【しかく・しつにん】
★
□□□

視力や視野に障害がないにもかかわらず物品をみてそれが何であるかが分からない状態.
[視覚失認]相貌失認, 色彩失認, 物体失認など.

52 弛緩性麻痺
【しかんせい・まひ】
★
□□□

筋緊張が正常以下に低下し, 筋収縮を起こすことが困難な状態.
[原因]脳損傷, 下位運動ニューロン障害(脊髄前角細胞以下の運動神経障害)など.

53 視空間失認
【しくうかん・しつにん】
★
□□□

視覚に関しては問題がないにもかかわらず, 目にみえる空間の配置を正しく理解できない状態.
[症状]
①半側空間無視:目にみえている空間の半分を認識できずに無視する(左側無視が多い).
②地誌的障害:十分理解しているはずの家までの道順が描けなかったり実際に迷う.
③地誌的失見当識:部屋の見取り図が描けない.

54 視床出血
【ししょう・しゅっけつ】
★★
□□□

視床内での出血, 脳出血の第2好発部位(脳出血の約30%).
視床:間脳の一部. 視覚, 聴覚, 体性感覚入力を大脳新皮質へ上行伝導する感覚の中継核.
[症状]顔面を含む片麻痺, 対側の感覚障害, しびれ, 視床痛など.

55 小脳出血
【しょうのう・しゅっけつ】
★
□□□

小脳を支配する動脈が破裂して小脳内で出血すること.
[症状]
①小脳中心部(小脳虫部)障害:体幹運動失調
②小脳半球障害:病巣側の上・下肢の運動失調

56 被殻出血【ひかく・しゅっけつ】 ★★★

レンズ核線条体動脈、外側線条体動脈の破綻による被殻での出血.
被殻：脳の中央部にある大脳基底核の1つ.
頻度：40％(脳出血中最好発部位)
症状：片麻痺、感覚障害、同名半盲など.

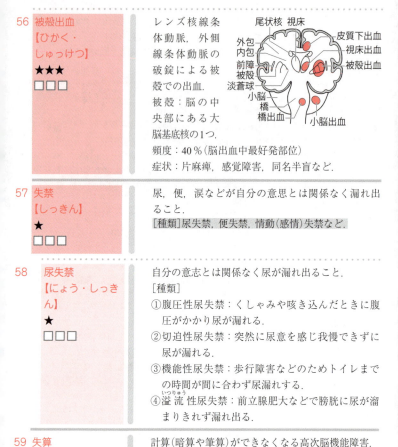

57 失禁【しっきん】 ★

尿、便、涙などが自分の意思とは関係なく漏れ出ること.
[種類]尿失禁、便失禁、情動(感情)失禁など.

58 尿失禁【にょう・しっきん】 ★

自分の意志とは関係なく尿が漏れ出ること.
[種類]
①腹圧性尿失禁：くしゃみや咳き込んだときに腹圧がかかり尿が漏れる.
②切迫性尿失禁：突然に尿意を感じ我慢できずに尿が漏れる.
③機能性尿失禁：歩行障害などのためトイレまでの時間が間に合わず尿漏れする.
④溢流性尿失禁：前立腺肥大などで膀胱に尿が溜まりきれず漏れ出る.

59 失算【しっさん】 ★

計算(暗算や筆算)ができなくなる高次脳機能障害.
[病巣](優位半球の)角回・縁上回

60 失書【しっしょ】 ★

文字が書けなくなる高次脳機能障害.
[病巣]優位半球の角回や縁上回の障害

14. 障害別理学療法治療学(中枢神経障害[脳血管障害])

61 しているADL
【している・えーでぃーえる】
★★★
□□□

実生活内で生活動作として実際に行動しているADLのこと.
訓練時にできる動作でも,実生活で実行していなければ「できるADL」であり「しているADL」にはならない.

62 自発痛
【じはつ・つう】
★
□□□

何の刺激も加わっていないのに感じる痛みのこと.

63 小脳性失調
【しょうのうせい・しっちょう】
★
□□□

小脳や小脳と連絡を持つ脳幹の障害で生じる協調運動障害や平衡障害のこと.
[症状]
① 企図振戦:意図した動作時に振戦が出現する.
② 酩酊歩行:立位が不安定でふらつく,開脚位の,酔ったときのような千鳥足様の歩行.
③ 失調性構音障害:断綴性言語
④ 運動分解:細かな協調運動を順序立てて正しく行えない.
⑤ 測定障害:運動範囲を調節できない.
⑥ 拮抗運動反復障害:すばやく拮抗する運動を交互に繰り返すことができない.
⑦ 筋緊張低下:腱反射低下

64 除皮質肢位
【じょひしつ・しい】
★
□□□

大脳皮質の障害により生じる異常肢位.
[肢位]上肢:屈曲位,下肢:伸展・内旋位

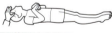

14. 障害別理学療法治療学(中枢神経障害[脳血管障害])

65 身体失認 【しんたい・しつにん】 ★ □□□	[別名]身体図式障害 自分の身体が空間的にどのようになっているかが理解できない,あるいは身体に対する空間的イメージや身体各部位の相互関係が認知できなくなった状態(高次脳機能障害の一種). [症状]半側身体失認 [病巣]右頭頂葉
66 深部感覚障害 【しんぶかんかく・ しょうがい】 ★ □□□	深部感覚の伝導経路のどこかが障害されること. [深部感覚]筋,腱,関節包などに存在する感覚受容器(筋紡錘,腱器官,Pacini小体,自由神経終末など)から伝えられる感覚.筋線維の長さ,張力,四肢関節の位置,運動,抵抗,痛み,重量などの感覚(位置覚,運動覚など)がある.
67 心房内血栓 【しんぼうない・ けっせん】 ★ □□□	心房内に生じる血液の塊(血栓)のこと. [原因]心房細動(心房が小刻みに収縮するため心房内に血液がとどまりよどむ.このため血栓が形成されやすい)
68 錐体路徴候 【すいたいろ・ ちょうこう】 ★★ □□□	錐体路:大脳皮質(中心前回の運動野)から脊髄前角細胞に接続するまでの伝導路のうち,延髄の錐体を通る伝導路で,随意運動を支配する. 錐体路徴候:錐体路が障害されたために出現する症状 [症状=四徴候] ①痙性麻痺,②病的反射出現,③腹壁反射消失,④深部腱反射亢進

14. 障害別理学療法治療学(中枢神経障害[脳血管障害]) 289

69 髄膜脳炎
【ずいまく・のうえん】
★
□□□

髄膜炎と脳炎が同時に起こったもの.
[症状]脳炎症状と髄膜炎症状の両方が出現する.
髄膜炎:ウイルスや細菌が髄液内に入り, 脳脊髄膜に炎症が起こっている状態.
髄膜炎の症状:髄膜刺激症状(持続する頭痛, 発熱, 項部硬直), 髄液細胞増加など.
脳炎:ウイルスや細菌が脳内に入り, 脳に炎症が起こっている状態.
脳炎の症状:発熱, 意識障害, 痙攣など.

70 スローリバーサル
【すろー・りばーさる】
★
□□□

PNF(ピーエヌエフ:固有受容性神経筋促通法)の促通テクニックの1つ.
主動作筋と拮抗筋の両方向の運動を, 最大抵抗をかけながら, 全可動域ゆっくりと, 休まず繰り返し実施する方法

PT31-12

(ゆっくりとした拮抗反復抵抗運動).
[適応]筋力低下, 運動の方向転換能力障害など.
[目的]関節可動域拡大, 筋力増強, 調整力向上など.

71 星状神経節ブロック
【せいじょうしんけいせつ・ぶろっく】
★
□□□

星状神経節に局所麻酔を行い交感神経の働きを抑える治療手技.
[目的]血行改善, 疼痛軽減.
[適応]頭痛, 顔面神経麻痺など.
[星状神経節]C7 横突起の横にある交感神経が集まった神経節.

72 前交通動脈瘤破裂
【ぜんこうつうどうみゃくりゅう・はれつ】
★
□□□

前交通動脈に生じた動脈瘤が破裂すること(クモ膜下出血を起こす).
脳動脈瘤の好発部位で全体の約30%を占める.
前交通動脈:Willis 動脈輪の前方にある左右の前大脳動脈を結ぶ交通動脈のこと.
動脈瘤:動脈血管の分枝部位や曲がっている部位が風船状に膨瘤し内部に血液が溜まっている状態.

73	全失語 【ぜん・しつご】 ★★ □□□	左大脳皮質の言語中枢またはその周辺領域の損傷によって，読む・話す・聞く・書くといった全ての言語機能を失う高次脳機能障害.
74	尖足 【せんそく】 ★★★ □□□	足関節が底屈位に拘縮した状態. 脳卒中痙性片麻痺の足部，痙直型脳性麻痺児(四肢麻痺，両麻痺)の足部などでみられる. 尖足のままでは歩行困難なため，両側支柱付短下肢装具で尖足を矯正して歩行する. 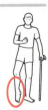
75	尖足歩行 【せんそく・ほこう】 ★ □□□	足関節底屈位のままでの歩行. 立脚期は踵接地がなく前足部接地し，遊脚期は足関節背屈ができないため，分回し歩行になりやすい. 尖足：足関節が底屈位で拘縮したもの.
76	前大脳動脈閉塞 【ぜんだいのうどうみゃく・へいそく】 ★ □□□	前大脳動脈の梗塞のこと. 前頭葉の他，頭頂葉の大脳縦裂の近位部，大脳半球の内側面といった前大脳動脈が栄養支配している部位の壊死を起こす.
77	前頭筋麻痺 【ぜんとうきん・まひ】 ★ □□□	前頭筋：両側顔面神経の支配筋で「額のシワよせ，眉を上げる」作用を持つ. 前頭筋麻痺の症状：額のシワよせ困難，眉の挙上困難. 核上性損傷：顔面神経核よりも上位での損傷のため，反対側の顔面神経が残存していることから前頭筋麻痺は起こらない. 核性・核下性損傷：顔面神経核そのものの損傷または神経核よりも下位で損傷が起こるため片側性の前頭筋麻痺が出現する.

14. 障害別理学療法治療学(中枢神経障害[脳血管障害])

78 前頭葉徴候
【ぜんとうよう・ちょうこう】
★
□□□

前頭葉の障害による，人格が変わる，記憶障害，計画的に物事を進められない，意欲の低下，抑うつなどの種々の症状のこと．

79 線分抹消テスト
【せんぶん・まっしょう・てすと】
★
□□□

半側空間無視の有無や程度を検査．
方法：用紙に書かれたたくさんの小線をペンで消させる検査．
［判定］
半側空間無視：無視側の線分が消されずに残る．

PT34-3

80 相貌失認
【そうぼう・しつにん】
★
□□□

視覚刺激は入力されているが，人の顔や表情の区別ができず，家族・友人であっても誰だか分からず認識できない．
高次脳機能障害の一種
声(聴覚刺激)による人物判別は可能である．
［病巣］(左・右の)側頭葉〜後頭葉

81 測定異常
【そくてい・いじょう】
★
□□□

［別名］測定障害
［症状］目標物に向かって身体を動かしたときに行き過ぎる・届かないなど，目標物に対する距離を適切に調整することができない現象．
［病巣］小脳

82 体位変換
【たいい・へんかん】
★
□□□

ベッド上で，急性期や長期臥床時に，ある体位を別の体位へ一定時間ごとに変換すること．
［方法］仰臥位から側臥位へ，一側側臥位から対側側臥位へなど．
［目的］変形拘縮予防，褥瘡予防，疼痛緩和，呼吸管理など．

83 帯状回
【たいじょう・かい】
★★
□□□

前頭葉および頭頂葉の内側面に存在する脳回．脳表面からはみることができない（MRI 画像の矢状断でみることができる）．

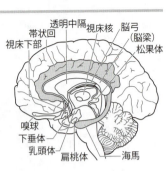

脳梁とその周囲に平行に刻まれる帯状溝にはさまれ，前後方向に走る脳回で，大脳辺縁系に属している．

海馬，脳弓，乳頭体などと共に Papez 回路を形成して情動や学習・記憶の形成に関与する．

84 立ち直り反応
【たちなおり・はんのう】
★★
□□□

重力に対して身体が傾いた時に頭部を重力方向（正中位）にまっすぐに立ち直らせる反応．
[反射中枢]中脳レベル
[種類]
①頸の立ち直り反応
②頭に働く体の立ち直り反応
③体に働く体の立ち直り反応
④迷路性立ち直り反応
⑤視覚性立ち直り反応

85 他動運動時痛
【たどううんどうじ・つう】
★
□□□

他者や機械などの外力（他動）によって四肢関節を動かした時に出現する痛みのこと．

14. 障害別理学療法治療学(中枢神経障害[脳血管障害]) 293

36 他人の手徴候
【たにんのて・ちょうこう】
★
□□□

手が、自分の意思とは関係なく、まるで他人の手のように勝手に動く現象.
自分自身では止めたくても止めることができない.
大脳皮質基底核変性症や脳梗塞などでみられる.

37 多発性脳梗塞
【たはつせい・のうこうそく】
★★
□□□

脳血管の動脈硬化などにより、複数箇所の小さな脳動脈で脳梗塞が多発すること.

38 弾性ストッキング
【だんせい・すとっきんぐ】
★
□□□

適度な圧を下肢に加える靴下のこと.
下腿用、大腿下腿用、腹部大腿下腿用がある.
[目的]深部静脈血栓の予防、静脈還流の改善.
[適応]静脈還流障害、リンパ浮腫、活動性低下患者、寝たきり、がん切除術後など.

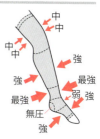

39 着衣失行
【ちゃくい・しっこう】
★
□□□

衣服の着脱がうまく行えない現象.
高次脳機能障害の一種
[症状]シャツの袖に足を通す、衣服の上下や前後を間違えるなど.
[病巣]優位半球の頭頂葉

40 注意障害
【ちゅうい・しょうがい】
★★
□□□

注意が散って、集中困難、切り替え困難、多量の情報の処理困難が起こる他、複数のことが同時にできないなどの状態になること.
高次脳機能障害の一種.
[病巣]前頭連合野

14. 障害別理学療法治療学（中枢神経障害[脳血管障害]）

91 注視麻痺
【ちゅうし・まひ】
★
□□□

両眼を同じように水平方向（側方）または垂直方向（上下方向）に動かせなくなった症状のこと．
[原因]中脳，橋の障害

92 中大脳動脈梗塞
【ちゅうだいのうどうみゃく・こうそく】
★
□□□

中大脳動脈が血栓または塞栓で閉塞され，栄養範囲である大脳が壊死を起こすこと．
中大脳動脈：左右の内頸動脈から各々分岐し，前頭葉〜側頭葉〜頭頂葉まで広域を栄養している．
[症状]顔面・上肢・下肢の片麻痺など．

93 中脳出血
【ちゅうのう・しゅっけつ】
★
□□□

中脳に起こる脳出血．
中脳には錐体路，錐体外路，視神経，動眼神経，滑車神経などが存在するため，出血部位によって種々の症状が出現する．
[症状]頭痛，協調運動障害，運動麻痺，動眼神経麻痺による眼瞼下垂（まぶたが開かない），眼球運動障害など．

94 超皮質性運動失語
【ちょうひしつせい・うんどうしつご】
★★
□□□

運動性失語の一種．
[症状]
①復唱可能
②言語理解可能
③言語の自発性の低下（話そうとしない）
[病巣]ブローカ野の前または上方周辺

95 超皮質性感覚失語
【ちょうひしつせい・かんかくしつご】
★★
□□□

感覚失語の一種．
[症状]
①発話は流暢（言葉がなめらか）
②復唱可能
③錯語（言い間違い）が多い
④言語理解が重度障害
[病巣]ウェルニッケ野周辺

14. 障害別理学療法治療学(中枢神経障害[脳血管障害]) 295

| 96 直接嚥下訓練
【ちょくせつ・えんげくんれん】
★
□□□ | 実際に食物を用いて飲み込む摂食訓練のこと． 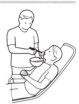 |

| 97 てんかん発作
【てんかん・ほっさ】
★
□□□ | 大脳の一部または全体で，神経細胞が一時的に異常な電気活動を突然起こすこと．
症状：異常な電気発生を起こした病巣部位に対応した身体部分に痙攣(けいれん)や異常運動が出現する．電気発生の部位や電気活動量に応じて意識障害が起こる場合と起こらない場合がある． |

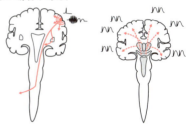

| 98 動悸
【どうき】
★
□□□ | [別名]心悸亢進(しんきこうしん)
[症状]心拍が強く，ドキドキと感じる状態．
[原因]不整脈，頻脈，徐脈，甲状腺機能亢進症，貧血など(心疾患以外でも出現する)． |

| 99 等尺性筋力強化訓練
【とうしゃくせい・きんりょくきょうか・くんれん】
★
□□□ | 関節を動かさずに(筋の長さを変えずに)筋を収縮させる筋力強化訓練． |

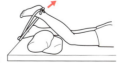

PT35-15

100 軟口蓋
【なん・こうがい】
★
□□□

口蓋の後 1/3 の軟らかい部分.
粘膜とその内部にある横紋筋からなる.
口蓋：口腔と鼻腔を隔てている口腔の天井の部分.
[作用]
①嚥下時に鼻腔との交通を遮断して鼻腔に食物が入るのを防ぐ.
②発声時の音を構音(調音)する.

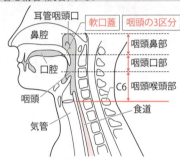

101 二重支持期
【にじゅう・しじき】
★
□□□

[別名]両脚支持期, 同時定着時期.
歩行周期中で両下肢で体重支持する時期のこと.
立脚期から遊脚期の移行期.
1 歩行周期に 10 % ずつ 2 回出現する.

102 認知障害
【にんち・しょうがい】
★★★
□□□

正常に機能していた脳機能に後天的な障害が起こることで, 認知機能(記憶, 計画, 判断, 決定, 理由づけ, 実行など)のうち 1 つ以上の機能に問題が出た状態.
日常生活は何とか維持できており認知症までにいたっていない状態である.

03 脳幹部
【のうかん・ぶ】
★★★
□□□

「中脳・橋・延髄」を合わせた集合体の名称.
生命維持の中枢(心臓の拍動や呼吸, 様々な反射運動のコントロールを担う)である.
びまん性軸索損傷では脳幹部障害の症状が出現しやすい.
[症状]受傷直後の意識障害, 呼吸循環不全など.

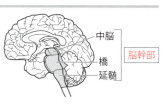

04 脳脊髄白質
【のう・せきずい・はくしつ】
★
□□□

中枢神経系である脳や脊髄にある白質部分のこと.
脳脊髄を水平断や矢状断で切断した場合に, 断面を肉眼で観察すると白くみえる部分のことである.
白質:神経線維(軸索)が束になっている.
脳では内層に, 脊髄では表層に位置する.

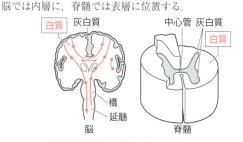

05 肺炎
【はいえん】
★★
□□□

肺の炎症, 肺の急性感染症のこと.
[原因]細菌やウイルスなどの病原微生物による感染, 誤嚥, 薬剤など
[症状]発熱, 咳, 痰, 呼吸困難

14. 障害別理学療法治療学（中枢神経障害[脳血管障害]）

106 長谷川式簡易認知評価スケール
【はせがわしき・かんい・にんちひょうか・すけーる】
★
□□□

認知症のスクリーニングテスト
[方法]9項目の質問形式（見当識や記憶，語想起の質問）
[判定]30点満点（20点以下が認知症の疑い）

107 発動性減退
【はつどうせい・げんたい】
★
□□□

高次脳機能障害の一種
身体運動の麻痺などが無く，元気そうにみえるにもかかわらず「自分から何かをしようとしない」「何かをやろうという事を考えることができない」状態．
「やる気がない」「怠けている」とみられる．
[原因]脳血管障害，脳炎，認知症，統合失調症，うつ病，頭部外傷など．

108 膝関節過伸展
【ひざかんせつ・かしんてん】
★
□□□

[別名]反張膝
正常の膝伸展最終域の範囲を超えて膝関節が反り返った状態．
[原因]大腿四頭筋筋力低下，足関節尖足変形での歩行

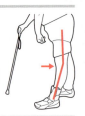

109 表在感覚障害
【ひょうざいかんかく・しょうがい】
★★
□□□

表在感覚の障害で，受容器から中枢神経までの感覚伝導路のどこかが障害されたもの．
[別名]皮膚感覚
[種類]①触覚，②痛覚，③温度覚

110 病態失認
【びょうたい・しつにん】
★
□□□

高次脳機能障害の一種
何らかの疾病や麻痺があるにもかかわらず，その疾病や障害を否定し認めない現象．
[病巣]劣位半球の頭頂葉

14. 障害別理学療法治療学（中枢神経障害［脳血管障害］）　299

1 病的反射
【びょうてき・はんしゃ】
★★★
□□□

上位運動ニューロンの障害により出現する反射.
健常者では認められないような反射が出現するので病的反射という.
［例］Babinski 反射，Hoffmann 反射など.

2 フィードバック
【ふぃーどばっく】
★
□□□

ある行動・事象により入力された情報について中枢神経で判断し，その行動・事象の結果を出力する場合に，よりよく改良し調整する反応.
［例］石に躓いて転びそうになったとき，足を大きく一歩踏み出して転ばないように踏みとどまる.

13 物体失認
【ぶったい・しつにん】
★
□□□

高次脳機能障害の一種
物体がみえているにもかかわらず，それが何であるかが分からない現象.　一方，触ったり聞いたりすれば物体が何であるかが分かる.
［例］ピアノをみてもピアノだと分からないものの，音を聞けばピアノだと分かる.
［病巣］左後頭葉

14 ブリッジ
【ぶりっじ】
★
□□□

仰向けになり膝を立てた状態から，お尻を持ち上げる運動.
股関節伸展筋の筋力増強訓練として行う.

PT38-9

15 分回し歩行
【ぶんまわし・ほこう】
★
□□□

麻痺側下肢を前方へ振り出す時に，膝伸展位のまま大腿を外側に大きく振り回す（半円を描くように分回す）歩行.
［原因］脳卒中痙性片麻痺（股・膝・足の振り出し調節機能の障害）

PT39-33 改変

116 分離運動
【ぶんり・うんどう】
★★
□□□

脳卒中片麻痺の四肢の運動で，麻痺により肢全体でしか動かなかった関節が，個々の関節で分離して運動できるようになること．
Brunnstrom stage のⅣ・Ⅴ・Ⅵで，分離できる運動が増加する．

117 平衡機能
【へいこう・きのう】
★
□□□

身体が重力に対してどのくらい傾いているかとの情報（前庭系，視覚系，深部感覚系）を中枢神経で処理して，安定した姿勢を調整する機能（入力→中枢での判断と調整→出力）．

118 膀胱結石
【ぼうこう・けっせき】
★
□□□

膀胱内にできる石状の硬い結晶．
シュウ酸カルシウムによる結石である．
[種類]
①腎臓や尿管の結石が膀胱に下降したもの．
②膀胱内で発生したもの．

119 歩隔
【ほ・かく】
★
□□□

歩行時の左右の足幅（踵と踵の間隔）のこと．
正常歩隔：5～10 cm
歩隔が広い：平衡機能障害の疑い．

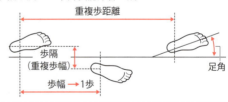

120 歩幅
【ほ・はば】
★
□□□

一方の踵から対方の踵までの長さのこと．
正常歩幅：(身長 cm × 0.45) cm

14. 障害別理学療法治療学(中枢神経障害[脳血管障害]) 301

21 ポジショニング
【ほじしょにんぐ】
★
□□□

[別名]良肢位保持
自力で寝返りなどが困難な人に対して，クッションなどを利用し身体各部を適した位置に置き，安全・快適に保持すること．
[目的]褥瘡予防，関節拘縮予防

22 補高
【ほ・だか】
★
□□□

靴底に底上げ部品を補うこと．

[適応]
①左右の下肢に脚長差がある場合，短い下肢側靴の補高．
②尖足変形などがある場合，正常側靴の補高．

23 モンキー歩行
【もんきー・ほこう】
★
□□□

[別名]Knee Bent Walk
猿の歩き方に似せて，両膝を軽く屈曲し，腰を落として歩く方法．
大腿四頭筋を主に用いて，膝の伸展パターンを抑制する歩行訓練．
[適応]脳卒中痙性片麻痺

PT35-3 改変

24 夜間せん妄
【やかん・せんもう】
★
□□□

夜間のみにせん妄が起こること．
せん妄：軽度〜中等度の意識障害に不穏，精神運動興奮，徘徊，幻覚，妄想などが加わった状態．

25 流暢
【りゅうちょう】
★
□□□

言葉や話の流れがスムーズで滑らかな様子．

26 劣位半球
【れつい・はんきゅう】
★★
□□□

言語中枢がない半球のこと．右利きの人は右半球が劣位半球であることが一般的に多い．
大脳：左半球と右半球に分かれる．

127	ワルファリンカリウム 【わるふぁりん・かりうむ】 □□□	血液凝固阻止薬（経口抗凝固薬，抗血栓薬） 血管内で血液が固まるのを防ぐ（血液をサラサラにする）作用がある． [作用機序]ビタミンK拮抗薬（ビタミンKの反応阻害） [適応]心筋梗塞，脳血栓症，心臓術後，心房細動，心原性脳塞栓症

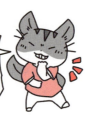

15 障害別理学療法治療学（中枢神経障害［PD, SCD, MS, ALS］）

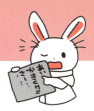

1	γ-グロブリン 【がんま・ぐろぶりん】 ★ □□□	［別名］免疫グロブリン 抗体（別名＝Ｉｇ）のこと．細網内皮系やリンパ節で作られるグロブリンである．免疫に関与し，多くのウイルスや細菌などを排除する作用がある． グロブリン：多くの血漿タンパク質の総称名 ［種類］5種類（IgG, IgM, IgA, IgD, IgE） γ-グロブリン療法（免疫グロブリン療法）：Guillain-Barré症候群の第一治療法．主成分が免疫グロブリンである血液製剤を免疫の働きを調節する目的で経静脈投与する治療法（0.4 g/kgを5日間連続大量投与）である．1回の点滴に4〜6時間を要し副作用などを慎重に観察するため，この期間は安静臥床を基本とし運動療法は禁忌である．
2	L-dopa 【える・どーぱ】 ★★ □□□	Parkinson病の治療薬 中脳黒質からのドーパミン分泌量が減少するため，そのドーパミンを補うための薬物である． ［L-dopaを長期服用したときの副作用］ ①wearing off（ウェアリングオフ）phenomenon ②on-off（オン・オフ）現象 ③ジスキネジア（無意識に起こる不随意運動） ④ジストニア（四肢筋の強い強張り）
3	Parkinson症候群 【ぱーきんそん・しょうこうぐん】 ★★★ □□□	パーキンソニズム（Parkinson病様症状）の四徴候（無動，固縮，振戦，姿勢反射障害）が出現する疾患の総称． ［パーキンソニズムを起こす疾患］ Parkinson病，多系統萎縮症，進行性核上性麻痺，大脳皮質基底核変性症などの神経変性疾患，多発性脳梗塞，脳炎，一酸化炭素中毒，薬物副作用など．

4 Parkinson病(PD)
【ぱーきんそん・びょう】
★★★
□□□

[英語] Parkinson disease (PD)

進行性の中脳黒質変性疾患

中脳黒質からのドーパミン不足とアセチルコリンの相対的増加を病態とする．

十数年後には寝たきりになる可能性がある．

[症状] すくみ足，突進現象，小刻み歩行，動作緩慢，仮面様顔貌，起立性低血圧などの錐体外路症状

[四大徴候]
①振戦，②無動，③固縮，④姿勢反射障害

OT42-14

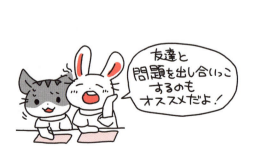

15. 障害別理学療法治療学(中枢神経障害[PD, SCD, MS, ALS]) 305

5 PNF
【ぴーえぬえふ】
★★
□□□

[英語]proprioceptive（プロプリオセプティブ）
neuromuscular facilitation（ニューロマスキュラー ファシリテーション）
[和名]固有受容性神経筋促通法

表在および深部の感覚受容器を刺激して神経や筋の働きを促通あるいは抑制する手技の一種.

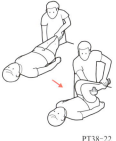

PT38-22

患者に，四肢・体幹における対角線的・螺旋的運動パターンを行わせて神経筋の機能を向上させ，関節運動の回復を図る．

[促通要素]①用手接触，②口頭指示，③筋の伸張，④関節の圧縮や牽引，⑤筋に対する最大抵抗，⑥適切なタイミングなど．

[手技]①リズミックスタビライゼーション，②ホールドリラックスなど．

[適応]①末梢神経麻痺に対する筋力増強，②脳卒中片麻痺の健側の筋力増強，③脳卒中片麻痺麻痺側のステージⅣ以上の分離促通，④スポーツ傷害における機能回復，⑤失調症に対する協調性回復など．

6 Romberg 試験
【ろんべるぐ・しけん】
★
□□□

静止立位にて開眼時と閉眼時の身体動揺の差をみる試験．

[試験方法]
①開眼して立位を保持したときの身体動揺を確認する．
②その後，閉眼して立位を保持したときの身体動揺を確認する．

[判定方法]
①Romberg 試験陽性(+):「脊髄型運動失調」で，開眼時に身体動揺がなく閉眼時に明らかに身体動揺が増す．
②Romberg 試験陰性(-):「小脳型運動失調」で，開眼時にすでに身体動揺があり閉眼時にはさらに身体動揺が増す．

7 synkinesis(随伴運動)
【しんきねしす(ずいはん・うんどう)】
★
□□□

[別名]顔面連合運動,異常共同運動
顔面神経麻痺の回復時に,再生する過程で神経が迷走して目的の顔面筋以外の顔面筋を支配する.その結果,神経支配の混線が起こり,例えば瞬目時に眼輪筋の収縮と同時に口輪筋が収縮する.このような状態を synkinesis(随伴運動)という.
[原因]
①顔面神経の非刺激的亢進
② Bell(ベル)麻痺や顔面神経外傷の後遺症
[治療法]ボツリヌス毒素 A(ボトックス)注射

8 Uhthoff 現象
【うーとふ・げんしょう】
★★
□□□

体温が上昇すると神経症状が悪化する現象.
多発性硬化症の特徴的な症状である.
Uhthoff(ウートフ)現象を出現させないため,多発性硬化症には温浴や温熱療法は禁忌である.

9 Yahr の重症度分類
【やーるのじゅうしょうどぶんるい】
★
□□□

Parkinson(パーキンソン)病の重症度を表す指標
症状に合わせて 5 段階(ステージ 1〜5)に区分している.
この方法を活用することで,Parkinson 病患者の症状の程度が分かる.
治療の際の判断基準とすることができる.

Hoehn&Yahr(ホーエン・ヤール)の重症度分類	
ステージI	一側障害,片側だけの振戦,固縮
ステージII	両側障害,姿勢の変化著明,振戦,固縮,寡動,無動 ADL やや不便だが何とか自立
ステージIII	歩行障害(突進現象,すくみ足),方向転換障害,立ち直り反射障害 ADL 障害あるが介助が必要
ステージIV	起立歩行障害が著明,転倒,ADL の著明に低下(要多介助)
ステージV	完全な寝たきり状態,歩行不能

10 アテトーゼ
【あてとーぜ】
★★
□□□

自分の意志に関係なく不随意的に起こる運動のこと.
ゆっくりと捻れるような動きで自力では止められない.
随意運動時にはアテトーゼ運動が悪化し, 筋トーヌスは亢進する.
[責任病巣] 大脳基底核

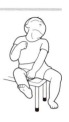

11 ウェアリングオフ現象
【うぇありんぐおふ・げんしょう】
★
□□□

[英語] wearing-off phenomenon
Parkinson病の治療薬(L-Dopa)の長期服用による副作用の一種で, 有効時間の短縮によって生じる現象. 治療薬(L-Dopa)の効果が減少したことを表す.
薬効があり症状がよくなった状態(ON時間)と薬効が弱まり症状が再び現れた状態(OFF時間)を1日のうちに何度も繰り返す. 本人には薬が効いていない自覚がある.
wearing off =「徐々にすり切れる」の意味

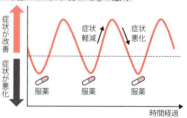

12 運動失調
【うんどう・しっちょう】
★
□□□

麻痺も筋力低下もないが, 随意運動を円滑に行う事ができなくなった状態.
運動を行う筋群相互の協調性が障害されている状態である.
[分類]
①小脳性失調症
②知覚性失調症(脊髄後索型運動失調症)
③前庭迷路性失調症

13 鉛管様現象
【えんかんよう・げんしょう】
★
☐☐☐

[英語] lead pipe rigidity（リードパイプリジディティー）
筋固縮の臨床的症状の一種で，関節を他動的に動かすと鉛管を曲げるような抵抗を感じる状態．
[出現する疾患] Parkinson 病

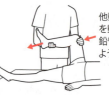

他動的に関節を動かすと鉛管を動かすように固い

14 折りたたみナイフ現象
【おりたたみないふ・げんしょう】
★★★
☐☐☐

脳卒中などの痙縮(けいしゅく)によって起こる現象．
四肢の関節を他動的に動かすと最初はその力に強く抵抗があるが，その後急に抵抗が弱まる現象のこと．他動的に動かすときの抵抗感が，まるで「折りたたみナイフの刃を出し入れする時の様子に似ている」ことに由来する．

15 オン・オフ現象（on-off phenomenon）
【おん・おふ・げんしょう】
★★★
☐☐☐

Parkinson 病の治療薬（L-dopa）の長期服用による副作用の一種．
薬の服用時間（治療薬〈L-dopa〉の血中濃度）に関係なく起こる現象である．
ON の状態（薬が効いて症状が良くなっている状態）と OFF の状態（薬が効かずに症状が悪くなっている状態）をまるでスイッチの切り替え（突然に ON，突然に OFF）のように繰り返す．

16 下顎反射
【かがく・はんしゃ】
★★
☐☐☐

病的反射の一種．三叉(さんさ)神経に由来する反射．
[検査方法] 上位ニューロンに障害がある場合，軽く口を開いた状態で，下唇のすぐ下にある下顎の中央を軽く叩くと，咬筋(こうきん)が収縮して口が閉じる．

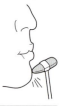

17 寡黙
【かもく】
★
☐☐☐

口数が少なくしゃべらないこと，またその様子．
医学的には悪性症候群(あくせいしょうこうぐん)（向精神薬(こうせいしんやく)や抗 Parkinson 薬の突然の服用中止によって発症する副作用）の一症状．

15. 障害別理学療法治療学(中枢神経障害[PD, SCD, MS, ALS])

18 寛解と増悪
【かんかいとぞうあく】
★★
□□□

症状が良くなったり悪くなったりを繰り返すこと．
寛解：一時的に症状が軽くなったり消失すること．
増悪：症状が今以上に悪くなること．
脳血管障害や関節リウマチなどでも寛解と増悪を繰り返す．

19 逆説(性)運動
【ぎゃくせつ(せい)うんどう】
★
□□□

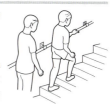

Parkinson病に特徴的な動作現象の一種
平地では「すくみ」がひどくて歩行障害のあるParkinson病患者が，階段や段差や障害物が目の前にほぼ等間隔にあると，その障害物を1つひとつリズム的にまたぎながら歩行できるという現象．
Parkinson病患者の運動療法に逆説運動を取り入れて歩行練習させる．

20 協調運動訓練
【きょうちょううんどう・くんれん】
★★★
□□□

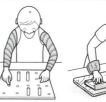

協調性障害患者に対する運動訓練
[目的]
①体を動かすタイミングや筋の出力を調整できるようにする．
②目的に沿った動きが複数の関節で円滑にできるようにする．
③協調運動の再獲得を図る．
[訓練方法]
①Frenkel体操：固有感覚や視覚を利用しながらの反復運動(臥位，座位，立位，歩行など，各肢位毎に訓練を行う)
②PNFのリズミックスタビライゼーション
③四肢末梢への重錘バンド装着
④四肢関節，肩甲帯，骨盤帯への緊縛帯装着

15. 障害別理学療法治療学(中枢神経障害[PD, SCD, MS, ALS])

21 協調運動障害
【きょうちょううんどう・しょうがい】
★★★
□□□

四肢・体幹を動かすタイミング,方向,距離,力の入れ具合をスムーズに調整できなくなった(協調的な運動困難)状態.
[具体的な症状]
①測定障害(測定過大,測定過小)
②構音障害(ろれつが回らない)
③断綴性言語
④眼振
⑤振戦
⑥酩酊歩行
[原因]
①小脳障害
②脊髄後索障害
③前庭迷路の障害
④アルコール中毒など.

22 筋萎縮
【きん・いしゅく】
★★★
□□□

筋肉がやせて細くなった状態のこと.
筋肉を構成する筋線維の直径が細くなった状態のこと.

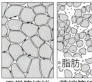

正常筋線維　萎縮筋線維

[原因]
①支配運動神経の障害
②低運動状態(廃用症候群)
③筋萎縮性側索硬化症など.

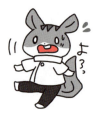

15. 障害別理学療法治療学(中枢神経障害[PD, SCD, MS, ALS])

23 筋萎縮性側索硬化症【きんいしゅくせい・そくさく・こうかしょう】
★★★
□□□

[英語] amyotrophic lateral sclerosis（ALS）
全身の筋萎縮と筋力低下をきたす進行性の神経変性疾患（運動ニューロン変性）である.
[原因] 不明
[発生率] 人口10万人当たり1〜2人程度
[好発年齢] 40〜60歳
[好発] 男性に多発
[平均余命] 2〜5年（徐々に進行し，寝たきり状態になり，最終的には呼吸筋麻痺で呼吸困難となり死亡する）

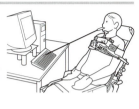

24 緊縛帯（弾性緊縛帯）【きんばくたい（だんせい・きんばくたい）】
★★★
□□□

四肢関節肩甲帯，骨盤帯に弾性包帯を巻いて圧迫すること.
[目的]
①関節感覚の刺激入力の増強（運動関節への意識の増強）
②振戦(しんせん)の抑制
[適応疾患] 協調性障害（脊髄性失調，小脳性失調）

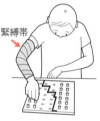
OT34-12

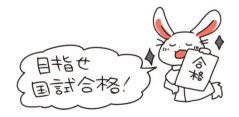

25 血管性パーキンソニズム
【けっかんせい・ぱーきんそにずむ】
★★★
□□□

脳血管障害によりパーキンソニズムを呈すること.
[原因]
①大脳基底核(特に被殻)に起こる多数のラクナ梗塞(微小梗塞).
②大脳皮質に起こる梗塞性白質化病変.
③側脳室周辺の梗塞性虚血病変.
[好発年齢]高齢者
[進行]階段状に徐々に悪化する.
[症状]抗 Parkinson 病薬の効果が小さい,姿勢時振戦,鉛管様固縮,緩慢(突進現象はみられない),下肢症状が強い,左右差がない全身性症状,小股開脚,仮性球麻痺,認知症,尿失禁,高血圧の合併など.

26 幻覚
【げんかく】
★★★
□□□

[別名]対象なき知覚
実際には目にみえないものや聞こえていないもの(外界からの入力はないもの)を,本物のように知覚してしまうこと.
[分類]①幻視,②幻聴,③幻嗅,④幻味,⑤幻肢,⑥幻触覚など.
[幻覚を起こす疾患]Lewy 小体型認知症,Parkinson病,脳血管障害,脳炎,脳腫瘍,統合失調症,感情障害,心的外傷後ストレス障害(PTSD),麻薬(幻覚剤,覚醒剤,大麻など)服用,ナルコレプシーなど.
[対処法]幻覚があっても,それに触れることなく「現実」の状況に注意を向けさせる.

27 構音障害
【こうおん・しょうがい】
★★★
□□□

かすれ声や,途切れ途切れの話し方,ゆっくりしか話せない,発音がはっきりしない,話すリズムが一定ではないなど,会話を行うための筋や靱帯,口腔内,声帯などに障害が伴っている状態.
[構音障害を起こす疾患]①脳血管障害(片麻痺),②筋萎縮性側索硬化症,③小脳性失調症など.

28 後索性運動失調
【こうさくせい・うんどうしっちょう】
★

□□□

[別名]脊髄性運動失調症
位置覚, 関節覚, 振動覚, 重力覚などの深部感覚や平衡感覚が障害されて起こる協調運動障害のこと.
[原因]脊髄の後索障害
[症状]Romberg徴候（＋）
足底部触覚障害による酩酊歩行（よろける）.
[後索性運動失調を起こす疾患]Friedreich病, 亜急性連合性脊髄変性症, 脊髄癆など.

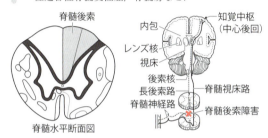

29 後頭葉
【こうとうよう】
★★★
□□□

大脳皮質（脳の表面）の後ろの領域. 視覚の中枢でブロードマンエリアでは「17, 18, 19 野」に対応している. 障害をきたすと目がみえなくなる（半盲, 1/4盲, 視覚失認, 相貌失認など）の疾患が起こる.

30 抗Parkinson薬
【こう・ぱーきんそん・やく】
★

□□□

Parkinson病の進行を緩やかにするための薬剤. とても効果のある薬剤だが副作用が問題となる. 代表的な副作用には薬の効き目が突然きれたり, 薬の効果時間が短くなったりするものなどがある. L-dopa, ドーパミン前駆薬, ドーパミン受容体作動薬, 抗コリン薬など.

15. 障害別理学療法治療学(中枢神経障害[PD, SCD, MS, ALS])

31 固縮
【こしゅく】
★★★
□□□

[別名]強剛，硬直，硬剛など．
異常な筋緊張の持続的亢進状態で，関節を他動的に動かした時に運動の最初から最後まで筋の動きが明らかに硬いと感じる症状．
[原因]錐体外路障害(Parkinson病，多系統萎縮症，進行性核上性麻痺，大脳皮質基底核変性症など)
[分類]
①歯車様固縮：歯車を回転させたようにカクカクと動く抵抗感で(「固縮と振戦」の病態が重なるため)，「Parkinson病」特有である．
②鉛管様固縮：鉛管を曲げるときの様に最初から最後まで同じ硬さの抵抗感で，Parkinson病以外の錐体外路系障害の特徴で非特異的な固縮である．

32 固有感覚
【こゆうかんかく】
★★★
□□□

[別名]深部感覚
筋や関節内に存在する受容器(固有受容器：Ruffini終末，Golgi終末，Pacini小体)で感じる感覚のこと．
[分類]
①位置覚：四肢や体幹の関節の動きを感受しその位置を察知する感覚(閉眼させて一側と同じ動きを他側でまねさせる)．
②運動覚：四肢や体幹の関節の動きを感受しその位置を察知する感覚(閉眼させて関節の動きを説明させる)．
③振動覚：C音叉(振動数128 Hz)を振動させ骨突出部(鎖骨，胸骨，棘突起，上前腸骨棘，膝蓋骨，脛骨外果など)にあてた時の振動を感じる感覚．
固有感覚が障害されると「失調症」の症状を呈する．

15. 障害別理学療法治療学(中枢神経障害[PD, SCD, MS, ALS]) 315

33 こわばり 【こわばり】 ★ □□□	関節や関節を動かす筋肉が,腫れぼったく固くなって動きが悪くなり,身体を自由に動かせない状態のこと. [原因] ①筋疲労や冷え(筋血流量の減少)によるこわばり. ②老化現象による関節周囲のこわばり. ③膠原病(関節リウマチや全身性エリテマトーデスなど)によるこわばり(関節リウマチでは特に朝のこわばり,寝起き後のこわばりが特徴的である). ④Parkinson病,Parkinson症候群などの筋固縮.
34 サークル型歩行器 【さーくるがた・ほこうき】 ★★ □□□	サークル型の肘受けがついていて前腕および前胸部で体重を支持することができる歩行補助具.キャスター(小車輪)が付いているため,歩行器を持ち上げずに前方に体重をかけることで,歩行器を押し進めることができる. [適応]失調症,高齢者,全身筋力低下者,歩行訓練開始者など.
35 自覚的疲労度 【じかくてき・ひろうど】 ★ □□□	身体的にも精神的にもある程度の強い負荷を連続して長時間与えられた時に自覚する疲労感のこと.また自覚的疲労度は個人の生活習慣や運動習慣により異なるため,自覚的運動強度スケール(Borg指数)を利用して半定量的に評価する方法がある. [適応]多発性筋炎,多発性硬化症,Guillain-Barré症候群,重症筋無力症,など疲労が症状の悪化を招く疾患では常に自覚的疲労度を確認する.
36 四肢失調症 【しし・しっちょうしょう】 ★★★ □□□	手足で行う細かい動き,例えばボタンをとめたり字を書いたりがうまくできない状態や,スムーズな運動,物に手を伸ばしたり拾ったりがうまくできない状態.運動の始まりはゆっくりで,動いていない時に変化はないが,動き始めるとうまくいかなくなる.

37 ジスメトリー
（dysmetria）
【じすめとりー】
★★
□□□

[別名]測定障害．
小脳性運動失調の症状で，運動量（距離，大きさ，幅など）を上手く調整できない場合に起こる現象．

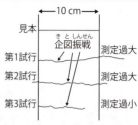

PT45-PM2

[分類]
①測定過大 hypermetria（ハイパーメトリア）：動作遂行時に目標地点を越えてしまい目的地点で止めることができない現象．
②測定過小 hypometria（ハイポメトリア）：動作遂行時に目標地点に到達する前に止めてしまう現象．

38 失調症
【しっちょうしょう】
★★★
□□□

運動麻痺がないにもかかわらず，運動を遂行するための筋肉の協調的な調節能力が障害されるため円滑な運動や動作が困難となる状態のこと．
[症状]平衡障害，企図振戦，爆発的発語，断綴性言語，よろめき歩行など．
[原因]小脳障害，視床障害，迷路前庭障害，脊髄後索障害など．
[疾患]脊髄小脳変性症，小脳梗塞・出血，脊髄癆，多発性硬化症，メニエール症候群など．

39 失調性歩行
【しっちょうせいほこう】
★★★
□□□

歩幅が小さくなったり大きくなったりして安定せず，両腕を広げ，足も横に開いてバランスをとりながら歩く歩き方．踵を床に強く打ち付けたり，歩行のリズムが乱れたりしやすい．脊髄小脳変性症などでみられる．

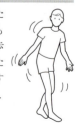

15. 障害別理学療法治療学(中枢神経障害[PD, SCD, MS, ALS]) 317

40 視野欠損【しや・けっそん】 ★★ □□□

目で正常にみえる範囲が欠けた状態
眼の中心から左右の耳側，鼻側，上下のみえる範囲の中でいずれかの範囲が欠損している．半盲などでは，みえない側から眼の中心に物を近づけた場合，中心あたりで初めてみえたりする．
[対処法]室内照明を明るくする，目印をポイントごとにつけるなど環境整備を行う．

41 半盲【はんもう】 ★ □□□

視野の左または右の半側が欠損する(みえない)．視野欠損の一種．

[原因]脳卒中や脳腫瘍などによる視覚伝導路の障害．

[分類]
①同名半盲：両眼視野の同側が欠損する(右側半盲と左側半盲)．
②異名半盲：両眼視野の反対側が欠損する(両耳側半盲と両鼻側半盲)．

42 情緒障害【じょうちょ・しょうがい】 ★★ □□□

微妙な感情の現れ方が偏っていたり，激しかったりする状況の中で，自分自身ではうまくコントロールできない状態のこと．
情緒：何かに触れたり，出来事が起こることでさまざまに起こる微妙な感情．
情緒障害により社会的な行動が障害される(環境刺激への異常興奮反応，引きこもり，拒絶，無関心，無気力，不登校，緘黙(かんもく)，家庭内暴力，非行など)．発達障害児のみならず，脳血管障害，認知症，多発性硬化症などでも起こりうる．
[対処方法]作業療法

43 小脳
【しょうのう】
★★★
□□□

脳幹の後側にあって,中脳・橋・延髄とつながっている部位.

[機能]筋緊張,深部感覚,随意運動の制御,特に熟練の行為に深く関係がある.フィードバック・フィードフォワード制御といった運動制御の特殊な機構を持つ.

[小脳障害]脊髄小脳変性症,小脳梗塞,小脳出血,小脳腫瘍,多発性硬化症などで,小脳性失調を起こす.

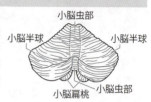

44 小脳半球梗塞
【しょうのうはんきゅう・こうそく】
★★
□□□

前下小脳動脈,後下小脳動脈を主とした椎骨動脈系の虚血で起こる.めまいや悪心,ふらつきなどが起こる.また,運動失調が病巣と同側に出現することが多い.小脳性の言語障害が出現することもある.

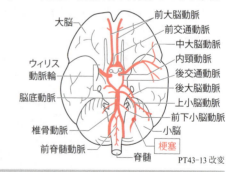

PT43-13 改変

45 進行性核上性麻痺
【しんこうせい・かくじょうせい・まひ】
★
□□□

中枢性変性疾患の一種
大脳基底核,脳幹,小脳の神経細胞が減少し,タウタンパク質というタンパク質が異常に蓄積する疾患.

[症状]無動,姿勢反射障害,構音障害,嚥下障害,認知症,上下方向の注視障害,頭部伸展を伴う頸部ジストニアなど.
[好発年齢]50〜60歳代.

15. 障害別理学療法治療学（中枢神経障害[PD, SCD, MS, ALS]） 319

46 振戦
【しんせん】
★★★
□□□

意識しない状態で，同じ動きを小刻みに一定のリズムで繰り返すこと．自分の意思でコントロールすることはできない．
Parkinson 病：リラックスしているときに出現
失調症：動こうとしたときに出現

47 振戦様不随意運動
【しんせんよう・ふずいい・うんどう】
★★
□□□

振戦として現れる不随意運動．不随意運動の中で最も多い．
不随意運動：意思とは関係のない異常な運動．
[種類]
企図振戦（小脳障害に多い），老人性振戦（高齢者に起こる），家族性振戦，中毒性振戦，静止時振戦（Parkinson 病などで起こる），羽ばたき振戦など．

48 安静時振戦
【あんせいじ・しんせん】
★
□□□

身体の力を抜いて安静にしているときにみられる震え．
臥位，座位，立位時の静止している際に，四肢体幹に震えが出現する．顎や舌にみられることもある．
安静時振戦は何か動作をしようとすると止まる．

49 運動時振戦
【うんどうじ・しんせん】
★
□□□

随意運動に伴って自分の意思（随意）とは関係なく起こる規則的で細かい振るえのこと．

50 企図振戦
【きと・しんせん】
★★★
□□□

動こうとして目標に近づいていくほど体の震えが著明になる振戦のこと．
例えば鼻指鼻試験で評価すると，指の震えが著明になっていくことを確認する．陽性であれば小脳性の振戦を疑う．
p.324「膝踵試験」を参照

51 すくみ足歩行
【すくみあしほこう】
★★★
□□□

[英語]frozen gait（フローズン ゲイト）

歩こうと思っても身体がこわばってなかなか第一歩が踏み出せず，床に足底部が張り付いたようになり，床を小刻みにすべる様な歩行（小刻み歩行）のこと．Parkinson 病でみられる歩行パターンである．

すくみ：身体がこわばって動かなくなる状態のこと．

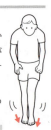

52 ステロイドパルス療法
【すてろいど・ぱるす・りょうほう】
★
□□□

1 g のステロイド薬をブドウ糖液 250～500 mL に溶かして 1～2 時間かけて点滴静注する．これを 3 日間連続投与した後に 4 日間休止．症状に合わせて，これを数回繰り返すこと．

パルス療法：劇的な効果を得る治療法のこと．
ステロイド薬：抗炎症作用や免疫抑制作用

[適応]膠原病（多発性硬化症，Guillain-Barré 症候群（ギラン バレー），全身性エリテマトーデスによるループス腎炎，原発性ネフローゼ症候群，IgA 腎症，急速進行性糸球体腎炎，間質性肺炎など）

53 脊髄後索
【せきずい・こうさく】
★
□□□

脊髄の後方の左右の後根の間の部分．上行路と下行路が存在する．

[後索を伝導する伝導路]
①上行路：識別性触圧覚と深部感覚（薄束〈第 6 胸髄より下部からの線維の束〉（はくそく），楔状束〈第 6 胸髄より上部からの線維の束〉）．
②下行路：半円束，中間縁束

p.313「後索性運動失調」を参照

15. 障害別理学療法治療学(中枢神経障害[PD, SCD, MS, ALS])

54 脊髄後索障害
【せきずいこうさく・しょうがい】
★★
□□□

深部感覚および識別性触圧覚が鈍麻あるいは脱失して起こる障害(Romberg徴候が陽性(+)を示す).脊髄失調を起こす.
[対処法]深部感覚が障害されるため,視覚代償が必要である.
脊髄後索:脊髄後索を上行する感覚伝導路で,深部感覚と識別性触圧覚を伝導する.
p.313「後索性運動失調」を参照

55 脊髄小脳変性症(SCD)
【せきずいしょうのう・へんせいしょう】
★★★
□□□

小脳や小脳への求心路および遠心路が変性する疾患.
[症状]
小脳性運動失調(Romberg徴候陰性(-),よろめき歩行(酩酊歩行),測定異常,企図振戦,腱反射軽度低下,構音障害(爆発性,不明瞭,緩慢)など).
錐体路徴候,不随意運動,自律神経症状などを伴うことがある.

56 前傾姿勢
【ぜんけいしせい】
★★
□□□

Parkinson病患者に特徴的な姿勢
上半身が前傾した姿勢で,股関節および膝関節は軽度屈曲位,重心は後方に位置し,頭部はやや伸展位,顎が突出する.
その姿勢で後方へ押されると立ち直れず,後方に容易に転倒してしまう.
p.304「Parkinson病」を参照

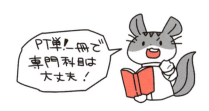

57 多系統萎縮症
【たけいとう・いしゅくしょう】
★★
□□□

非遺伝性の中枢性変性疾患(脳幹部〜小脳が変性萎縮する)
脊髄小脳変性症のうちおよそ40％を占める(最多).
以下の3疾患を包括する疾患概念で，全てグリア細胞内に特有の封入体(αシヌクレイン)が蓄積する.
3種類とも進行性の細胞変性脱落を起こす.

[分類]
①オリーブ橋小脳萎縮症：病初期の症候が小脳性運動失調を示すもの.
②シャイ・ドレーガー症候群：自律神経障害(起立性低血圧など)が顕著なもの.
③線条体黒質萎縮症：病初期の症候がパーキンソニズムであるもの.

58 脱髄型
【だつずいがた】
★★
□□□

脱髄性疾患のうち髄鞘の脱落(脱髄)のみが出現する場合をいう.

[原因]細菌感染やウイルス感染をきっかけに，有髄神経線維の髄鞘に対する自己抗体が多量に産生され，髄鞘を攻撃して髄鞘に脱髄が起こる.

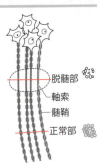

59 脱髄斑
【だつずいはん】
★★★
□□□

多発性硬化症などの脱髄性疾患でみられる脳や脊髄の病変.
有髄神経線維の髄鞘が壊れて軸索が剥き出しになる(脱髄)状態が脳や脊髄のあちこちに斑点状にできる様子をいう.

15. 障害別理学療法治療学(中枢神経障害[PD, SCD, MS, ALS])

60 多発性硬化症(MS)
【たはつせい・こうかしょう】
★★★
□□□

脳～脊髄の有髄神経線維の髄鞘が多発的に脱髄(髄鞘が壊れて軸索がむき出しになること)する疾患.
[症状]眼症状, 動眼神経麻痺, 小脳障害, Lhermitte徴候(レルミット)(頸部後方～脊柱全体に走る電撃様疼痛), 三叉神経痛(さんさ), 有痛性強直性痙攣(けいれん), Uhthoff徴候(ウートフ)(体温上昇による神経症状の悪化)など.

[対処法]
①痙縮:寒冷療法, 可動域訓練, 伸張訓練
②痙性四肢麻痺(きんばくたい):支柱付下肢装具, 車椅子
③失調症:緊縛帯, 重錘, Frenkel体操(フレンケル), PNFなど.
④筋力増強:低負荷高回転, 等張性収縮運動
⑤視力障害:他の残存感覚の代償

61 弾性包帯
【だんせい・ほうたい】
★
□□□

伸縮性のある包帯のこと.
包帯繊維の中にゴム繊維が織り込まれている.

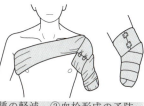

[目的]①種々の浮腫の軽減, ②血栓形成の予防, ③切断肢断端の成熟, ④起立性低血圧, ⑤救急法(RICEの「compression(圧迫)」)(ライス)など.

62 継ぎ足歩行
【つぎあし・ほこう】
★★★
□□□

[別名]タンデム歩行
床面に引いた一直線上を, 一側の爪先に他側の踵を接触させながら(継ぎ足)歩行する応用歩行の一種. 前額面上の支持基底面が狭小化しているのでバランスを崩しやすく難しい歩行である.

[目的]
①高齢者・失調症などのバランス能力の評価(協調性障害では態勢がすぐに崩れて歩行できない).
②高齢者のバランス能力向上の練習(協調性回復訓練の一種として用いる).

63	突進現象 【とっしん・げんしょう】 ★★ □□□	[英語] pulsion（プルション） [別名] 加速歩行（かそくほこう） 身体が前傾位のまま前方に突進する現象で，徐々に早足となって止まることが困難になる． [代表的疾患] Parkinson病（パーキンソン） 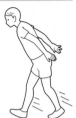
64	膝踵試験 【ひざかかと・しけん】 ★★ □□□	協調性障害の検査の一種で，測定障害の有無や企図振戦（きと・しんせん）を評価できる． [方法] ① 仰臥位（ぎょうがい）で，足関節を軽度背屈（はいくつ）した状態にする． ② 一方の踵を反対側の膝にのせる． ③ そのまま脛に沿って足首までまっすぐ踵を滑らせる． ④ これを2～3回両側に実施する． 「運動の円滑さ」や「足の揺れ（企図振戦）」や「測定の状況（測定障害）」を評価する． 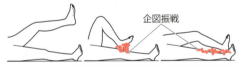 企図振戦
65	副腎皮質ステロイド薬 【ふくじんひしつすてろいどやく】 ★ □□□	副腎皮質ホルモンの1つであるステロイドホルモンを使用した薬物． [作用] 強力な抗炎症作用，免疫抑制作用，抗アレルギー作用．一時的には抗炎症作用による治療効果が高いが，副作用も多い． [適応] 腎臓病，膠原病（Guillain-Barré症候群（ギランバレー），多発性硬化症）など． [副作用] ①易感染性，②糖尿病，③精神障害，④骨粗鬆症，⑤消化性胃潰瘍（いかいよう）など．

15. 障害別理学療法治療学（中枢神経障害[PD, SCD, MS, ALS]）

66 平衡機能障害
【へいこうきのう・しょうがい】
★★
□□□

姿勢を調整する身体の平衡機能が障害されること．
[原因]
①末梢神経系平衡機能障害：前庭の障害
②中枢神経系平衡機能障害：小脳や脳幹の障害
p.316「失調性歩行」を参照

67 ヘルペス脳炎
【へるぺす・のうえん】
★★
□□□

ヘルペスウイルスにより引き起こされる脳炎のこと．
脳炎の中では最も重篤な疾患である．
[感染経路]皮膚のヘルペス病巣から神経を介して中枢神経系に感染する．
[症状]発熱，頭痛，嘔吐，痙攣など．
[経過]意識障害が進行し痙攣が持続する．

68 ミオトニア現象
【みおとにあ・げんしょう】
★★
□□□

[別名]筋強剛
筋収縮後の弛緩遅延または弛緩困難が認められる現象．
緊張が持続的に亢進している状態である．
筋強直性ジストロフィーの代表的症状である．

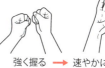
強く握る → 速やかには開かない
（グリップミオトニア）

69 無動
【むどう】
★★
□□□

Parkinson（パーキンソン）病の四大徴候の1つ．全ての動きが遅くなったり動かなくなる症状．
[特徴]仮面様顔貌，すくみ足，方向転換困難，歩行時の腕振り減少，小声，小字症，巧緻障害，運動開始の遅れなどは無動症状の現れである．

（傾斜現象と無動）
OT39-11

70 有痛性強直性痙攣
【ゆうつうせい・きょうちょくせい・けいれん】
★★
□□□

多発性硬化症の症状で，激痛を伴ったツッパリ感を認める発作性の痙攣症状．
焼けるような痛みや針で刺されたような激痛を伴う．手指，前腕，下肢の異常感覚．
強直性痙攣：不随意で急激な筋肉の収縮が長く続き，筋肉がこわばった状態のこと．

71 羅針盤歩行
【らしんばん・ほこう】
★★

[別名]星状歩行，迷路障害で認められる羅針盤のような軌跡を描く異常歩行のこと．

閉眼歩行検査を行い，歩行の軌跡を確認する．

①閉眼で8〜10歩前進させる．

②その後，閉眼のままで同数歩後進させる．

③上述の①と②を何度も繰り返す．

この時の歩行の軌跡を確認する．

正常：同じ歩行軌跡上を往復することができる．

[迷路障害]歩行軌跡が徐々にずれ，片側迷路障害の歩行軌跡は「①前進で病巣に偏位し，②後進で健側へ偏位する」ので星形軌跡を描く．これを羅針盤歩行という．

片側小脳障害の歩行軌跡は，前進・後進ともに病巣側へ偏位するため円形回旋せず病巣側へ平行移動する（羅針盤歩行とはいわない）．

[羅針盤歩行の出現疾患]メニエール病，一側前庭迷路障害

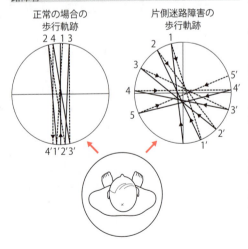

15. 障害別理学療法治療学(中枢神経障害[PD, SCD, MS, ALS])

72 罹患筋
【りかんきん】
★
□□□

病変を起こしている筋肉のこと．
外傷，筋ジストロフィー，重症筋無力症，筋萎縮性側索硬化症，Guillain-Barré 症候群などによって正常な筋機能が損なわれた骨格筋のこと．
[罹患]病気にかかること．

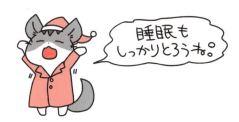

15. 障害別理学療法治療学（中枢神経障害 [PD，SCD，MS，ALS]）

16 障害別理学療法治療学（中枢神経障害［脊髄損傷］）

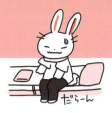

1 ASIA(American spinal injury association)機能障害尺度
【えいしあ（あめりかん・すぱいなる・いんじゅありー・あそしえーしょん）きのうしょうがい・しゃくど】
★
□□□

ASIA ＝米国脊髄損傷協会の略
ASIA 分類：ASIA がまとめた脊髄損傷の評価尺度で損傷の完全さを分類したもの．
A ＝完全：S4～S5 の知覚・運動ともに完全麻痺
B ＝不全：S4～S5 を含む神経学的レベルより下位に知覚機能のみ残存
C ＝不全：神経学的レベルより下位に運動機能は残存しているが，主要筋群の半分以上が筋力 3 未満
D ＝不全：神経学的レベルより下位に運動機能は残存しており，主要筋群の少なくとも半分以上が筋力 3 以上
E ＝正常：運動・知覚ともに正常

2 BFO
【びーえふおー】
★
□□□

BFO ＝balanced forearm orthosis の略
前腕を金属アームで支えて肩以下のわずかな筋力で机上の動作を可能にさせる補装具．
[目的]肩の弱い筋群の代用や補助．
[適応]C5 頸髄損傷，筋ジストロフィー

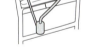

OT49-PM10

3 Brown-Séquard 症候群
【ぶらうん・せかーるしょうこうぐん】
★★
□□□

[別名]脊髄半側切断症候群
脊髄の半側が障害されたときに生じる特有の症状（障害側以下の左右で障害の状況が異なる）．
障害部位以下の障害側の運動麻痺と深部感覚障害．
障害部位以下の反対側の温痛覚障害と触覚障害．

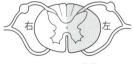

共通 46-PM88

16. 障害別理学療法治療学（中枢神経障害［脊髄損傷］）

4 Frankel 分類
【ふらんけるぶんるい】
★
□□□

損傷（麻痺）の程度で 5 段階で分類したもの．
A. 完全麻痺＝損傷高位以下の運動および知覚の完全麻痺．
B. 知覚のみ残存＝運動完全麻痺で知覚のみある程度残存している．
C. 運動不全＝損傷高位以下の筋力は少しあるが実用性がない．
D. 運動あり＝損傷高位以下の筋力の実用性があり，補助具の要否にかかわらず歩行可能．
E. 回復＝筋力弱化はなく，知覚障害もなく，括約筋障害もない．反射の異常はあってもよい．

5 ICU
【あいしーゆー】
★
□□□

ICU ＝ Intensive Care Unit の略
インテンシブ ケア ユニット
病院内の施設で集中治療室のこと．
重症患者に対して医師や看護師が 24 時間体制で密度の高い集中的な医療・看護を行う病室．

6 Zancolli 分類
【ざんこりーぶんるい】
★
□□□

四肢麻痺（C5～C8）の上肢機能を機能筋ごとに細かく分類した評価法．
［分類］C5A，C5B，C6A，C6B Ⅰ，C6B Ⅱ，C6B Ⅲ，C7A，C7B，C8A，C8B

7 息こらえ練習
【いきこらえ・れんしゅう】
★★
□□□

呼吸筋トレーニング法の一種
鼻で息をゆっくりと最大に吸い込み，5 秒間息を止めた後，息をゆっくりと吐ききる．
［目的］肺活量の維持・改善，呼吸器合併症予防．
［適応］頸髄損傷患者，筋ジストロフィー，拘束性換気障害など．

16. 障害別理学療法治療学（中枢神経障害[脊髄損傷]）

8	異所性骨化 【いしょせい・こつか】 ★ □□□	本来，骨組織のないところ（筋，腱，靱帯など）の毛細血管が損傷して出血を起こした部分が石灰化することで骨のように変化すること． 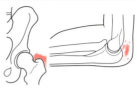 異所性骨化の初期は関節周囲に発赤・腫脹・熱感がある． 筋・腱付着部や関節包の一部分などに起こりやすく，関節拘縮の原因になりやすい． [原因]過度なストレッチや生理的範囲を越えた強制的な可動域訓練など． [好発部位]大関節周囲（肩関節，肘関節，股関節，膝関節など） [出現時期]脊髄損傷などの慢性期〜維持期
9	会陰部サドル型痛覚脱失 【えいんぶ・さどるがた・つうかく・だっしつ】 ★ □□□	[別名]騎袴状感覚脱失 自転車のサドルに会陰部で座ったときに当たる部分の感覚が完全に障害されること． 会陰部：骨盤の出口部分のこと．恥骨結合から尾骨までを指す． [原因]高所からの転落などによる第1腰椎以下の骨折による下部馬尾神経障害． [合併症]膀胱直腸障害

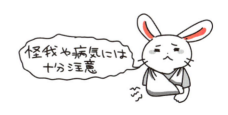

10 大振り歩行
【おおぶり・ほこう】
★
□□□

松葉杖歩行パターン（5種類）の一種．
［歩行パターン］
①両側松葉杖を前へ同時に振り出す．
②両側下肢を前へ同時に振り出す．
③両側下肢は両側松葉杖より前に振り出す．
［適応］第6胸髄以下の脊髄損傷（体幹の支持性がなければ杖より前に下肢を振り出せないため）．
［装具］両側の骨盤帯付長下肢装具が必要．

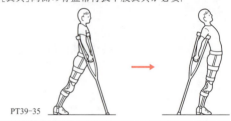

PT39-35

11 温痛覚障害
【おん・つうかく・しょうがい】
★
□□□

温覚，冷覚，痛覚などの感覚が障害されること．
［原因］外側脊髄視床路の障害（脊髄損傷，延髄外側症候群など）

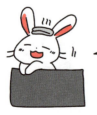
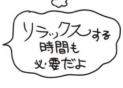

12 外肛門括約筋
【がい・こうもん・かつやくきん】
★

肛門の最も外側にある括約筋で，骨格筋（横紋筋で随意筋）である．
[神経支配]陰部神経（体性神経）
[作用]肛門を意識的に閉める時に収縮し（排便を我慢するとき，便を切るときなど），排便時には弛緩する．

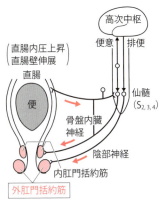

13 核・核下障害型膀胱
【かく・かくかしょうがいがた・ぼうこう】
★★

[別名]自律膀胱
核性(型)損傷は，第2〜4仙髄（脊髄排尿中枢核）の直接的損傷で起こる膀胱障害．
核下性損傷は，第2〜4仙髄（脊髄排尿中枢核）から出た末梢神経（馬尾神経）の損傷で起こる膀胱障害．
[症状]排尿反射の消失，膀胱筋の弛緩，尿意の消失，随意的な排尿が困難となるために起こる膀胱内への残尿．
間欠的自己導尿が必要である．

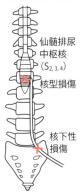

14 核上型膀胱機能障害
【かくじょうがた・ぼうこうきのう・しょうがい】
★★
□□□

[別名]自動膀胱，反射性膀胱，痙性膀胱

第2～4仙髄(脊髄排尿中枢核)より上位の脊髄が損傷された場合に起こる膀胱障害(第2～4仙髄(脊髄排尿中枢核)での反射路が生きている).
脊髄ショック期後に膀胱と第2～4仙髄(脊髄排尿中枢核)の反射路(骨盤内臓神経反射路)が回復すればこのタイプの膀胱障害となる.
膀胱に一定の尿がたまると膀胱筋が引き伸ばされるため蓄尿刺激が脊髄排尿中枢核に入力され膀胱を反射的に収縮させて排尿する.

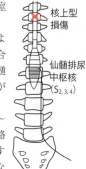

核上型損傷

仙髄排尿中枢核($S_{2,3,4}$)

15 喀痰排出
【かくたん・はいしゅつ】
★
□□□

痰を吐き出すこと.
頸髄損傷，閉塞性換気障害，術後患者では喀痰排出が困難となる.
[喀痰排出法]①スクイージング，②ハッフィング，③体位ドレナージ，④吸入，⑤タッピング，⑥カッピング，⑦バイブレーションなど.

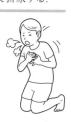

16 感覚脱失
【かんかく・だっしつ】
★
□□□

表在感覚が完全に失われてしまった状態.
[原因]末梢神経の感覚神経，または脊髄の完全損傷.
脊髄損傷では損傷された部位より下位の感覚が消失する.

17 吸気困難
【きゅうき・こんなん】
★★
□□□

呼吸機能のうち，吸気(息を吸うこと)が困難な状態を指す.
[疾患]気道閉塞，拘束性障害のある胸膜炎，間質性肺炎など.

16. 障害別理学療法治療学(中枢神経障害[脊髄損傷]) 335

8 胸郭モビライゼーション
【きょうかく・もびらいぜーしょん(もびりぜーしょん)】
★

□□□

胸郭を構成する関節をセラピストが他動的に動かす治療法.
[目的]
胸郭の可動性や柔軟性の維持と改善
呼吸筋の柔軟性の改善
呼吸効率や肺活量の改善
[適応]胸郭の可動性に障害がある場合など(脊髄損傷,筋萎縮性側索硬化症など).

9 胸椎脱臼骨折
【きょうつい・だっきゅうこっせつ】
★

□□□

胸椎部に脱臼骨折が起こること.
上肢は完全に残存するため,対麻痺(ついま ひ)になりやすい.
[合併症]
上位胸椎損傷では,循環障害を合併しやすい.
中位〜下位胸椎損傷では,消化器や泌尿器障害を合併しやすい.

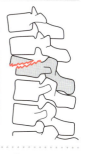

20 頸椎脱臼骨折
【けいつい・だっきゅうこっせつ】
★

□□□

頸椎(特に椎体)が骨折し,骨折骨の上下の椎間関節で脱臼が起こっている状態.
[好発部位]第5〜6頸椎間,第6〜7頸椎間
[受傷機転]①過屈曲損傷:頭頂〜後頭部に衝撃が加わることで頸椎が過屈曲して生じる脱臼骨折.
②過伸展損傷:額や顔面に衝撃が加わることで頸椎が過伸展して生じる脱臼骨折.
[対策]①保存療法:ガードナー頭蓋直達牽引,ハロー・ベスト
②観血的治療:脱臼整復術,骨移植,ワイヤー固定術,プレート固定術(前方固定術,後方固定術など)

21 腰椎脱臼骨折
【ようつい・だっきゅうこっせつ】
★
☐☐☐

腰椎部に脱臼骨折が起こること．交通事故や転落，スポーツなどの強い外力を脊柱に受けた時に脊椎が骨折し，椎体がずれて脱臼することで脊髄や神経根を損傷し，脊髄損傷部以下に麻痺が出現する．上肢は完全に残存するため対麻痺になる．
[症状] 損傷部以下の対麻痺，消化器障害，泌尿器障害

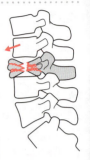

22 頸髄症
【けいずいしょう】
★★
☐☐☐

加齢による椎間板(ついかんばん)の変形，後縦靱帯や黄色靱帯の硬化，骨棘(こつきょく)形成などにより頸部脊柱管が狭くなって頸髄に圧迫が加わり神経症状がみられる疾患のこと．
[症状] 筋力低下，神経麻痺，歩行障害，感覚障害，膀胱直腸障害など．

23 頸髄損傷
【けいずい・そんしょう】
★
☐☐☐

頸髄の損傷により，損傷部以下の脊髄レベルの運動機能や感覚が障害される疾患．
[原因] 事故(高所からの転落，交通事故，スポーツなど)．
[症状] 四肢麻痺(運動障害，感覚障害，自律神経障害，膀胱直腸障害など)

24 痙性不全対麻痺
【けいせい・ふぜん・ついまひ】
★★
☐☐☐

両下肢の運動麻痺の分布が部分的であったり，運動麻痺の程度が不完全な状態．
痙性：錐体路障害による，筋緊張が亢進した状態．
不全：麻痺があるものの多少は動く不完全な状態．
対麻痺：両下肢のみが麻痺している状態．
[症状] 深部腱反射の亢進，病的反射の出現，クローヌス(すいたいろ)の出現，折りたたみナイフ現象

25 頸椎症性脊髄症
【けいついしょうせい・せきずいしょう】
★★
☐☐☐

頸椎症により脊柱管内にある頸髄が圧迫されて，痛み・痺れ・感覚障害・筋力低下などが起こること．
頸椎症：加齢による椎間板の膨隆や骨棘形成などが頸椎に起こること．

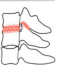

16. 障害別理学療法治療学（中枢神経障害[脊髄損傷]） 337

26 腱固定作用
【けん・こていさよう】
★★
□□□

[別名]テノデーシス・アクション

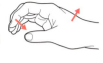

下の①と②の手の動きを腱固定作用という．

① 手関節を背屈すると手指屈筋腱（深指屈筋）が手関節部で引き伸ばされるため手指が自然に屈曲し母指と他の四指が対立位となること．
② 逆に，手関節を掌屈すると手指屈筋腱（深指屈筋）が手関節部で緩み手指伸筋腱が引き伸ばされるため手指が自然に伸展位になること．

27 後索障害
【こうさく・しょうがい】
★
□□□

脊髄の後索部の障害

[障害像]位置覚，運動覚，振動覚の感覚神経（脊髄後索を上行する伝導路）の障害．
失調症（関節の位置や運動方向が分からない）で転倒の危険性が大きい．

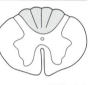

OT47-AM6

[転倒予防対策]照明を明るくして，常に視覚代償ができる環境を設定する．

28 後部脊髄障害
【こうぶせきずい・しょうがい】
★
□□□

脊髄部分損傷の一種，脊髄後索の損傷
[症状]触覚障害と深部感覚（位置覚・振動覚）障害．温度覚・痛覚は残存し，運動障害も出現しない．

29 小振り歩行
【こぶり・ほこう】
★★
□□□

松葉杖を使用した歩行パターンの一種
両松葉杖と両下肢を各々同時に一緒に振り出す歩行パターン．両足部が両松葉杖の位置を越えない歩行パターンである．

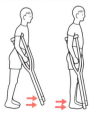

[方法]「①両松葉杖→②両下肢」の順で振り出す．振り出した両下肢は両松葉杖を越えない．
[適応]第6～12胸髄損傷患者など．

PT32-23

30 自己導尿【じこ・どうにょう】 ★

自分自身で尿道から膀胱内にカテーテル(細い管)を入れて排尿する方法.
[適応]脊髄損傷などの膀胱機能障害

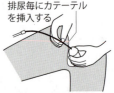
排尿毎にカテーテルを挿入する

31 間欠的自己導尿【かんけつてき・じこどうにょう】 ★

一定の時間を決めて間欠的に自己導尿を行うこと(5〜6回程度/日).
間欠的:一定の時間ごとに実施したりやめたりすること.
[適応]脊髄損傷などの膀胱機能障害

32 手圧排尿(用手排尿)訓練【しゅあつ・はいにょう(ようしゅ・はいにょう)くんれん】 ★

腹部を手部で押さえて膀胱を圧迫することで排尿を容易にする訓練のこと.
[分類]
①自己手圧排尿訓練
②介助者による手圧排尿訓練

33 集尿器【しゅうにょうき】 ★

排尿障害患者に用いる蓄尿用の道具.
[構成]
①陰部に装着する採尿器
②尿を溜める蓄尿袋
③その2つをつなぐ管

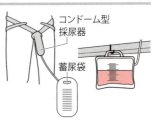
コンドーム型採尿器
蓄尿袋

34 踵足変形
【しょうそく・へんけい】
★
□□□

歩行するときに足関節が背屈したまま踵だけ床に足を着く足部の変形のこと．
踵で歩いたり立ったりする．
足関節を底屈させて蹴りだすことが困難．
[原因]脛骨神経麻痺，下腿三頭筋麻痺(腓骨神経・前脛骨神経は残存している)
[疾患]第4～5腰髄損傷，二分脊椎，ポリオなど

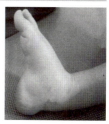

PT48-AM8

35 徐脈
【じょみゃく】
★★
□□□

安静時心拍数が60回未満/分のこと．
[徐脈を起こす疾患]頸髄損傷～上位胸髄損傷の自律神経過反射，遺伝性心異常，心疾患薬物の副作用，老化現象，心臓発作(心筋梗塞)，洞不全症候群など．

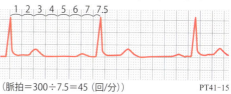

(脈拍＝300÷7.5＝45(回/分))

PT41-15

36 自律神経過反射
【じりつしんけい・かはんしゃ】
★★
□□□

脊髄損傷の合併症の一種で，自律神経の異常反射．
第5～6胸髄よりも上位の脊髄損傷患者に多くみられる．
[症状]顔面紅潮，頭痛，発汗，高血圧，徐脈，鼻閉(鼻づまり)，呼吸困難，動悸，吐き気，鳥肌など．

37 神経因性膀胱
【しんけいいんせい・ぼうこう】
★★
□□□

中枢神経(大脳～脊髄まで)あるいは末梢神経(自律神経，体性神経)の障害によって生じる膀胱機能障害．
[分類]
①排尿障害(尿が出せなくなる)
②蓄尿障害(頻尿など)

38	脊髄円錐 【せきずい・ えんすい】 ★★★ □□□	脊髄の最下端部． 第1～2腰椎の高さで円錐形をしている． そこから出る脊髄神経根の束(＝馬尾神経)も含む． 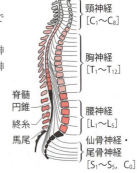
39	脊髄円錐部損傷 【せきずい・えん すいぶ・そんしょ う】 ★ □□□	脊髄円錐の損傷のこと． 脊髄円錐部には排尿排便中枢(＝S2～S4)が存在するため，脊髄円錐部損傷では排尿排便障害を起こす． [症状]直腸膀胱障害 肛門や性器周辺の左右対称性の感覚消失(サドル型感覚脱失)．
40	脊髄完全損傷対麻痺 【せきずい・かんぜん そんしょう・ついま ひ】 ★★ □□□	胸髄以下の損傷で出現する麻痺． 対麻痺：両下肢の麻痺

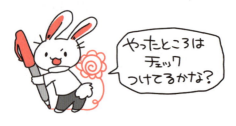

16. 障害別理学療法治療学（中枢神経障害［脊髄損傷］）

1 脊髄係留症候群【せきずいけいりゅう・しょうこうぐん】
★
□□□

脊髄円錐部分が引き伸ばされ神経障害が出現すること．

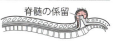

係留：引きとどまること．
[症状]成長と共に出現する下肢筋力低下，歩行障害，排尿障害など．
[原因]脊髄円錐末端から出ている終糸は仙骨に脊髄を固定している．終糸は成長とともに伸びるので，新生児では第3腰椎にある脊髄円錐は成人期には第1腰椎の高さまで上昇する．この終糸に脂肪腫があったり異常に太かったりして脊髄円錐が上昇せず第3腰椎の高さに留まる場合に起こる．

2 脊髄中心症候群【せきずいちゅうしん・しょうこうぐん】
★★
□□□

脊髄部分損傷の一種．脊髄中心部分が障害される．
下肢の麻痺より上肢麻痺が重度となる．

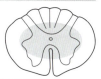

PT47-AM6

[症状]
①損傷髄節支配以下の下肢より上肢に強い運動麻痺
②膀胱直腸障害
③温痛覚障害
④触覚や深部覚は温存

[原因]転倒や交通事故などによる頸椎の骨折を伴わない非骨傷性損傷（頸髄に発症することが多い）．

43 中心性頸髄損傷（中心性脊髄症候群）
【ちゅうしんせい・けいずい・そんしょう（ちゅうしんせい・せきずい・しょうこうぐん）】
★★
□□□

脊髄水平断面で脊髄中心管を中心に中央部分が損傷されること．脊椎の脱臼や骨折を伴わないことが多い．
[原因]交通事故のむち打ち，高齢者の転倒などでの頸椎の急激な過伸展など．
[好発部位]第4〜第8頸髄
[症状]
①下肢と比べ上肢の運動障害が重度．
②四肢麻痺や膀胱直腸障害を呈す．
③運動覚，知覚は比較的保たれるなど．

44 脊椎固定術
【せきつい・こていじゅつ】
★★
□□□

脊椎の安定性・固定性を高めるために，ワイヤー・スクリュー・プレートなどで固定するための，脊椎脱臼骨折などの修復手術．
前方固定法，後方固定法がある．
[適応]
脊椎損傷，腰椎分離症・すべり症，腰部脊柱管狭窄症，腰椎椎間板(ついかんばん)ヘルニアなど．

45 前脊髄症候群
【ぜん・せきずい・しょうこうぐん】
★★
□□□

[別名]前脊髄動脈症候群
脊髄部分損傷の一種で，錐体(すいたい)路や脊髄視床路の伝導路が障害されるもの．
[原因]脊髄前方に存在する前脊髄動脈の虚血．
[症状]高度の弛緩性四肢麻痺，温痛覚障害，膀胱直腸障害
深部感覚や表在知覚は温存される．

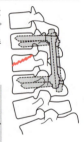

OT47-A6

16. 障害別理学療法治療学(中枢神経障害[脊髄損傷]) 343

46 先天性腰髄髄膜瘤
【せんてんせい・ようずい・ずいまくりゅう】
★
☐☐☐

[別名]開放性二分脊椎
胎生期での脊柱管の形成不全により脊髄組織や髄膜が腰仙部で皮膚に覆われず,腰背部から直視できるように瘤状に飛び出した状態をいう.
[症状]感覚障害,運動麻痺,排尿・排便障害など.
[治療法]出生直後の手術療法.

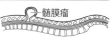
髄膜瘤

47 体温調節障害
【たいおんちょうせつ・しょうがい】
★★
☐☐☐

脊髄損傷で出現する自律神経障害の症状の一種.
第6胸髄以上の脊髄損傷で起こることが多い.
第6胸髄は交感神経の分水嶺であるため,第6胸髄が残存しなければ交感神経の機能が作用しない.
[症状]
損傷髄節以下の発汗障害,残存部の異常発汗.
頸髄損傷や上部胸髄損傷では発汗困難範囲が大きくなる.
発汗困難による熱放散困難のため「うつ熱」になりやすい.

48 多発性肋骨骨折
【たはつせい・ろっこつ・こっせつ】
★
☐☐☐

肋骨骨折のうち骨折や亀裂部位が2ヵ所以上のもの.
[症状]深呼吸時の疼痛,圧痛,腫脹,呼吸困難,胸郭動揺(フレイルチェスト)など.
[合併症]外傷性気胸,外傷性血胸,胸郭変形,出血性ショックなど.

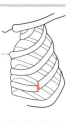

49 沈下性肺炎
【ちんかせい・はいえん】
★★
☐☐☐

肺組織で細菌が繁殖して発症する肺炎の一種
寝たきりなどで長期にわたって臥床姿勢でいると,血液が重力の影響で肺の背側部にうっ血して溜まり,そこで細菌などが繁殖し炎症を起こす.
[胸部X線撮影]肺背側部に肺炎の陰影が写る(背面に沈んだ肺炎陰影).
[好発者]長期臥床患者
[症状]発熱,咳,痰,喘鳴,呼吸困難など.

16. 障害別理学療法治療学(中枢神経障害[脊髄損傷])

50 頭蓋直接牽引
【とうがい・ちょくせつ・けんいん】
★
□□□

頸椎の脱臼骨折の整復・安静・固定のために用いる牽引法で、頭蓋骨に牽引器具を観血的に取り付けて重錘で頸椎を牽引する方法.
頸椎の観血的整復はせず、ベッド上で長期的・持続的に(重錘量と頸椎牽引角度を調整しながら)牽引することで徐々に整復する方法である.
p.252「直達牽引」の図参照

51 トリガーポイント
【とりがーぽいんと】
★
□□□

痛みなどを引き起こす身体反応の原因となる部分.
トリガー＝引き金
[例]脊髄損傷患者の排尿反射を促すトリガーポイント:膀胱周辺の皮膚、恥毛など.

52 2点歩行
【にてん・ほこう】
★★
□□□

[別名]2点同時歩行
杖歩行の歩行様式
「①右手杖と左足→②左手杖と右足」を交互に振り出す歩行様式

53 尿路結石
【にょうろ・けっせき】
★
□□□

尿路(腎臓→腎盂→尿管→膀胱→尿道)のいずれかにできるシュウ酸カルシウムまたは尿酸のかたまり(結石)のこと.
[症状]突然の激痛、血尿、残尿感など(結石が通る管内粘膜を傷つけたり引っかかったりするため).

54 肺水腫
【はい・すいしゅ】
★★
□□□

肺胞を取り巻く毛細血管から肺胞内へ血漿成分が染み出し水分がたまった状態(むくんだ状態).
[症状]血液肺胞間での酸素(O_2)の取り込み、炭酸ガス(CO_2)の排出ができない.
低酸素血症、呼吸困難、起座呼吸、喘鳴など.
[原因]心臓弁膜症、心筋梗塞、急性呼吸窮迫症候群、重症肺炎、敗血症など.

16. 障害別理学療法治療学(中枢神経障害[脊髄損傷]) 345

355 排尿反射
【はいにょう・
はんしゃ】
★★
□□□

膀胱内に尿が貯留されて尿意が出現したとき排尿が誘発される反射のこと.

膀胱内に尿が貯留すると膀胱が伸展する刺激が骨盤内臓神経(求心性神経)を通して脊髄排尿中枢(S2～S4)に伝達される.

脊髄排尿中枢(S2～S4)は骨盤内臓神経(副交感神経の運動神経)を興奮させて排尿筋を収縮, 内・外膀胱括約筋を弛緩させ排尿が行われる.

この一連の反射を排尿反射という.

356 馬尾神経損傷
【ばびしんけい・
そんしょう】
★★
□□□

馬尾神経が脊柱管内で損傷されること.

馬尾神経:脊髄の最下部から脊柱管の中を下方に伸びる神経根の束. 馬の尾に似ているので馬尾神経という.

[原因]椎間板ヘルニア, 腫瘍, 外傷など.

[症状]弛緩性麻痺, 損傷神経の支配領域の筋萎縮, 腰痛

殿部・大腿部・膀胱などの部位の感覚鈍麻

357 反射性交感神経性ジストロフィー
【はんしゃせい・こう
かんしんけいせい・
じすとろふぃー】
★
□□□

外傷(骨折, 捻挫, 打撲など)や神経麻痺などを発端として慢性的な痛み, 腫れ, 自律神経症状が持続し続けること.

[症状]関節運動制限, 関節拘縮, 自発痛, 運動時痛, 激痛

[2次的症状]異常発汗, 皮膚温の変化, 栄養障害, 血管運動調節障害

[原因]外傷の治癒後も交感神経反射が消失せずに交感神経亢進状態が続く. その結果, 血管の収縮が続くために起こる.

358 反射性勃起
【はんしゃせい・
ぼっき】
★
□□□

ペニスに触れることで無意識に反射的に生殖器が勃起すること.

反射性勃起中枢が直接障害(核性損傷)されなければ反射性勃起は出現する.

[反射性勃起中枢]仙髄(S2～S4)

16. 障害別理学療法治療学（中枢神経障害[脊髄損傷]）

59 頻脈
【ひんみゃく】
★

正常心拍数 = 60 ～ 90 拍/分.
頻脈：100 拍/分以上をいう.
[原因]洞性頻脈，自律神経の不均衡，心因性（ストレス，不安など），甲状腺機能亢進，貧血，不眠など.
p.388「洞性頻脈」を参照

60 プッシュアップ
【ぷっしゅあっぷ】
★

座位で左右両側の手すり，床，座面に手を付き，殿部を浮かせて徐圧すること.
このプッシュアップを利用して座位移動する事もある.
[適応]脊髄損傷（殿部の除圧，褥瘡予防）

PT42-23

61 膀胱障害
【ぼうこうしょうがい】
★

膀胱機能の障害で，排尿困難な状態.
[分類]①膀胱そのものの障害，②神経因性膀胱（支配神経の障害）.
[膀胱障害を起こす疾患]①前立腺肥大，前立腺がん，膀胱結石など，②脊髄損傷，認知症など.

62 膀胱直腸障害
【ぼうこう・ちょくちょう・しょうがい】
★

膀胱および直腸の両方の機能の障害で，排尿・排便が困難な状態.
排尿・排便反射脊髄中枢核は第 2 ～ 4 仙髄節にあるため，脊髄損傷では排尿と排便が両方とも同時に障害される.

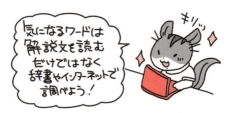

63 麻痺性イレウス
【まひせい・いれうす】
★
□□□

何らかの原因で腸管に運動障害が起こり，食物塊やガスなどが腸を通過できなくなった状態．
イレウス：腸閉塞のこと．

[原因]
①開腹手術後の癒着
②腸管の炎症による癒着
③大腸癌などによる腸管の狭窄
④異物の誤飲や不消化性食物の摂取による腸内停滞
⑤脊髄損傷など脊髄反射障害＝麻痺性イレウス＝消化管に関する反射中枢（Th5～S4）が障害されると起こりやすい．

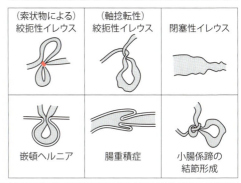

64 無気肺
【むきはい】
★★★
□□□

何らかの原因で気管支（気道）が塞がれ，閉塞気道部から末梢気道部に向かって空気が入らなくなったため肺がつぶれた状態　になること．

[原因]痰・分泌物，炎症，異物，腫瘍など．
[症状]咳，喀痰，胸部圧迫感，胸痛，呼吸困難，頻呼吸，喘鳴（ヒューヒュー），発熱など．
痰：粘性，漿液性，膿性である．

16. 障害別理学療法治療学(中枢神経障害[脊髄損傷])

65 無菌的間欠導尿 【むきんてき・かんけつ・どうにょう】
★
□□□

排尿障害に対して行う導尿方法の一種
医療者が無菌操作により導尿する方法である．
[導尿器具]
オートクレーブ滅菌してパックにひとまとめにされている．
[方法]
①医療従事者は滅菌手袋を装着する．
②患者の陰部を穴あきの清潔シーツで覆う．
③清潔ガーゼで陰部を保持し消毒性溶液で外尿道口周囲を消毒する．
④潤滑剤が付いたカテーテルを鉗子で保持しながら外尿道口から挿入する．
⑤滅菌した膿盆内にカテーテルを置き尿を排出させる．
⑥排尿終了後に静かにカテーテルを抜く．
[目的]
感染などのリスク軽減．
定期的な排尿で膀胱に蓄尿と排尿を行わせる．

66 留置カテーテル 【りゅうち・かてーてる】
★
□□□

[別名]バルーンカテーテル(留置するためのバルーンが膀胱側に取り付けてある)

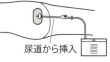
尿道から挿入

カテーテル(医療用の管)を尿道から膀胱内に挿入し，24時間膀胱内に留めて，膀胱内の尿を体外へ排出させるためのもの．
[適応]脊髄損傷，前立腺肥大などによる自己排尿困難．

67 冷水テスト 【れいすい・てすと】
★
□□□

脊髄損傷患者が脊髄ショックから離脱されているかどうか，膀胱の回復時期を見定めるテスト．
[方法]膀胱内の尿を完全に排出した後，4℃程度の滅菌した冷水を50〜100 mL膀胱内に注入する．
[判定]1分間以内に水が排出されれば排尿反射が出現した(脊髄ショック期からの離脱開始)と判断し，その後に排尿訓練を開始する．

17 障害別理学療法治療学（内部障害）

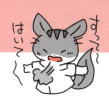

1 aVL誘導
【えーぶいえる・ゆうどう】
★★
□□□

心電図における肢誘導法の単極肢誘導の一種．Einthoven（アイントーヴェン）の三角モデル（右手，左手，左足を線で結んだ正三角）で左手から心臓をみた誘導のこと．左心室側壁の状態を読み取ることができる．

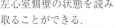

[aVL誘導の異常]拡張型左室肥大，肥大型心筋症，心筋梗塞（高位側壁梗塞，広範前壁梗塞）など．

2 BMI指数
【びーえむあい・しすう】
★
□□□

[英語]body math index（ボディ マス インデックス）
[別名]ケトレー指数 Quetelet index（ケトレー インデックス）
[乳幼児の場合]カウプ指数 Kaup index（カウプ インデックス）
[計算式]BMI＝体重(kg)÷身長(m)^2
肥満度を表す体格指数のこと．
- 低体重＝BMI 18.5未満
- 普通体重＝BMI 18.5以上〜25未満
- 肥満体重＝BMI 25以上〜

3 CK(creatine kinase)
【しーけー（くれあちん・きなーぜ）】
★
□□□

[別名]creatine phospho kinase（CPK）（クレアチン ホスホ キナーゼ）
筋収縮の際にエネルギー代謝に関与する酵素の一種．骨格筋や心筋が障害されると血液中へ流出するので，血中値の測定により骨格筋障害や心筋障害の有無を判断することができる．

血中CK値の上昇：急性心筋梗塞，心筋炎，筋ジストロフィー，多発性筋炎，甲状腺機能低下症など．
血中CK値の低下：甲状腺機能亢進症，結合織疾患，高ビリルビン血症など．

4 HbA1c
【へもぐろびん・えーわんしー】
★★
□□□

赤血球内のヘモグロビン(Hb)と血中のブドウ糖が結合したグリコヘモグロビンの一種．
赤血球の寿命の1/2時期の血糖値の平均(1〜2ヵ月前の血糖値の状態)を反映する(糖尿病の指標となる)．
[正常値]4.3〜5.8%
[異常値]6.1%以上
[高値疾患]糖尿病，腎不全，異常ヘモグロビン血症など．
高値：血糖コントロール不良なので食事療法や運動療法，生活スタイルを検討する．
異常値が出たら1ヵ月以上の間隔を開けて再検査を行う．

5 Hugh-Jonesの呼吸困難度分類
【ひゅーじょーんずのこきゅうこんなんど・ぶんるい】
★★
□□□

慢性呼吸不全などによる呼吸困難の程度を5段階で表したもの．
Ⅰ度：正常
Ⅱ度：同年齢の健常者同様に歩行できるが，階段や坂は健常者と同様には上れない．
Ⅲ度：平地でも健常者同様に歩行できないが，自分のペースでなら1.6km以上歩ける．
Ⅳ度：休みながらでなければ50m以上歩けない．
Ⅴ度：会話，衣服の着脱にも息切れする．また，息切れのため外出ができない．

6 METS
【めっつ】
★
□□□

[英語]metabolic equivalents
メタボリックエクィバレンツ
[和名]代謝当量
運動強度を示す指標
運動時の酸素消費量が安静座位の酸素消費量の何倍に相当するかを表す．
1MET＝安静時(安静座位)の酸素摂取量3.5(mL/kg/分)のこと．これを基準とする．

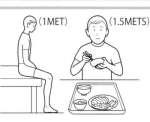

PT39-23，OT46-12

17. 障害別理学療法治療学(内部障害)

7	MRC グレード 【えむあーるしー・ぐれーど】 ★★ □□□	慢性閉塞性肺疾患などによる呼吸困難の程度を表したもの． 日常生活の労作が息切れなどによりどの程度障害されているかを問う質問票に患者に答えてもらい，日常生活の息切れの程度を評価する． [分類] ①6段階法：グレード0(超軽度)〜グレード5(最重度) ②5段階法：グレード0(軽度)〜グレード4(最重度)(「息切れを全く感じない」項目がない)
8	NYHA(New York Heart Association, 1964)の class Ⅱ 【にーは(にゅーよーく・はーと・あそしえーしょん)のくらすに】 ★ □□□	NYHA：心不全の程度や重症度を示す指標(ニューヨーク心臓協会(New York Heart Association)が発表した心不全の重症度分類) [分類] class Ⅰ：軽度(心疾患はあるが身体活動に制限はない) class Ⅱ：中等度(軽度の身体活動の制限があるが，安静時には無症状)＝日常的な身体活動で疲労，動悸，呼吸困難あるいは狭心痛を生じるレベルである． class Ⅲ：重度(高度な身体活動の制限があるが，安静時には無症状) class Ⅳ：最重度(心疾患のため，いかなる身体活動も制限される)

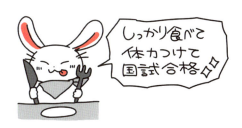

9 PCI(physiological cost index)
【ぴーしーあい(ふぃじおろじかる・こすと・いんでっくす)】
★★
□□□

[和名]生理的コスト指数

歩行時のエネルギー効率を示す指標のこと.

日常生活上での身体活動に伴う生理的なコストを測定する指標で,4分間の連続歩行時の心拍数(HR)と歩行速度によって求める.

PCI(拍/分) = |歩行直後HR(拍/分) − 安静時HR(拍/分)| ÷ 歩行速度(m/分)

健常成人のPCI = 0.11〜0.51(拍/分)

PCIが低いほど単位歩行距離あたりのエネルギー消費が低い.つまりエネルギー消費からみた歩行の効率が良いということを表す.

10 V₂誘導
【ぶいに・ゆうどう】
★
□□□

心電図計測における胸部誘導法の1つ.

第4肋間胸骨左縁に電極(黄色)を装着する単極誘導法である.

右心室と左心室の前壁側の状態を推定することができる.

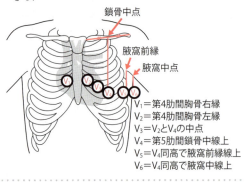

V₁=第4肋間胸骨右縁
V₂=第4肋間胸骨左縁
V₃=V₂とV₄の中点
V₄=第5肋間鎖骨中線上
V₅=V₄同高で腋窩前縁線上
V₆=V₄同高で腋窩中線上

11 V₆誘導
【ぶいろく・ゆうどう】
★
□□□

心電図計測における胸部誘導法の1つ.

左第5肋間と左鎖骨中線上の交点の高さで左中腋窩線上に電極を装着する単極誘導法である.

左心室側壁の状態を推定することができる.

12 Valsalva 手技
【ばるさるば・しゅぎ】
★★
□□□

自律神経の働きにより，本人の意思とは関係なく脈拍数を減少させる手技．
[方法]
①口と鼻をつまんで10秒ほどいきむ．
②迷走神経が刺激される．
③迷走神経は心臓の刺激伝導系の活動を抑制する．
④脈拍数が減少する．

13 γ-GTP（γ-glutamyl transpeptidase）
【がんまー・じーてぃーぴー（γ・ぐるたみる・とらんすぺぷちだーぜ）】
★★
□□□

肝臓での解毒作用に関与する酵素であり，タンパク質を分解する酵素である．
γ-GTPは他の酵素よりも早期に反応を示すため肝障害マーカーとして用いられる．
正常値は男性：50 U/L以下，女性：30 U/L以下．
正常値より高値の場合に胆肝障害を疑う．
[適応疾患]肝炎，脂肪肝，胆石，胆道癌，胆道閉塞症など．

14 悪性腫瘍
【あくせい・しゅよう】
★★★
□□□

腫瘍のうち，増殖力が異常に速くて強く，周囲の組織を壊しながら周囲に拡がったり血管やリンパ管を通って他の組織に転移したりするもの．
腫瘍：身体表面または内部にできた塊の総称で，良性と悪性がある．

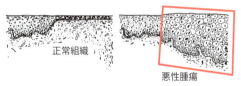

正常組織　　悪性腫瘍

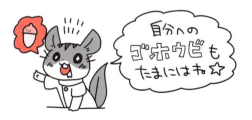

15 Ⅰ誘導
【いち・ゆうどう】
★
□□□

心電図測定における肢誘導法の標準肢誘導(双極子誘導)の一種.
Einthoven(アイントーヴェン)の三角モデル(右手,左手,左足を線で結んだ正三角)で,右手(−)と左手(＋)の2電極間電位差を誘導する.
Ⅰ誘導の異常:右下壁および左側壁の梗塞

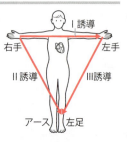

16 Ⅲ誘導
【さん・ゆうどう】
★
□□□

心電図測定における肢誘導法の標準肢誘導(双極子誘導)の一種.
Einthoven(アイントーヴェン)の三角モデル(右手,左手,左足を線で結んだ正三角)で,左手(−)と左足(＋)の2電極間電位差を誘導する.
Ⅲ誘導の異常:広汎前壁,左側壁の梗塞

17 インスリン
【いんすりん】
★★
□□□

膵臓のランゲルハンス島のβ細胞から分泌されるホルモン.
食事後に血中ブドウ糖(血糖)が増加(血糖値上昇)してランゲルハンス島(β細胞)からインスリンが分泌されると,筋や肝臓に血糖が貯蔵されて血糖値が下がる.
インスリンは細胞膜のインスリン受容体にはまり込むことで細胞への血糖の流入を媒介する.
[作用]血糖値の低下

18 インスリン感受性
【いんすりん・かんじゅせい】
★★
□□□

[別名]インスリン抵抗性
インスリン効力の個人的特性のこと.
血糖値を下げるインスリンは,同量でも個人によってその作用に差がある.これをインスリン感受性(インスリン抵抗性)という.
インスリン感受性が低い＝インスリン抵抗性が高い
＝糖尿病の罹患率が高い

17. 障害別理学療法治療学(内部障害)

19	インスリン自己注射【いんすりん・じこちゅうしゃ】★ □□□	患者が自分でインスリンを注射すること．インスリン依存型糖尿病(IDDM，Ⅰ型糖尿病)ではインスリンの絶対的欠如のためインスリンの注射が必要である．日本糖尿病協会発行の『インスリン自己注射ガイド』の方法に沿って，正しい知識に基づいてインスリンを自己注射する．
20	インスリン依存型糖尿病【いんすりん・いぞんがた・とうにょうびょう】★★★ □□□	[別名]Ⅰ型糖尿病(IDDM) インスリン自体が減少する糖尿病(インスリンの絶対的不足)． [原因]ランゲルハンス島β細胞の破壊 [治療]インスリン注射
21	インスリン非依存型糖尿病【いんすりん・ひ・いぞんがた・とうにょうびょう】★★ □□□	[別名]Ⅱ型糖尿病(NIDDM) インスリン自体は減少しないが，インスリンの感受性が低下する糖尿病(インスリンの相対的不足)． [血中インスリン値]正常～やや高値 [原因]生活習慣の不良(肥満，運動不足，過食など)など．

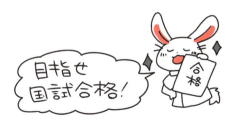

22 インセンティブ・スパイロメトリー【いんせんてぃぶ・すぱいろめとりー】★ □□□

呼吸訓練(最大吸気持続訓練)用機器
最大吸気持続訓練により自然なため息やあくびに似た呼吸ができるように深い吸気をゆっくり長く行う．患者用に設定した吸気流量の吸気位を3秒以上持続させる．
[適応]開胸術後の無気肺の予防，閉塞性換気障害術後，拘束性換気障害など．
[禁忌]低酸素血症，過換気など．
[頻度]覚醒中は1時間毎に5～10回実施する．

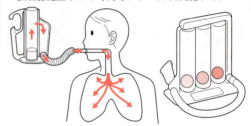

23 咽頭嚥下【いんとう・えんげ】★★ □□□

摂食嚥下の全過程は，先行期・準備期・口腔期・咽頭期・食道期の5期に分けられ，嚥下は咽頭期と食道期の2期に行われる．
咽頭期嚥下では食塊が嚥下反射により食道まで送られる．

24 咽頭嚥下期の障害【いんとうえんげきの・しょうがい】★ □□□

食物や飲料物の摂食・嚥下を行う際の，口腔の最後から咽頭部分を通り食道へ送り込まれ前までの障害．

25 右心負荷【うしんふか】★★ □□□

心臓の右心系(右心房および右心室)に加わる負荷．
水治療法の場合，水圧により静脈還流量(全身から心臓に戻る血液の量)が増えるため右心負荷が増大する．

17. 障害別理学療法治療学（内部障害）

26	運動耐容能 【うんどう・ たいようのう】 ★★ □□□	身体運動に十分耐えられる呼吸・循環機能のこと．全身持久力，有酸素運動能力，スタミナ，易疲労性など．
27	咳嗽困難 【がいそう・ こんなん】 ★ □□□	自力では咳をすることが難しい状態． 咳嗽：咳をすること． [原因]頸髄損傷（胸部筋や腹筋の麻痺），閉塞性換気障害，胸部外科手術後など．
28	咳嗽法 【がいそうほう】 ★ □□□	咳嗽を誘導する方法 気道内の異物や分泌物を除去するための反射的で急激な息の呼出運動を意識的に行う方法．
29	咳嗽訓練 【がいそう・ くんれん】 ★★ □□□	嚥下障害のある人が行う，むせに対処するための防御機構を強化する訓練．自発的な咳を習慣化させる． 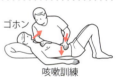 [方法]腹部に手を置いて大きく息を吸った後に「えへん」声を上げながら息を吐かせる． そのとき手で腹部を強く押し，咳を出しやすくする．
30	介助咳嗽練習 【かいじょ・がい そうれんしゅう】 ★ □□□	咳嗽能力が低下している（咳ができない）人に対して，介助者による用手補助で咳を介助すること． [方法]用手胸郭圧迫法（p.370「呼吸介助法」を参照），タッピング法など．

31 潰瘍
【かいよう】
★
□□□

皮膚や粘膜などの上皮細胞の表面に傷ができて深くえぐれた状態.
びらん：上皮粘膜のみの傷（潰瘍の前段階）
潰瘍：粘膜以下〜漿膜までの深さの傷

U1-Ⅰ	U1-Ⅱ	U1-Ⅲ	U1-Ⅳ
びらん	潰瘍	潰瘍	穿通性潰瘍
欠損が粘膜筋層内にとどまり粘膜筋板に及ばないもの	粘膜筋板断裂欠損は粘膜下層に及ぶ	欠損が固有筋層の一部に及ぶ	固有筋層が断裂

粘膜層
粘膜筋板
粘膜下層
固有筋層
漿膜

32 喀血
【かっけつ】
★
□□□

呼吸器系器官（気管，気管支，肺など）からの出血
咳とともに排出され，色調は真赤（鮮紅色），性状は泡（泡沫）を含む.
原因疾患：肺癌，肺結核，気管支拡張症など．
原因血管：気管支動脈や肋間動脈や横隔膜動脈など．

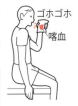

33 換気血流不均等
【かんきけつりゅう・ふきんとう】
★★
□□□

病的な場合に，局所の気道抵抗の増大や弾性の差により換気血流比の不均等が著しいものになること.
換気血流比：肺胞（血液が O_2 と CO_2 の交換を行う場所）における換気と血流の比率．ガス交換機能の指標．
換気：吸気と呼気
不均等：バランスが崩れていること．

17. 障害別理学療法治療学（内部障害）　359

34 間欠的陽圧呼吸（IPPB）
【かんけつてき・ようあつ・こきゅう】
★★
□□□

人工呼吸器による換気法の1つ.
吸気時にのみ一定の間隔で気道に陽圧をかけて行う人工呼吸法.
1回換気量や呼吸の回数や吸気流速を設定してそれを繰り返す.
［適応］自発呼吸困難, 無気肺

35 陥入爪
【かんにゅう・そう】
★★★
□□□

足の爪の両端が爪の周囲の皮膚に食い込んで生じる炎症.
これが続くと, 食い込んだ爪の周囲に, 痛み・腫脹・出血しやすい肉芽組織が生じる. 閉塞性動脈硬化症では「陥入爪」に注意する（閉塞性動脈硬化症に加えて陥入爪による細菌感染で下肢壊死を起こす原因となりやすい）.

36 寒冷昇圧テスト
【かんれいしょうあつ・てすと】
★
□□□

冷刺激に対して交感神経がきちんと反応しているかどうかを血圧の上昇によって判断するための検査.
［検査方法］
①被験者を30〜60分安静（座位または臥位）にして血圧を安定させる.
②片側手を4℃の水中に手首までつける.
③反対側上肢で15秒ごとに血圧をはかる.
④最高血圧の上昇が22 mmHg以上＝異常
⑤1分経過後に水中から手を出す.
⑥以後2分ごとに血圧を測定する.
⑦安静時の血圧値が戻るまで続ける.
正常な血圧であれば2分以内に元に戻る.
本態性高血圧症：正常血圧に戻るまで時間が長引く.

37 緩和ケア
【かんわ・けあ】
★★
□□□

積極的な治療よりも症状の軽減（緩和）を目的とする医療のこと.
特に末期癌などの死が避けられない疾病では疼痛への対処や精神的な支えが必要となる.

38 気管支呼吸音
【きかんし・こきゅうおん】
★★
□□□

呼吸するときに胸部で聴かれる音.
気管呼吸音は肺胞呼吸音よりも大きく高調な音.
吸気よりも呼気で大きく,長い時間持続する.

39 気管支造影
【きかんし・ぞうえい】
★★
□□□

単純X線像撮影では気管支はよく写らないので,気管支に造影剤を注入して気管支を単純X線像撮影する方法.
喉に麻酔をしてゾンデという細いチューブを口または鼻から挿入して造影剤を注入する.
現在はCTスキャン法による撮影が可能であるため気管支造影はほとんど行われない.

40 気道虚脱
【きどう・きょだつ】
★
□□□

気道が潰れて呼息できなくなった状態.
太い気管や気管支には気管軟骨が取り巻いているので気管は容易には潰れない.しかし気管支軟骨のない終末細気管支は外圧がかかるとすぐに潰れる.この結果,気道虚脱が起こる.
肺気腫では肺胞が呼息時に縮まないので終末細気管支を圧迫して気道虚脱を起こす.

41 気道抵抗
【きどう・ていこう】
★
□□□

気道における空気の通りにくさ(抵抗力)のこと.
気管が何らかの原因で狭くなれば空気は通りにくくなる.
この気道の空気の通りにくさのため,1秒間に呼出される空気の量・速度は減少する(1秒率の低下).

42 気道内圧
【きどう・ないあつ】
★★
□□□

呼吸時に気道内部にかかる圧.
安静時の自発呼吸では気道にはたいした圧がかからない.
これは気道が大気に開放されているため,吸気時は若干の陰圧に,呼気時は若干の陽圧になる.

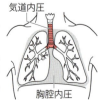

17. 障害別理学療法治療学（内部障害） 361

43 吸引器
【きゅういんき】
★
□□□

体内に溜まった不要な液体や気体を除去するための医療用器具．
病室や自宅で医療スタッフや介護者が痰の吸引に用いる．

［吸引物質］
①手術時の血液や浸出液
②術後や気胸時の胸腔内の空気
③口腔内や気管内の分泌物（痰など）など．

［吸引準備］
①吸引瓶に水道水 100 mL 以上入っている事を確認する．
②吸引器の開閉バルブを開き，吸引管を指で摘んで閉じて，圧の上昇を確認する．

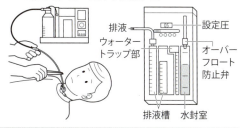

44 急性白血病
【きゅうせい・
はっけつびょう】
★★★
□□□

骨髄中にある造血幹細胞が癌化する疾病のこと．
骨髄性白血病とリンパ性白血病に分けられる．
急性骨髄性白血病：造血幹細胞から好中球，好酸球，好塩基球，単球，赤血球，血小板をつくる造血幹細胞が「癌化」したもの．
急性リンパ性白血病：Bリンパ球やTリンパ球をつくるリンパ球幹細胞が「癌化」したもの．

45 胸腔ドレーン
【きょうくう・どれーん】
★★
□□□

気胸時に胸膜腔内に溜まった空気を吸引して胸膜腔内を陰圧にするときに胸腔に刺すチューブ．
[ドレーン]体内に溜まった余分な水分や血液や空気などを体外に抜き取る処置に用いるチューブ．

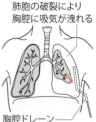

46 胸骨正中切開
【きょうこつ・せいちゅうせっかい】
★
□□□

胸部外科手術方法の1つ．
胸骨を縦に切開して左右に分割し，胸骨直下にある「心臓，胸腺，肺縦隔の疾患や縦隔腫瘍摘出」などに外科的処置を行うための手術．

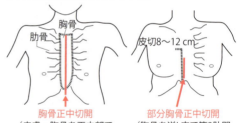

胸骨正中切開
（皮膚・胸骨を正中部で切開する）

部分胸骨正中切開
（胸骨を逆L字で第2肋間まで切開する）

47 胸式呼吸（胸郭呼吸）
【きょうしき・こきゅう（きょうかく・こきゅう）】
★★★
□□□

胸郭に存在する呼吸筋群（内外肋間筋など）を用いて，胸郭を動かして呼吸する方法．女性に多く，また安静時にもみられる呼吸法である．

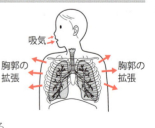

48	部分的胸式呼吸 【ぶぶんてき・きょうしきこきゅう】 ★ □□□	部分的な胸式呼吸のこと． [例] ①上部胸式呼吸：上部胸郭を主に前後上下に可動させて行う胸式呼吸． ②下部胸式呼吸：下部胸郭を左右に拡張させて行う胸式呼吸．
49	強制吸気 【きょうせい・きゅうき】 ★★ □□□	安静吸気からさらに意識して可能な限り（これ以上吸息できない状態まで）吸息したもの． 安静吸気：安静時に自然に呼吸したときの吸気．
50	強制呼気 【きょうせい・こき】 ★★ □□□	安静呼気からさらに意識して可能な限り（これ以上呼息できない状態まで）呼息したもの． 安静呼気：安静時に自然に呼吸したときの呼気．
51	胸部解離性大動脈瘤 【きょうぶ・かいりせい・だいどうみゃくりゅう】 ★★★ □□□	胸大動脈の血管壁の3層構造のうち内膜に亀裂が入り中膜が弱化して中膜外膜間が剝がれ（解離）て，そこに血液が入り込み瘤状に脹れた状態． 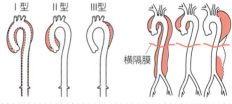
52	胸部解離性大動脈瘤術 【きょうぶ・かいりせい・だいどうみゃくりゅう・じゅつ】 ★★★ □□□	胸大動脈の解離性大動脈瘤を外科的に治療（人工血管置換術）する手術． 人工心肺または血液バイパス回路を用いて脳血流を維持しながら行う．

53 胸部乾布摩擦 【きょうぶ・かんぷ・まさつ】 ★ □□□	開胸手術前に行い，自律神経のバランスを整えて免疫力を強化し呼吸器障害の予防をはかるための乾布摩擦． 乾布摩擦：乾いた布やタオルで体をこすること．皮膚鍛錬法の1つ．	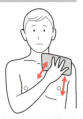
54 胸部絞扼感 【きょうぶ・こうやくかん】 ★ □□□	胸が締め付けられる感じ，胸の中が焼けつくような感じ，あるいは胸が強く押さえつけられる感じのこと． [原因]狭心症，逆流性食道炎など．	
55 胸膜摩擦音 【きょうまく・まさつおん】 ★ □□□	聴診による呼吸音（肺雑音）の一種 胸膜炎などで胸膜面が粗くなったときに聴こえる． 雪を靴で踏む時の「ギュギュ」という音に近い音である．	

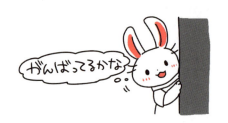

17. 障害別理学療法治療学（内部障害）　365

56 虚血性心疾患
【きょけつせい・
しんしっかん】

★★★

□□□

心筋の栄養血管である冠状動脈が何らかの原因により狭窄または閉塞することで起こる心筋虚血.

虚血：血液の供給不足のこと.

大動脈
左冠状動脈
回旋枝
前室間枝
洞房結節
右冠状動脈
辺縁枝　後室間枝

●部など，冠状動脈の狭窄または閉塞

[原因]
①冠状動脈の動脈硬化
②冠状動脈の攣縮（れんしゅく）
[分類]
①心筋梗塞
②狭心症（労作性狭心症，安静時狭心症）
[症状]
①胸痛発作（軽度～重度）
②息苦しさ
③急激な血圧低下
④ショック状態
⑤不整脈（心室細動など）

57 起立性低血圧
【きりつせい・
ていけつあつ】

★★★

□□□

臥（が）位や座位から急に立位姿勢に変化したとき，血圧が急激に低下し，めまいやふらつきなどの症状が起こること.

[症状]立位後3分以内に収縮期血圧20 mmHg以上，拡張期血圧10 mmHg以上の低下.

[原因]立位時に重力により静脈還流が減少して心臓への還流が減少し，結果的にスターリングの法則により心拍出量が減少して動脈圧が低下する.

17. 障害別理学療法治療学（内部障害）

58 気流速度
【きりゅう・そくど】
★
□□□

呼吸時に気道（主気管支～終末細気管支まで）を流れる空気の速度のこと．
主気管支から終末細気管支まで，分岐すればするほど空気は拡散するため気流速度は遅くなる．

59 空洞音
【くうどう・おん】
★
□□□

聴診器を使って呼吸音（肺音）を聴診するときに肺腔の上から聞こえる低調子の胸音のこと．
特に「呼気時に低い雑音」が聴取される．
[原因] 気管支拡張症，肺膿瘍（はいのうよう），ブドウ球菌感染症，重度の喘息，気胸など．

60 口すぼめ呼吸
【くちすぼめ・こきゅう】
★★
□□□

吸息時には鼻から吸い，呼息時には口から吐く呼吸運動で，呼息時に「口をすぼめて口笛をふくように」息をゆっくりと吐く呼吸法のこと．
閉塞性換気障害では呼息困難であるため「口すぼめ呼吸」を行うことで，
気道内圧を高めて呼息量を増加させ残気量を減少させる．

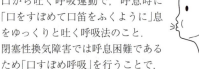

61 グリコーゲン
【ぐりこーげん】
★★
□□□

グルコースから合成された多糖の大きな塊
血中内のブドウ糖（グルコース）は単糖であるが，それを肝臓細胞や筋細胞に貯蔵する時は単糖から多糖が合成される．肝臓で合成されるグリコーゲンが最も大きい．
肝臓に約100g，全身筋肉に300gほど貯えられていて，エネルギーを必要とするときに解糖や糖新生でグルコースに分解される．

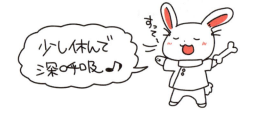

17. 障害別理学療法治療学（内部障害）　367

62 クレアチニンクリア ランス
【くれあちにん・ くりあらんす】
★
□□□

[クレアチニン]エネルギーとして消費されたタンパク質の老廃物で，腎臓で濾過されて尿で体外に排泄される．

[クレアチニンクリアランス]糸球体濾過量のよい指標で，特に腎機能障害時は尿細管からの分泌が亢進するので，腎機能障害を早期にみつけ出すことができる．

[基準値]
①男性：90～120 mL/分
②女性：80～110 mL/分

[異常値]
①高値：糖尿病，末端肥大症など．
②低値：腎硬化症，糖尿病性腎症，糸球体腎炎，膠原病など．

63 クロージングボ リューム
【くろーじんぐ・ ぼりゅーむ】
★★
□□□

肺の末梢気道の閉塞の程度を表す．
末梢気道が閉塞した後に吐き出すことのできる肺の残気量のこと．
肺気腫の早期診断に有効である．
正常は肺活量の10％程度で加齢とともに増加する．

64 経口血糖降下薬
【けいこう・けっとう こうか・やく】
★★★
□□□

血糖値を下げる飲み薬のこと．
目的：糖尿病の治療
種類：スルフォニル尿素薬，ビグアナイド薬など．

65 結核後遺症
【けっかく・ こういしょう】
★
□□□

結核の治癒後に起こる後遺症
①呼吸機能障害（肺の容量減少による換気量の低下）
②肺性心（右心室の肥大化）が多い．

66 血清総タンパク質
【けっせい・そうたんぱく・しつ】
★★★
□□□

血清中に含まれている全タンパク質（代表例＝アルブミン，グロブリンなど）．栄養状態の目安，肝・腎機能の指標となる．
[血清]血液を採取して容器に入れて放置すると血球成分が凝固し液体成分は黄色の上澄み液になる．この液体成分のこと．また，血漿から線維素（フィブリン）を除いたもの．
基準値：6.5〜8.0 g/dL
血清総タンパクの低下＝栄養不足，低タンパク血症，ネフローゼ症候群，悪性腫瘍など．

67 血栓症
【けっせんしょう】
★★★
□□□

循環系（動脈・静脈）で形成された血栓で血管が閉塞されて血流が滞った病態（動脈血栓症，静脈血栓症）．
血栓：血管内で血液が凝固して塊を形成したもの．

68 血栓性静脈炎
【けっせんせい・じょうみゃくえん】
★
□□□

四肢の表在性静脈（皮静脈）に起こる急性炎症症状．
表在性血栓静脈炎はほとんど肺塞栓症を起こさない．

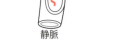

[症状]四肢の表在性静脈（皮静脈）に起こる局所的な疼痛，腫れ，静脈周囲の皮膚の発赤，触ると激痛，硬結（しこり）．
[好発部位]下肢の表在性静脈が最多
[原因]静脈内カテーテルの使用

69 血中アルカリフォスファターゼ値
【けっちゅう・あるかりふぉすふぁたーぜ・ち】
★★
□□□

血液中に含まれるアルカリフォスターゼの値
[アルカリフォスターゼ（ALP）]肝臓，腎臓，骨芽細胞，胎盤，小腸などに分布する酵素
肝疾患，胆道系の障害，骨疾患（脊髄損傷での異所性骨化など）で数値が上昇する．

17. 障害別理学療法治療学（内部障害）　369

'70 **血中カテコラミン濃度** 【けっちゅう・かてこらみんのうど】 ★★ □□□	血漿中のカテコラミン濃度のこと．測定値の高低で下記の疾患を疑う． [高値]本態性高血圧，うっ血性心不全 [低値]自律神経失調症 [カテコラミン]アドレナリン，ノルアドレナリン，ドーパミンの3種．
'71 **血中カルシウム値** 【けっちゅう・かるしうむち】 ★★ □□□	血液中に含まれるカルシウムの値 [低下]慢性腎不全，肝硬変など． [上昇]悪性腫瘍，副甲状腺機能亢進症など． 脊髄損傷受傷後の異所性骨化時の血中カルシウム値はほとんど変動しない． カルシウム：電解質（イオン）の一種．神経情報伝達，筋収縮の開始，血液凝固などの作用がある．
'72 **血糖値** 【けっとうち】 ★★★ □□□	血液中のブドウ糖（グルコース）濃度のこと． 正常な空腹時血糖値＝約 70 〜 110 mg/dL 正常でも，食前は低く，食後は高くなる． 血糖値がおよそ 180 mg/dL を超えると尿糖が出現する．
'73 **血友病 A** 【けつゆうびょう・えー】 ★ □□□	血友病（先天性凝固異常症）の一種 [原因]X染色体上に存在する「第IX血液凝固因子」の欠乏． [症状]出血症状（皮下出血，口腔内出血，外傷後や抜歯時，手術時は止血しにくいなど）．
'74 **血友病 B** 【けつゆうびょう・びー】 ★ □□□	血友病（先天性凝固異常症）の一種 [原因]X染色体上に存在する「第VIII血液凝固因子」の欠乏． [症状]出血症状（皮下出血，口腔内出血，外傷後や抜歯時，手術時に止血しにくいなど）．

17. 障害別理学療法治療学(内部障害)

75 倦怠感 【けんたいかん】 ★★★ □□□	身体的あるいは精神的に「だるい，疲れた，きつい」などと感じる自覚症状のこと． [原因]働き過ぎ，休息不足，睡眠不足，不規則な生活，精神的ストレス，種々の疾患など． [日常生活内での強い全身倦怠感]悪性腫瘍，急性白血病，慢性腎不全などを疑う．
76 口腔期障害 【こうくうき・ しょうがい】 ★★ □□□	嚥下・摂食障害のうち，口腔内摂食行動(食物の取り込み，咀嚼，咽頭への食物の送り)が障害されること． [原因]認知症，咀嚼筋・舌の筋力低下，口腔支配神経障害など．
77 高血糖 【こうけっとう】 ★★ □□□	血液中のグルコース(ブドウ糖)濃度が正常範囲を超えて過剰である状態． [空腹時成人の高血糖]血漿ブドウ糖値 126 mg/dL 以上
78 呼吸介助法 【こきゅう・ かいじょほう】 ★★★ □□□	[別名]用手 胸 郭圧迫法 [方法]患者の呼吸時に介助者が胸を包み込むように手を置き，患者の胸の動きを感じ取りながら呼気の後半に胸をしっかりと押して呼息を十分に行わせる．
79 呼吸不全 【こきゅう・ふぜん】 ★★★ □□□	肺での O_2 と CO_2 の交換が十分に行えず，その結果，組織が必要としている酸素が供給されない状態のこと． 不全:機能や能力が不完全であること．
80 呼吸補助筋 【こきゅう・ ほじょきん】 ★★★ □□□	呼吸運動を行う呼吸筋のうち努力時に働く呼吸筋のこと． 努力吸気補助筋:胸鎖乳突筋，前斜角筋，中斜角筋，後斜角筋． 努力呼気補助筋:内肋間筋，腹直筋，内腹斜筋，外腹斜筋，腹横筋．

17. 障害別理学療法治療学（内部障害）

81 骨転移
【こつ・てんい】
★★
□□□

原発性骨癌（骨にもともと発生した癌）ではなく，他組織の癌から癌細胞が血行性に骨髄内移動して骨内で増殖したもの．
[骨転移しやすい癌]肺癌，肝臓癌，乳癌，前立腺癌，胃癌など．

82 最大酸素摂取量
【さいだい・さんそ・せっしゅりょう】
★★★
□□□

運動負荷中に体内に摂取される酸素の単位時間当たりの最大値．
有酸素運動能力の指標である．
正常成人の最大酸素摂取量 = 40 ～ 45 mL/kg/ 分

83 最大心拍数
【さいだい・しんぱくすう】
★★★
□□□

心拍動が最も速くなった限界的な心拍数
心拍数：一定の時間内に心臓が拍動する回数（一般に 1 分間（60 秒）の心拍回数で表す）．高齢になるほど最大心拍数は下がる．

84 予測最大心拍数
【よそく・さいだい・しんぱくすう】
★★
□□□

成人の予測最大心拍数 =（220 － 年齢数）
高齢者の予測最大心拍数 =（215 － 年齢数）

85 在宅呼吸訓練
【ざいたく・こきゅう・くんれん】
★
□□□

家族や専門家が自宅で行う呼吸訓練．
換気効率の改善や体力の増加のために，気道の衛生管理や呼吸運動，四肢・体幹の関節可動域訓練，呼吸筋の訓練，歩行訓練を行う．
呼吸筋の訓練は，低酸素血症が出現しない状況で行う必要がある．

86 在宅酸素療法(HOT)
【ざいたく・さんそ・りょうほう(ほっと)】
★★
□□□

HOT：Home(在宅) Oxygen(酸素) Therapy(療法)
自発的な酸素供給が不十分ではあるものの病状が安定している場合に長期にわたって自宅で酸素吸入を行う治療法．
[適応]動脈血酸素分圧(PaO_2)55 Torr 以下，NYHA Ⅲ度以上など．

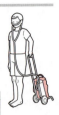

87 左室駆出時間
【さしつ・くしゅつ・じかん】
★
□□□

大動脈弁が開いた時から左室内の血液が大動脈に駆出されるまで時間．心拍数による影響が強い．
心拍数が増加すると左室駆出時間は短縮する．

88 酸素供給
【さんそ・きょうきゅう】
★★
□□□

生きるために必要な酸素を，生体のあらゆる組織や臓器に供給すること．
呼吸障害などにより，生体に必要な酸素が自発的に供給できない場合には，携帯酸素ボンベや施設内液体酸素で供給される．

89 酸素消費量
【さんそ・しょうひりょう】
★★
□□□

生きるため(安静時〜運動時)に，生体のあらゆる組織・臓器で消費される酸素の量．
成人男性の安静時酸素消費量＝ 250 〜 300 mL/ 分

90 酸素負債
【さんそ・ふさい】
★★
□□□

激しい運動を行った場合など，体内で必要とする酸素の量に見合う酸素を供給できていない状態のこと(体内酸素不足状態)．

17. 障害別理学療法治療学(内部障害) 373

91 酸素飽和度(SpO₂)
【さんそ・ほうわど】
★★★
□□□

血液中に含まれている酸素の程度を示す指標.
S = **S**aturation(飽和), P = **P**ulse(脈), O₂ = 酸素
[測定値]動脈血液中のヘモグロビンの何%が O₂ を運んでいるかを示す. 96〜100 % が正常.
疑呼吸不全 = 95 % 未満
在宅酸素療法の適用 = 90 % 未満
呼吸循環障害疾患担当時には必ずチェックしなければならない項目である.
[測定法]
パルスオキシメータ(p.402 を参照)のプローブを指先や耳などに付けて経皮的に動脈血内の酸素飽和度(SpO₂)をモニターする.

92 持続性気道陽圧法(CPAP)

【じぞくせい・きどう・ようあつほう(しーぱっぷ)】
★★
□□□

持続性気道陽圧法(CPAP)装置を用いた人工呼吸法の1つ.
全呼吸相で気道内圧を大気圧よりも高く(陽圧)持続させ,換気は患者の自発呼吸にまかせて行う.

93 自転車エルゴメーター運動負荷試験

【じてんしゃ・えるごめーたー・うんどうふかしけん】
★★
□□□

心肺運動負荷試験法の1つ.
自転車エルゴメーター(運動負荷機器)を使用して行う.
[利点]①負荷量の調節が容易, ②定量負荷が可能, ③外的負荷量を正確に定量化できる, ④運動強度-酸素摂取量($\dot{V}O_2$)関係の評価が可能, ⑤被験者の体位変動が少ないので各種の測定が容易.
[欠点]①被験者の自由意志により負荷が中止できる, ②動員される筋群がトレッドミルに比し少ない, ③高齢者では負荷をかけにくい, ④低負荷での信頼性が乏しい.
p.92「バイクエクササイズ」を参照

94 自発性低下
【じはつせい・ていか】
★★
□□□

自己の意思によって発動することができなくなること.
[自発性]他からの影響・強制などではなく, 自分の意思によって意識や思考や行動を発動すること.
クモ膜下出血や低酸素脳症では自発性が低下しやすい.

95 シャント
【しゃんと】
★★
□□□

血液が, 本来通るべき血管とは別の血管ルートを流れること.
[分類]
①動静脈ろう：人工透析をするために前腕部の静脈と動脈を毛細血管を介さず直接つなげている「短絡路」部分のこと.
②脳室-腹腔シャント：水頭症の場合, 多く出過ぎる脳脊髄液を減圧目的で腹腔や心房にパイプで排出するラインのこと.

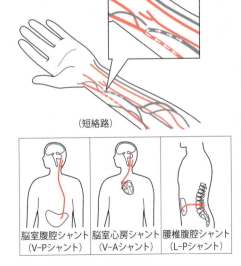

(短絡路)

脳室腹腔シャント (V-Pシャント) ／ 脳室心房シャント (V-Aシャント) ／ 腰椎腹腔シャント (L-Pシャント)

96	縦隔 【じゅうかく】 ★ □□□	両側の肺と胸椎および胸骨に囲まれた部分のこと．縦隔には心臓が存在する． [分類] ①前縦隔（ぜんじゅうかく）：心臓と胸骨の間の部分 ②中縦隔（ちゅうじゅうかく）：心臓と気管が存在する部分 ③後縦隔（こうじゅうかく）：食道から脊椎の前までの部分 ④上縦隔（じょうじゅうかく）：上行大動脈と胸骨の間の部分	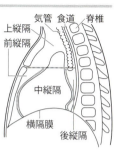
97	縦隔腫瘍摘出術 【じゅうかくしゅよう・てきしゅつじゅつ】 ★ □□□	縦隔腫瘍を摘出する手術のこと． 縦隔腫瘍＝縦隔の腫瘍 ①前縦隔腫瘍：胸腺腫（きょうせんしゅ），奇形腫（きけいしゅ） ②中縦隔腫瘍：気管支性嚢腫（のうしゅ） ③後縦隔腫瘍：神経原性腫瘍，消化管嚢腫（しょうかかんのうしゅ） ④上縦隔腫瘍：甲状腺腫，上皮小体腺腫	
98	収縮期血圧 【しゅうしゅくき・けつあつ】 ★★★ □□□	[別名]最高血圧 左心室の収縮により大動脈弁を出た直後の大動脈内圧のこと． [血圧]血液が血管を押す力 正常収縮期血圧＝130 mmHg 未満 運動時の収縮期血圧が安静時収縮期血圧より40 mmHg 以上上昇するときは運動を中止する． 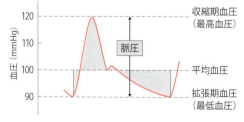	

99	拡張期血圧 【かくちょうき・ けつあつ】 ★★ □□□	[別名]最小血圧 心臓が拡張して肺静脈を介して血液が肺から心室に流入する時の動脈血管にかかる圧力のこと. 正常＝60〜90 mmHg. 運動中の拡張期血圧が安静時拡張期血圧から20 mmHg以上増加する場合は運動を中止する.
100	平均血圧 【へいきん・ けつあつ】 ★★ □□□	平均血圧＝脈圧÷3＋拡張期血圧 基準値＝90 mmHg未満 [意義]動脈硬化が判断できる簡便な指標である. [上昇]細い血管の動脈硬化を表す.
101	症候限界 【しょうこう・ げんかい】 ★ □□□	負荷量を徐々に増やして運動を行う時に，何らかの自覚症状(狭心痛，息切れ，脚の疲れなど)が出現するまで運動を続けること. 症状が出たら運動を中止する(それ以上検査を続行すると危険があると判断する).
102	静脈炎 【じょうみゃく・ えん】 ★ □□□	静脈壁内膜の炎症のこと. [分類] ①化学的静脈炎：酸性やアルカリ性の強い薬剤を注入した場合に起こる静脈炎. ②機械的静脈炎：カテーテルが静脈内で動くことで血管内膜に損傷を起こした場合の静脈炎. ③細菌性静脈炎：刺入部位に細菌や真菌が侵入した場合に起こる静脈炎. [症状]疼痛，圧痛，紅斑，発赤，腫脹，浮腫，熱感，赤い索条(線条)，排膿など.

17. 障害別理学療法治療学（内部障害）　377

03 心胸郭比
【しん・きょうかく・ひ】
★★
□□□

胸郭横径に対する心横径の比率を百分率で表したもの. 深吸気時に正面から撮影された胸部単純X線像上で計測する.
心胸郭比50％未満＝正常
心胸郭比50％以上＝心拡大
［心拡大の原因疾患］高血圧性心疾患, 心筋症, 僧帽弁狭窄症, 僧帽弁閉鎖不全, 三尖弁閉鎖不全, 心房細動など.

心横径
胸郭横径

04 心筋虚血閾値
【しんきんきょけつ・いきち】
★★
□□□

心筋灌流（心筋に供給される血液）量の不足により心機能障害を起こす可能性がある限界値.

05 心筋梗塞
【しんきんこうそく】
★★★
□□□

冠状動脈が閉塞し40分以上経過してその支配領域の心内膜側の心筋が壊死に陥った状態.

06 急性心筋梗塞
【きゅうせい・しんきんこうそく】
★★★
□□□

心筋を栄養している冠状動脈が詰まるために突然に心筋が壊死してしまう状況のこと.
突然生じる激しい胸痛が15分以上続く場合は「急性心筋梗塞」を疑う.

07 陳旧性心筋梗塞
【ちんきゅうせい・しんきんこうそく】
★★
□□□

陳旧心筋梗塞発症後1ヵ月以上経過したもの.
心電図上の特徴は「異常Q波」が認められる.

108 心筋壊死部
【しんきん・えしぶ】
★
□□□

心筋虚血のために心筋組織の一部が死んでしまった部分.

109 冠循環側副血行
【かんじゅんかん・そくふくけっこう】
★★
□□□

心臓の冠状動脈がゆっくりと狭くなって閉塞した場合,血液供給が不足した心筋組織の周囲にある毛細血管が自然に発達して,閉塞した心筋組織に対して不十分ながら血液を送り込むようになること.この血流路を側副血行路という.

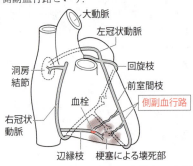

110 心筋酸素摂取量
【しんきん・さんそせっしゅりょう】
★★★
□□□

心筋が酸素をどれだけ摂取(取り入れているか)を表した量.
通常は1分間当たりの量で表される.
心筋代謝は好気的代謝に依存しており,心筋の酸素摂取率は非常に高く安静時でもほぼ最大に達している.
また,心臓における酸素貯蔵は乏しく冠血流は心筋の代謝レベルと密接に関連する.

1	人工呼吸器 【じんこう・こきゅうき】 ★ □□□	自発呼吸に障害がある場合に，人工的に呼吸の補助または代行をすること． ［分類］ ①侵襲的換気法：気管チューブなどの人工気道を留置して呼吸を管理する． ②非侵襲的換気法：マスクを用いて呼吸を管理する．
2	人工透析 【じんこう・とうせき】 ★ □□□	人工的に血液浄化を行うこと．腎臓機能不全10％以下では腎臓での血液濾過が困難なため行われる． ［分類］ ①血液透析：医療施設で血液を体外に取り出し血液透析器で浄化して体内に戻す方法． ②腹膜透析：腹膜の機能を利用して血液を濾過する方法

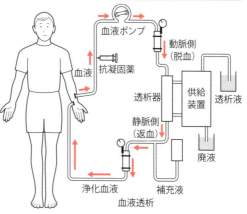

113 腹膜透析【ふくまく・とうせき】
★★
□□□

自分の「体内腹膜」を利用して血液浄化をする在宅透析療法.

腹膜腔内に設置したカテーテルから透析液を腹腔内に入れて4～6時間貯留させ，腹膜内の血管を介して血液を浄化する.

腹腔内透析液を定期的に交換して尿毒状態を改善する.

通院は月に1～2回程度ですみ，社会生活が可能となる.

① APD（自動腹膜透析）：就寝中に透析器械を使って自動的に行う.
② CAPD（持続携行式腹膜透析）：日中に透析液バッグを数回交換する.

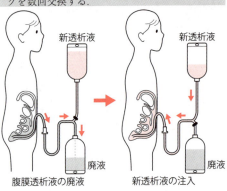

腹膜透析（CAPD）

114 心臓ペースメーカー【しんぞう・ぺーすめーかー】
★★
□□□

脈拍が正常よりも少ない場合（洞房結節や房室結節の機能低下時）に体内に植込んで使用する医療機器.
心臓の動きを常に監視し，脈が途切れたことを感知して電気的刺激を送り心臓の動きを正常に戻す.
［構造］ジェネレーター（電池と制御回路）と刺激を心臓に伝える電極リード（導線）
［大きさ］重量20 g，厚さ6 mm.
［適応］洞不全症候群，房室ブロック，心房細動，不整脈疾患，心不全など.

17. 障害別理学療法治療学(内部障害)

15	深部静脈血栓症 【しんぶじょうみゃく・けっせんしょう】 ★★ □□□	下肢や骨盤部の深部静脈に生じる血栓(血の塊)により局所の浮腫やうっ血症状が起こること. [原因]静脈還流障害,静脈内皮の損傷・機能不全,血液凝固能亢進 [好発部位]膝窩静脈,大腿静脈,後脛骨静脈 [合併症]肺塞栓症,慢性静脈不全,静脈炎後症候群,有痛性白股腫,有痛性青股腫
16	心不全 【しんふぜん】 ★★★ □□□	心臓の機能が低下し全身の循環障害を起こした状態のこと. [種類] ①右心不全：右心機能障害(右心からの拍出量低下,体静脈のうっ血,右房圧の上昇,中心静脈圧の上昇,全身の静脈圧の上昇,体静脈うっ血) ②左心不全：左心機能障害(左心からの拍出量低下,左心の拡張期終期圧の上昇,左心房圧の上昇,肺静脈圧の上昇,肺うっ血)

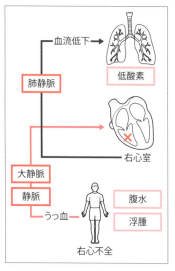

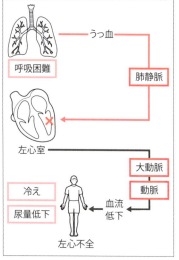

117 睡眠時無呼吸症候群【すいみんじ・むこきゅうしょうこうぐん】 ★

[英語] sleep apnea syndrome (SAS)
睡眠時に呼吸が停止するか低呼吸になる疾患のこと.
[診断基準] 無呼吸が一晩 (7時間の睡眠中) に30回以上, もしくは1時間あたり5回以上.
[症状] 睡眠中のいびき・呼吸停止, 日中の強い眠気・倦怠感・集中力低下, 起床時の頭痛など.

118 スパイログラム【すぱいろぐらむ】 ★★

[別名] 肺気量分画
肺機能を検査する機器 (スパイロメータ) で測定した結果を図で表したもの.
呼吸障害の有無や程度が分かる.

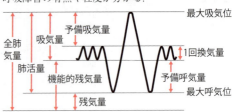

PT45-AM3 改変

119 全肺気量【ぜん・はいきりょう】 ★★

[別名] 総肺気量
最大吸息したときに肺内にある気体の量.
体積はスパイロメータでは測定できない
全肺気量 = 肺活量 + 残気量
健常成人の総肺気量 = 5,500 〜 6,000 mL

120 肺活量【はいかつりょう】 ★★★

肺内に空気を最大限吸い込んだ (最大吸気時) 後に, 肺から最大限に呼出させることができる空気量のこと.
スパイロメータで測定する.
肺活量 = 全肺気量 − 残気量
呼吸訓練や全身調整運動 (コンディショニング) により「肺活量」を増加させることができる.
頸部まで浸かった全身浴では「肺活量」は低下する.
拘束性換気障害では「肺活量」「%肺活量」は低下する.

17. 障害別理学療法治療学（内部障害）　383

21 機能的残気量【きのうてき・ざんきりょう】 ★★ □□□

安静時の1回換気の呼気後に肺内に残っている空気量.
機能的残気量＝予備呼気量＋残気量

22 予備吸気量【よび・きゅうきりょう】 ★★ □□□

安静時吸気位からさらに最大努力により吸入可能な最大吸気量のこと.
スパイロメータで測定可能である.
予備吸気量＝最大吸気量－1回換気量
平均的予備吸気量＝2,000～2,500 mL

23 予備呼気量【よび・こきりょう】 ★★ □□□

安静時呼気位からさらに努力して呼出可能な最大呼気量または機能的残気量から最大努力して呼出できる気体の量.
スパイロメータで測定可能である.
平均的予備呼気量＝1,000 mL

24 最大吸気量【さいだい・きゅうきりょう】 ★★★ □□□

安静呼気位から最大に吸息したときの吸気の総量.
最大吸気量＝予備吸気量＋安静時吸気量
正常成人＝約2,000 mL

25 最大呼気量【さいだい・こきりょう】 ★★★ □□□

安静吸気位から最大に呼出される呼気量の総量.
最大呼気量＝予備呼気量＋安静時呼気量

26 1回換気量【いっかい・かんきりょう】 ★★★ □□□

［英語］tidal volume（VT）安静呼吸時に一回の呼吸で入出力する換気量のこと.
成人における安静時のVT量は約500 mL.
［原因］肺線維症, 胸膜疾患, 横隔膜の異常など.

127	分時換気量 【ふんじ・かんきりょう】 ★ □□□	1分間の総換気量のこと． 分時換気量 = 1回換気量×1分間の呼吸数 　　　　　 = 約6〜8 L． [分時換気量を増加させる方法] ①1回換気量を増加した呼吸法． ②口すぼめ呼吸法． ③横隔膜呼吸法． ④温熱療法による新陳代謝亢進． ⑤運動負荷．
128	スパイロメータ 【すぱいろめーた】 ★★★ □□□	肺機能を検査する装置（検査機器）のこと． スパイロメータで測定された計測データは呼吸障害を判定する指標となる． [計測データ]スパイログラムで表す． [測定項目]肺活量，1回換気量，機能的残気量，予備吸気量，予備呼気量，1秒量，1秒率など． 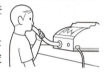
129	正常心電図波形 ★★★ □□□	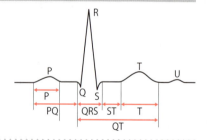
130	P波 【ぴーは】 ★★ □□□	心電図波形の一種．心房の興奮（脱分極）を表す波形． 正常心電図波形参照．
131	T波 【てぃーは】 ★★ □□□	心電図波形の一種．心室の再分極（心室筋が収縮後に元に戻る時）を表す波形． 正常心電図波形参照．

17. 障害別理学療法治療学（内部障害）　385

32	U 波 【ゆーは】 ★ □□□	心電図波形の一種．心電図上でT波に続いて現れる波形． 興奮からの回復（再分極）が終了したときに生じる（一般的には出現しないことが多い）． ［原因］Purkinje 線維や心室の拡張． p.384「正常心電図波形」参照
33	ST 【えすてぃー】 ★★★ □□□	心電図波形の一部分．心室全体が興奮している間のことで，S波の最後からT波の最初までの間を指す． p.384「正常心電図波形」参照
34	異常心電図波形 ★★★ □□□	
35	U 波の増高 【ゆーはのぞうこう】 ★ □□□	U波の波形の高さが高くなること． ［原因］徐脈，運動，薬剤投与，低カリウム血症など． 陰性U波は，心筋虚血を表す．
36	ST 上昇 【えすてぃー・じょうしょう】 ★★★ □□□	ST部分が基線より上がること． ［原因］急性に起こる重篤な心筋虚血（心筋の内側から外側への血流不足の広がり） 冠状動脈閉塞，心筋梗塞が疑われる． OT39-25
37	ST 降下（ST低下） 【えすてぃー・こうか（えすてぃーていか）】 ★★★ □□□	ST部分が基線より下がること． ［原因］心筋虚血（血流が急激に不足）など． 労作性狭心症，不安定狭心症が疑われる． OT39-25

138 異常Q波
【いじょう・きゅうは】
★
☐☐☐

正常な心電図ではみられない異常な深さのQ波. 心筋梗塞時にみられる. 正常Q波：深さがR波高の1/4未満. 異常Q波：幅0.04秒以上で, R波高の1/4以上の深さ.

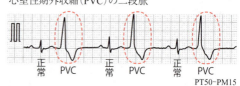

139 二段脈
【にだん・みゃく】
★
☐☐☐

心電図上で, 期外収縮が「正常 - 期外収縮 - 正常 - 期外収縮」と交互に出現するタイプ.
[分類]
心室性期外収縮(PVC)の二段脈

140 不整脈
【ふせいみゃく】
★
☐☐☐

正常な洞調律が出現せず, 心拍数やリズムが不規則になること.

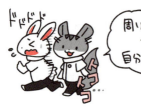

41 房室ブロック【ぼうしつ・ぶろっく】 ★★ □□□

心臓の刺激伝導系のうち,心房から心室に伝わる伝導が障害され,心室の興奮が通常より遅れたり欠落したりしてしまうこと.
[重症度分類]
① Ⅰ度房室ブロック:心房〜心室の伝導時間が 0.20 秒より長い.
② Ⅱ度房室ブロック(ウェルケンバッハ):PR 間隔が収縮ごとに進行性に延長する.
③ Ⅱ度房室ブロック(モビッツⅡ型):QRS 波は断続的に脱落する.
④ 完全(Ⅲ度)房室ブロック:心房〜心室への伝導が完全になくなり心室に全く伝わらない.

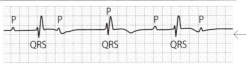

(Ⅲ度房室ブロック) OT42-25

42 Ⅰ度房室ブロック【いちど・ぼうしつぶろっく】 ★★ □□□

房室ブロック:房室結節とヒス束の間での伝導障害のこと.
[分類] Ⅰ度,Ⅱ度,Ⅲ度
Ⅰ度房室ブロック:PQ 間隔の延長が起こる.
Ⅱ度房室ブロック:QRS の間欠的脱落が起こる.
Ⅲ度房室ブロック(完全房室ブロック):P 波(心房の拍動)と QRS 波(心室の拍動)が別々の独立した周期で出現する.

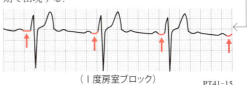

(Ⅰ度房室ブロック) PT41-15

143 **右脚ブロック【うきゃくぶろっく】**
★★★
□□□

心臓の電気的活動をしている刺激伝導系のうち，右脚の刺激伝導系が障害された状態．
電気刺激は右脚には伝導されないまま左脚のみに伝導される．
このため左心室の興奮が先に起こり，その後に左室（心室中隔）を介して右室に興奮が伝えられ，右心室の興奮は左心室より遅れて起こる．
心電図ではQRS波の幅が0.12秒以上になる．

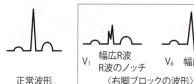

144 **洞性頻脈【どうせい・ひんみゃく】**
★★★
□□□

洞結節からの興奮が頻回となっている状態で，洞調律の状態は変わらない．PQRST波は正常（形の変化もない）．洞結節からの刺激発生頻度が高いため頻脈状態である．
[心拍数] 100〜180/分（心拍は正常範囲から徐々に上昇し，徐々に収まる）．

145 **上室性頻拍【じょうしつせい・ひんぱく】**
★★
□□□

心房内の房室接合部付近での，1分間に150〜250拍の頻繁な興奮．
[心電図] P波は確認できないが，幅の狭い正常な形のQRS波が出現．

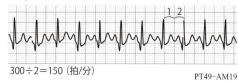

PT49-AM19

17. 障害別理学療法治療学（内部障害）

46 発作性上室性不整脈
【ほっさせい・じょうしつせい・ふせいみゃく】
★
□□□

ペースメーカーである洞房結節以外の心房内で突発的に電気信号の空回りが起こるもの．
[分類]
①房室結節付近で起こる房室結節回帰性頻拍．
②側副回路によって起こる房室回帰性頻拍（WPW症候群）．
③普通心房筋で起こる心房頻拍．

47 発作性頻拍
【ほっさせい・ひんぱく】
★
□□□

規則的な拍動中に脈拍が突然速くなること．
その頻拍がしばらく続いたあと，頻脈発作は突然止まる．
心拍数：180/分前後（心拍は突然激しく始まり，突然収まる）．

48 心房細動
【しんぼう・さいどう】
★★★
□□□

[別名]絶対性不整脈
心室の興奮が不規則な不整脈．
心房が1分間に450〜600回の頻度で不規則に興奮し痙攣している状態．
[心電図]基線上に「f波」が出現

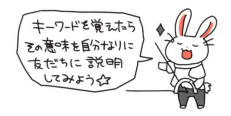

PT40-9

149 上室性期外収縮【じょうしつせい・きがいしゅうしゅく】
★★★
□□□

[別名]心房性期外収縮

心房内または房室接合部付近で生じる期外収縮のこと.

[期外収縮]正調律で電気が生じると予想される時期よりも早期に刺激伝導系外の心筋で生じる電気的な興奮のこと.

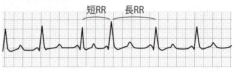

OT40-25

150 心室頻拍【しんしつ・ひんぱく】
★★
□□□

[別名]頻脈性不整脈

左心室または右心室の一部に変性をきたし,そこでリエントリー(電気がぐるぐる旋回する)が起こり高い頻度で電気を送ってしまうために生じる不整脈.

器質性心室頻拍:心筋梗塞や心筋症,悪性で突然死を起こしやすい.

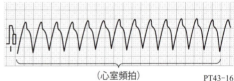

(心室頻拍)

PT43-16

151 心室細動【しんしつ・さいどう】
★★★
□□□

心室の規則的な収縮が消失し,不規則に細かく痙攣している状態.

心電図:不規則に震える波形のみ.

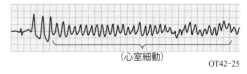

(心室細動)

OT42-25

17. 障害別理学療法治療学（内部障害）

52	心室性期外収縮（PVC）【しんしつせい・きがいしゅうしゅく(ぴーぶいしー)】★★★ □□□	ヒス束から下部の心室で生じる期外収縮のこと．期外収縮：正調律で電気が生じると予想される時期よりも早期に刺激伝導系外の心筋で生じる電気的な興奮のこと． 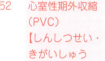 OT41-25
53	多源性心室期外収縮【たげんせい・しんしつ・きがいしゅうしゅく】★★ □□□	心室性期外収縮の発生源が心室の2ヵ所以上（複数）にあるもの．単源性のものより危険性が高い． 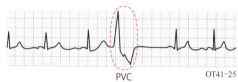 PT45-AM2
54	舌咽呼吸【ぜついん・こきゅう】★★ □□□	[別名]カエル呼吸 食べ物を飲み込むように口にためた空気を少しずつ数回続けて飲み込み，まとめて吐く方法．
55	摂食嚥下障害【せっしょく・えんげ・しょうがい】★★★ □□□	①食物を認識し，②口に運び，③口腔内に取りこんで，④咀嚼して，⑤飲み込むまでの一連の運動の障害 [症状]むせ，咳き込み，流涎（りゅうぜん），口腔内食物残渣（ざんさ）など．
56	嚥下障害【えんげ・しょうがい】★★ □□□	嚥下が困難なこと． 嚥下：食べること，飲み込むこと． [原因]嚥下器官（口腔・咽頭・喉頭）の形態異常，嚥下支配中枢の障害，嚥下運動筋群の障害，加齢など．

157 漸増運動負荷試験
【ぜんぞう・うんどうふかしけん】
★★
□□□

①食物を認識し，②口に運び，③口腔内に取りこんで，④咀嚼して，⑤飲み込むまでの一連の運動の障害で，呼吸循環機能を用いた運動耐容能の評価試験（心肺運動負荷試験）の方法の一種．

[種類]
①ランプ負荷運動試験：連続的に負荷強度を増加させる方法．
②多段階負荷試験：運動強度を一定時間ごとに増加させる方法．

[検査器具] トレッドミル，自転車エルゴメーター

158 ランプ負荷運動試験
【らんぷふか・うんどうしけん】
★
□□□

[別名] 連続的多段階負荷試験法
漸増運動負荷試験の一種
運動の負荷強度を数秒〜1分以内で少しずつ増やし，ほぼ直線的に負荷強度を増加させて検査する．
[特徴] 心拍数や酸素摂取量が直線的に増加するので無酸素性作業閾値（AT）を求める負荷法として用いられる．

159 喘息
【ぜんそく】
★★
□□□

様々なアレルゲン（アレルギーの原因）によって，気道にアレルギーが出現し，気道の粘膜が炎症を起こして気道が急激に狭くなる疾患．
[症状]
喘鳴（呼吸のたびに「ゼイゼイ」「ヒューヒュー」と音がすること），呼吸困難など．

160 小児喘息
【しょうに・ぜんそく】
★★
□□□

小児（幼児〜学童〈1〜12歳〉）に起こる喘息

61 絶対安静
【ぜったい・あんせい】
★
□□□

外部からの刺激を一切避け，ベッド上臥床状態で平静を保つこと．

基本的にベッドから離れられない状態で，生活に最低限必要な行動であっても制限を受ける（トイレや食事もベッド上で臥床位のまま行う）ので，第三者の介助が必須となる．

絶対安静は廃用症候群の原因となるため早期離床が必要である．

62 前立腺癌
【ぜんりつせん・がん】
★
□□□

前立腺に発生する悪性の腫瘍．他癌に比べて進行度が遅く，生存率や治癒率は高い．

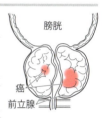

[前立腺]男性のみに存在する生殖器．外分泌腺．膀胱の直下にありクルミ大で尿道が中を貫いており前立腺液（精液の一部）を分泌する．

[好発年齢]60歳以上の高齢者

[症状]
①初期：無症状
②進行：排尿障害，血尿，骨転移による腰痛

63 総コレステロール
【そうこれすてろーる】
★
□□□

血中に存在する全コレステロール（HDLコレステロールとLDLコレステロール）の総量

[正常値]

HDLコレステロール＝男性：40〜80 mg/dL，女性：40〜90 mg/dL

LDLコレステロール＝70〜139 mg/dL

総コレステロール基準値＝140〜219 mg/dL

[脂質異常症の診断基準]

HDLコレステロール＝40 mg/dL以下

LDLコレステロール＝140 mg/dL以上

164 HDLコレステロール
【えいちでぃーえる・これすてろーる】
★
□□□

[別名]善玉コレステロール

動脈硬化を引き起こす余分なLDL(悪玉)コレステロールを取り去り, 肝臓で処理するためにLDL(悪玉)コレステロールを肝臓に運ぶもの.

HDL = high density lipoprotein(高比重リポタンパク質)
(ハイ デンシティ リポプロテイン)

正常値＝男性：40〜86 mg/dL, 女性：40〜96 mg/dL

低HDLコレステロール血症：基準値以下で脂質異常症

165 体位ドレナージ
【たいい・どれなーじ】
★
□□□

[別名]体位排痰法

痰がある肺区域が気管中央部よりも高くなる体位をとり, 重力を利用して気管中央部まで痰を移動させ喀出しやすくする方法.

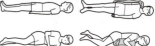

PT29-40

166 代謝
【たいしゃ】
★★
□□□

[正式名]新陳代謝

生体内に取り込まれた物質(糖や脂質など)あるいは生体内に存在する物質(グリコーゲンや中性脂肪など)が化学反応によって起こる「分解や合成」のこと.

[代謝の種類]

①同化：エネルギーを用いて簡単な物質から複雑な物質を合成すること(摂取した栄養素が体細胞になること).

②異化：複雑な物質を簡単な物質に分解してエネルギーを生み出すこと(グルコースを化学分解してO_2とCO_2と熱エネルギーにすること).

17. 障害別理学療法治療学（内部障害）　395

67 帯状疱疹
【たいじょう・ほうしん】
★★
□□□

ウイルス感染症の一種
[原因]水痘帯状疱疹ウイルスの接触感染．小児期に水痘発症した後に水痘症が治癒しても水痘ウイルスが神経節中に潜伏（潜伏感染）する．ストレス，心労，老齢などにより免疫力が低下することでウイルスが神経節内で再活性化して帯状疱疹を発症する．
[症状]知覚神経の走行に一致した帯状の赤い発疹と小水疱の出現，強い神経痛様疼痛
[好発年齢]50～70歳代（60歳代が最も多い）

68 低血糖症状
【ていけっとう・しょうじょう】
★
□□□

血糖値が70 mg/dL以下になった時に起こる症状
①70 mg/dL以下：空腹感，動悸・震え，あくび
②50 mg/dL以下：中枢神経機能低下，無気力，倦怠感，計算力減退
③40 mg/dL以下：冷汗，頻脈，震え，顔面蒼白
④30 mg/dL以下：意識レベル低下，昏睡

69 低酸素脳症
【ていさんそ・のうしょう】
★★
□□□

[別名]低酸素性虚血性脳症
心筋梗塞，心停止，各種ショック，窒息などの循環不全や呼吸不全により，脳への十分な酸素供給が困難になり脳障害をきたす病態．
[症状]運動障害，認知障害，意識障害など．

70 糖尿病性潰瘍
【とうにょうびょうせい・かいよう】
★
□□□

糖尿病が原因で，免疫力が低下し，創傷治癒が遅延し，神経障害や動脈硬化が起こって潰瘍を起こすこと．

171	糖尿病性腎不全 【とうにょうびょうせい・じんふぜん】 ★★ □□□	糖尿病による高血糖状態が続き，腎機能(糸球体での濾過機能)が障害されること． 腎症1期：腎症前期(症状が現れていない) 腎症2期：早期腎症(尿中へのアルブミン微量漏出) 腎症3A期：前期顕性腎症期(タンパク尿が明らか) 腎症3B期：後期顕性腎症期(腎機能低下顕著) 腎症4期：腎不全期(腎機能が悪化) 腎症5期：透析療法期(透析療法が必要)
172	動脈血酸塩基平衡(pH) 【どうみゃくけつ・さんえんき・へいこう】 ★★ □□□	[別名]動脈血pH ・酸：H^+を放出するもの． ・塩基：H^+を受け取るもの． ・酸塩基平衡：動脈血中のH^+濃度をバランスよく正常範囲内に保つことができているかどうかの指標(pHで表す)．肺や腎臓からのH^+(CO_2)排出によってH^+濃度バランスを維持している． 正常 = pH7.35〜7.44 アシデミア(酸性) = pH7.35未満 アルカレミア(アルカリ性) = pH7.4以上
173	動脈血酸素分圧(PaO_2) 【どうみゃくけつ・さんそ・ぶんあつ(ぴーえーおーつー)】 ★★ □□□	[別名]血中酸素分圧(PaO_2) 動脈血内に含まれる酸素の量を圧力の単位であるTorrで表したもの． 正常値 = 90〜100 Torr 重篤な低酸素血症 = $PaO_2 < 40$ Torr 低酸素血症 = $PaO_2 < 60$ Torr

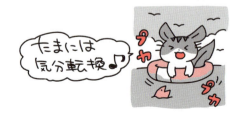

17. 障害別理学療法治療学(内部障害) **397**

74 動脈血炭素ガス分圧（PaCO₂）
【どうみゃくけつ・たんそがす・ぶんあつ(ぴーえーしーおーつー)】
★★
□□□

[別名]血中二酸化炭素分圧（PaCO₂）
動脈血中の二酸化炭素（CO_2）の割合のこと．肺胞換気量の指標である．
PaCO₂ 正常値 ＝ 35 ～ 45 Torr
動脈血中の CO_2 の上昇（PaCO₂↑）＝肺胞低換気（外呼吸により CO_2 を排出できない状態）＝換気障害（呼吸停止，気管内異物，気管支炎，気管支喘息，慢性閉塞性肺疾患など）や（心疾患などの）循環障害や肺梗塞などによって起こる．

75 トレッドミル負荷試験
【とれっどみる・ふかしけん】
★★
□□□

トレッドミルを用いて心機能を評価する検査(漸増運動負荷試験)のこと．
運動負荷を与える試験の中で最も正確な情報が得られる方法である．
[方法]
①トレッドミル上で運動負荷（歩行速度や傾斜）を変化させてバイタルチェック（心拍数，血圧，心電図など）を行い判定する．
②トレッドミルの速度や傾斜角度はプロトコル（ブローカ法やその変法）に沿って増加する．
p.58「トレッドミル歩行」の図を参照．

76 尿ケトン体
【にょう・けとんたい】
★★★
□□□

血中ケトン体が過剰になった結果，尿中に出現するケトン体のこと．
[ケトン体]アセト酢酸，3-ヒドロキシ酪酸（β-ヒドロキシ酪酸），アセトンの総称
体細胞で行われるエネルギー代謝は，基本的に「糖代謝」で行うが，何らかの理由で「糖代謝」ができなくなったときに「脂肪酸代謝やアミノ酸代謝」を行う．この「脂肪酸代謝やアミノ酸代謝」では不完全代謝産物であるケトン体が出現する．
[尿ケトン体陽性]尿が酸性に傾いている（体内エネルギー代謝が不良である）．
[尿ケトン体陽性の原因]糖尿病，下痢，嘔吐，過度のダイエット，激しい運動後，妊娠悪阻など．

177 ネブライザー
【ねぶらいざー】
★
□□□

呼吸器系の疾病の患者に対して薬剤を経口吸入させるための器具．
[方法]液体の薬剤を霧状の微粒子にして口や鼻から吸入させる．
[適応]喘息，気管支炎，慢性呼吸不全などの呼吸疾患．

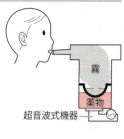

178 ％肺活量
【ぱーせんと・はいかつりょう】
★★★
□□□

[別名]肺活量比
性別・年齢・身長より計算した予測肺活量に対し，実測の肺活量が何％であるかを計算したもの．
[計算式]実測肺活量÷予測肺活量×100＝％肺活量
[正常値]80％以上
[異常値]80％以下(拘束性換気障害)
[異常値の原因]肺や胸郭の硬化，呼吸筋の筋力低下，気道の閉塞，肺がんなどによる肺切除，頸髄損傷など．

179 肺癌
【はいがん】
★★★
□□□

肺にできる癌
癌：癌細胞の塊
癌細胞：遺伝子異常が起こり限りなく増殖する細胞(正常細胞は遺伝子コントロールにより必要なときに増殖し不要なときには増殖しない)．
[原因]喫煙，受動喫煙，アルミニウム，ヒ素，アスベストなど．
[症状]咳，呼吸困難，息切れ，息苦しさ，体重減少，痰，血痰，胸痛など．

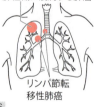

17. 障害別理学療法治療学(内部障害) **399**

30 肺コンプライアンス
【はい・こんぷらいあんす】
★
□□□

肺の柔らかさ・伸びやすさを表す指標.
動的コンプライアンスと静的コンプライアンスがある.
高肺コンプライアンス:伸展しやすい肺(肺気腫)
低肺コンプライアンス:硬い肺(肺線維症)
[正常値]
動的コンプライアンス = 30〜80 mL/cmH$_2$O
静的コンプライアンス = 50〜100 mL/cmH$_2$O

31 肺塞栓
【はい・そくせん】
★★★
□□□

下肢静脈でできた血栓が「右心房→右心室→肺動脈→肺胞周囲毛細血管」に流れてきて詰まる状態.
[原因]下肢の深部静脈血栓症
[症状]呼吸困難, 胸痛, 冷や汗, 失神, 動悸
[代表疾患]エコノミークラス症候群

肺塞栓症
心臓
下大静脈
下肢静脈血管壁から離れて飛来した静脈血栓
大腿静脈
静脈血栓

32 排痰訓練
【はいたん・くんれん】
★★
□□□

肺に溜まった痰(痰唾)を排出する方法.
①体位排痰法:肺胞や呼吸細気管支側から気管側へ痰が出やすい体位を指導する方法.
②呼吸法:口すぼめ呼吸, 腹式呼吸, ハッフィング(ハッハッハッ), カッフィング(カッカッカッ), 排痰咳など.
③排痰介助法:介助者による排痰介助手技(スクイージング, バイブレーション, スキンローリングなど).

183 肺胞虚脱, 気管支虚脱
【はいほうきょだつ, きかんしきょだつ】
★
□□□

[肺胞虚脱]肺胞内のサーファクタント（Ⅱ型肺胞上皮細胞の分泌物）が不足して, 肺が潰れて膨らまなくなった状態.

正常肺胞　虚脱肺胞

[気管支虚脱]気管支が持つ本来の弾力性が失われて押しつぶされ硬くなって, 気道としての役割が果たせなくなった状態.
虚脱：「つぶれる」の意味
[症状]咳, 呼吸困難

184 肺胞呼吸音
【はいほう・こきゅうおん】
★
□□□

聴診器で聴くことができる胸部呼吸音のうち肺胞内に空気が出入りする音.
[聴診]口でゆっくり深呼吸させ, 呼気と吸気を必ず左右交互に比較する.
[音の性質]柔らかく最低音. 吸気時の全体で聴診可能, 呼気時の初期のみで小さい音が聴診可能.

185 肺葉区
【はいよう・く】
★★
□□□

肺は左肺と右肺があり, 各肺は肺葉区に分類され, 肺葉区は肺区域(S)に細分類される.
[右肺]3葉：上葉(S1〜S3), 中葉(S4〜S5), 下葉(S6〜S10)
[左肺]2葉：上葉(S1〜S5), 下葉(S6〜S10)

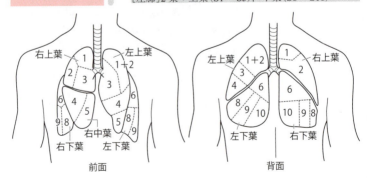

17. 障害別理学療法治療学（内部障害）

486 上葉・中葉・下葉【じょうよう・ちゅうよう・かよう】 ★★★ □□□

肺葉の名称で，右肺は3葉，左肺は2葉である．
右肺：上葉・中葉・下葉からなる．
左肺：上葉・下葉からなる．

487 上葉切除【じょうよう・せつじょ】 ★ □□□

肺癌の標準的根治術の1つ．肺の上葉部分とその周囲のリンパ節を一緒に切除すること．

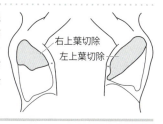

右上葉切除
左上葉切除

488 白血球数【はっけきゅう・すう】 ★★ □□□

血液中の白血球の数
白血球：血球細胞の一種で，体内に侵入してきた細菌やウイルスなどに対抗する生体防御にかかわる免疫担当細胞である．
白血球の種類：好中球，好酸球，好塩基球，リンパ球，単球
基準値：4,000〜9,000/μL
高値：炎症，免疫異常，細菌感染を表す．
低値：膠原病（こうげんびょう），再生不良性貧血などの疑い．

489 ハッフィング【はっふぃんぐ】 ★★ □□□

[英語]huffing（ハッフィング）
自己排痰法の一種．痰を勢いよく気道上部に移動させて外へ吐き出すための方法．
[方法]
①吸気をゆっくりたくさん吸い込む．
②呼出時に空気の力で外に送り出すよう強く速く呼出する．
③声を出さないように「ハッ，ハッ，ハッ」と強く吐き出す．

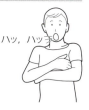

ハッ，ハッ

190 パルスオキシメータ
【ぱるすおきしめーた】
★★
☐☐☐

指先や耳たぶに光(赤色光と赤外光)を当て、その光が透過した量で動脈血の酸素飽和度(SpO_2：酸素と結合したヘモグロビンの量)を計測する医療機器のこと．
動脈血中の赤血球に含まれるヘモグロビンのうち，何%のヘモグロビンに酸素が結合しているかを表す．

191 非侵襲的陽圧換気療法
【ひしんしゅうてき・ようあつかんき・りょうほう】
★
☐☐☐

[英語]non-invasive positive pressure ventilation(NPPV)
マスクやマウスピースなどを使って気道内圧を陽圧にして行う人工呼吸法．肺胞換気を補助する．
[利点]気管挿管を行わない(非侵襲的)，会話・食事などが可能，合併症の回避，長期在宅人工呼吸が可能など．
[欠点]顔面とマスクの密着度が換気効率を左右する．
[適応]筋ジストロフィー，筋萎縮性側索硬化症，COPDなど．

192 肥満
【ひまん】
★★
☐☐☐

体重が多いまたは体脂肪が過剰に蓄積した状態．
BMI(ボディマス指数)が25以上をいう．

193 単純性肥満
【たんじゅんせい・ひまん】
★★
☐☐☐

食べ過ぎや運動不足による肥満で，食事摂取エネルギーが消費エネルギーよりも多いために起こる肥満．

94 症候性肥満
【しょうこうせい・ひまん】
★
☐☐☐

生活習慣が原因ではなく、病気や身体機能の異常によって起こる肥満.

[種類]
視床下部性肥満, クッシング症候群（中心性肥満）, 甲状腺機能低下性肥満, 薬物性肥満など.

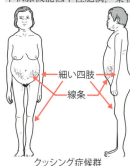

臨床所見
・満月様顔貌
・顔面, 頸部, 体幹の脂肪沈着（しばしば痛み, 圧痛を伴う）
・中心性肥満
・多毛
・高血糖, 糖尿

クッシング症候群

95 ファーラー位
【ふぁーらーい】
★★
☐☐☐

[別名]半座位

ギャッジベッドや椅子の背などを利用して上半身を45°起こした姿勢のこと.

重力で内臓が下がり横隔膜運動がしやすいため, 呼吸や嚥下や喀出が容易になる.

[セミファーラー位]上半身を150〜30°起こした姿勢のこと.

ファーラー肢位　　セミファーラー肢位

196 腹式呼吸
【ふくしき・こきゅう】
★★★
□□□

[別名]横隔膜呼吸

横隔膜を意識的にできる限り大きく下げることで胸郭を大きく広げて行う呼吸. 横隔膜が下降することで胸腔を広げて吸息を行うことができる.
[横隔膜]呼吸の主動作筋. 収縮することで下降し, 弛緩することで上昇する.

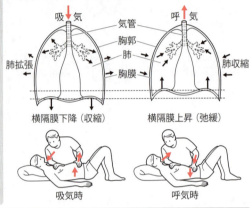

197 浮腫
【ふしゅ】
★★★
□□□

組織間隙に水分(組織間質液)が過剰(2,000〜3,000 cc 以上)に貯留した状態のこと.
毛細血管内の圧力と細胞間質液の圧力とのバランスが崩れ, 毛細血管内圧力が増大すると組織間質液が増加して浮腫が発生する.

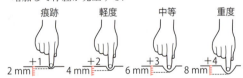

17. 障害別理学療法治療学（内部障害）

398 リンパ浮腫【りんぱ・ふしゅ】
★★★
□□□

リンパ管が物理的に切断（乳癌・子宮癌切除時のリンパ節郭清）されたり，リンパ流機能不全のためにタンパク質の処理がうまくいかず結果的に皮下組織に水分が溜まっている状態．
［浮腫］血管外の皮下組織に水分が過剰に溜まった状態．
［分類］
① 1次性：先天性リンパ浮腫（数％）
② 2次性：リンパ節郭清後のリンパ浮腫（大多数）
［対処法］
①用手的リンパドレナージ
②圧迫療法（弾性スリーブ，弾性ストッキング，弾性包帯）
③圧迫下の運動療法
④スキンケア（清潔，保湿，傷予防）

399 ブドウ糖酸化率【ぶどうとう・さんかりつ】
★
□□□

運動時に使用されているエネルギーのうち，「ブドウ糖」によって生産されるエネルギーの，全エネルギーに対する比率のこと．
負荷が大きくなり運動が激しくなるにつれ，ブドウ糖酸化率は増加する．

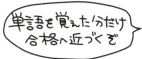
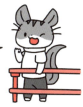

200 フローボリューム曲線
【ふろーぼりゅーむ・きょくせん】
★
☐☐☐

呼吸機能の評価の1つで，できる限り最大の努力で呼出した時の呼出速度(L/秒)と呼出容量(L)を計測しグラフ化したもの．
この時の呼吸速度をフローという．
・縦軸：吐き出された空気の呼出速度(L/秒)
・横軸：呼出された空気の量(L)
・横軸線より上：呼出
・横軸線より下：吸入
フローボリューム曲線の形状で呼吸器疾患を推測することができる．

[正常のフローボリューム曲線]
①最大吸気位
②最大努力呼息中(気流速度上昇中)
③ピークフロー(最大努力呼息中の気流速度最大)
④最大努力呼息中(気流速度減速中)
⑤最大呼気位

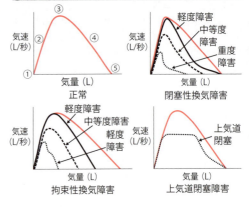

17. 障害別理学療法治療学（内部障害） 407

01 ピークフロー値
【ぴーくふろー・ち】
★
□□□

[別名]最大呼気流量
フローボリューム曲線測定時の最大呼気流量
最大吸気位の状態から，できる限り素速く呼出させたときの空気の最大流出量のこと．
呼吸器疾患における気道の状態把握に有用である．
[ピークフロー値の低下]気道が狭くなっている事を表す．

02 閉塞性換気障害
【へいそくせい・かんきしょうがい】
★★★
□□□

気道（気管〜肺胞）の閉塞障害のために起こる換気障害．
[症状]
％肺活量正常，1秒率低下，残気量増加，喘鳴，呼気延長など．

①肺疾患に由来する閉塞性換気障害：肺気腫，肺嚢胞症など．
②気道疾患に由来する閉塞性換気障害：気管支喘息，慢性気管支炎など．

03 拘束性換気障害
【こうそくせい・かんきしょうがい】
★★★
□□□

肺の容積量が減少することによる換気障害．％肺活量が80％以下．
[原因]肺の弾性力低下，肺容量減少，肺活量減少，呼吸筋力低下．
[疾患]
①肺の弾性力の低下（肺線維症，間質性肺炎，サルコイドーシス，アミロイドーシスなど）
②肺容量の減少（肺葉切除後，肺腫瘍など）
③浮腫（肺水腫）
④呼吸筋力の低下（重症筋無力症など）

204	混合性換気障害【こんごうせい・かんきしょうがい】 ★★★ □□□	拘束性換気障害と閉塞性換気障害の両者の特徴を併せ持った病態のこと（①＋②）． ①％肺活量：80％以下（拘束性換気障害：肺容量減少，呼吸筋力低下など） ②1秒率：70％以下（閉塞性換気障害：呼気延長，残気量増加，呼出力低下など）
205	ヘモグロビン【へもぐろびん】 ★★★ □□□	赤血球の中にあるタンパク質で，ヘム（鉄とポルフィリンの錯体）とグロビン（タンパク質）が結合したもの． 肺で O_2 と結合して酸化ヘモグロビンとなり，末梢組織で O_2 を放出して還元ヘモグロビンとなる．
206	ヘモグロビン値【へもぐろびん・ち】 ★★ □□□	血液中のヘモグロビンの量のこと． ［基準値］ 男性：13.0〜16.6 g/dL，女性：11.4〜14.6 g/dL 妊婦，高齢者，幼児のヘモグロビン値は低く，15歳くらいで成人値に到達する． 低下：貧血（再生不良性貧血や溶血性貧血），栄養不足（ダイエットや偏食），出血（大量月経，消化管潰瘍）の疑い． 上昇：多血症

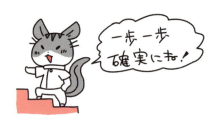

17. 障害別理学療法治療学(内部障害)

07 マスターステップテスト
【ますたー・すてっぷてすと】
★
□□□

[別名]マスターの2階段試験
心機能評価検査のこと．
[分類]①シングルテスト，②ダブルテスト
[方法]高さが9インチ(22.86 cm)で段数が2段の凸形の階段状の昇降踏み台をメトロノームのリズムに合わせて1足1段で昇降し，安静時と運動直後の心電図を比較する．

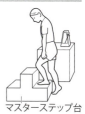

マスターステップ台

①シングルテストの時間 = 1分30秒間
②ダブルテストの時間 = 3分間
　昇降の速さや回数は，年齢・性別・体重によって決められている．
　ダブルテストの運動負荷量：約6.5〜7 METS

08 慢性呼吸不全
【まんせい・こきゅうふぜん】
★★★
□□□

呼吸不全状態が1ヵ月以上続くもの．
Ⅰ型呼吸不全 = $PaCO_2$ が45 Torr 未満
Ⅱ型呼吸不全 = $PaCO_2$ が45 Torr 以上
呼吸不全 = 動脈血酸素分圧(PaO_2)が60 Torr 以下の呼吸機能障害のこと．

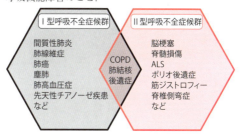

209 慢性腎不全
【まんせい・じんふぜん】
★★★
□□□

タンパク質尿や血尿などの尿の異常，あるいは腎形態の異常により腎機能が約60%未満にまで低下した状態が3ヵ月以上持続していること．

腎機能が正常の15%以下の場合は，透析，移植が必要である．

血清クレアチニン値 (mg/dL)	0.5〜1.0	2〜3	5〜	8以上
腎機能の程度	100%	30〜50%	15%	10%以下
治療法		○食事療法 ○薬物療法	○透析治療 ○腎移植	
病期	正常	保存期腎不全		末期腎不全
	症状なし		症状あり	

210 むずむず脚症候群
【むずむずあし・しょうこうぐん】
★★★
□□□

[別名] レストレスレッグス症候群

夕方から夜間にかけてじっとしているときに，脚に「むずむずするような」「虫が這っているような」違和感が出現し，脚をじっとしていられない症状．

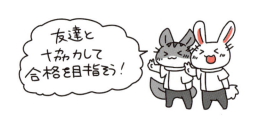

17. 障害別理学療法治療学（内部障害）

11	網膜症 【もうまくしょう】 ★ □□□	網膜を栄養している毛細血管の障害（網膜動脈閉塞症）により網膜が壊死し視力低下や失明などが生じること． ［代表的な網膜症］糖尿病性網膜症，高血圧性網膜症，未熟児網膜症など． ［網膜］眼球を形作る硝子体の後方約 2/3 を覆っていて，カメラのフィルムのような役割を担う． 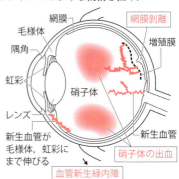
12	ラ音 【らおん】 ★★★ □□□	ラッセル音（胸部聴診で聞こえる雑音）． 肺や気道から発生する副雑音（肺雑音＝呼吸運動に伴って生じる異常呼吸音）のこと． ①連続性ラ音 ②断続性ラ音
13	連続性ラ音 【れんぞくせい・らおん】 ★★ □□□	［別名］乾性ラ音 気管支の狭窄により生じ，主に呼気時に聴取される．

214 高音性連続性
ラ音
【こうおんせい・れんぞくせい・らおん】
★★
□□□

末梢気道狭窄で呼気の延長を伴う「ピーピー」「ヒューヒュー」という笛のような音のこと.
[原因疾患]気管支喘息発作
[別名]笛様音(てきようおん), 笛声音(てきせいおん)

215 断続性ラ音
【だんぞくせい・らおん】
★★
□□□

[別名]湿性(しっせい)ラ音
呼吸の吸い始めの水泡音(プツプツ)や息の吸い終わりの捻髪音(ねんぱつおん)(バチバチ, バリバリ).
末梢気道から肺胞内に液体がある場合に, 空気が通るたびに肺胞が広がったり気道内の分泌物が破裂したりするときの音.

216 冷水摩擦
【れいすい・まさつ】
★
□□□

冷水で洗ったタオルなどで身体を摩擦すること.
気管支喘息患者の症状軽減などのために行われる治療法.

217 6分間歩行試験と
12分間歩行試験
【ろっぷんかん・ほこうしけん・と・じゅうにふんかん・ほこうしけん】
★★
□□□

持久力評価試験(self paced test = 自己ペース試験)の一種
[方法]6分間または12分間で歩行可能な距離を測定する.
[対象]心不全, 終末期呼吸不全, 慢性呼吸不全, 慢性腎不全, 高齢者など.
[目的]
①呼吸器疾患や心疾患患者の日常生活への影響や介入の効果判定.
②日常生活における持久性を中心とした機能障害の程度とそれに対する介入効果の評価.
③持久力の指標や予測最大酸素摂取量を推定する.

18 1秒率
【いちびょうりつ】
★★★
☐☐☐

実測した肺活量のうち，できるだけ素早くたくさん呼出したときの最初の1秒間の呼出量の割合．
[正常値]70％以上．
[異常値]70％以下．
[1秒率低下の原因]呼出力が弱い，COPD（慢性閉塞性肺疾患），気管支喘息など．

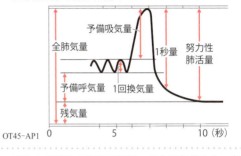

19 努力性肺活量
【どりょくせい・はいかつりょう】
★★
☐☐☐

肺および呼吸の機能の指標．最大吸気位から一気に素早く最後まで最大呼出を行った際の呼出量のこと．

17. 障害別理学療法治療学（内部障害）

18 障害別理学療法治療薬（老年期障害）

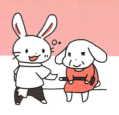

1 TUG(timed up and go test)
【てぃーゆーじー(たいむ・あっぷ・あんど・ごー・てすと)】
★
□□□

運動器不安定症の指標検査の一種．高齢者の身体機能評価である．
易転倒性との相関が高い(8.5秒以上かかる場合は転倒の危険性が高い)．
介護報酬における通所・介護リハビリテーション計画書変更のための評価項目になっている．
[方法]
①椅子座位から立ち上がる．
②最大歩行速度(E-SASの定義)で歩行して3m先の目標(ポール)でUターンして椅子まで戻る．
③椅子に座る．
①～③までに要した時間を測定する．

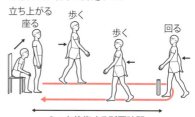

3mを往復する所要時間
（座位～座位まで）を測定する

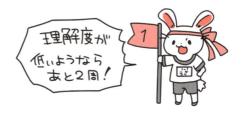

2 タイプⅠ線維, タイプⅡ線維
【たいぷいちせんい, たいぷにせんい】
★★★
□□□

[別名] タイプⅠ線維＝遅筋線維, 赤筋線維
　　　　タイプⅡ線維＝速筋線維, 白筋線維

骨格筋線維にはタイプⅠ線維とⅡ線維がある.
タイプⅠ線維は O_2 を効率的に利用して有酸素代謝を行うため比較的長時間の収縮が可能で持久性に優れているものの収縮スピードは遅い. 赤色は酸素結合性タンパク質, ミオグロビンを多く含むことによる.
逆にタイプⅡ線維は, 無酸素性代謝を利用するため収縮時間が短いものの瞬発力が大きく収縮スピードが速い. ミオグロビンとチトロームが少ないため白色である.
加齢による筋線維の萎縮はタイプⅡ線維に起こりやすく(サルコペニア)筋線維数も減少する.
不活動性(廃用性)の筋萎縮はタイプⅠ線維に起こりやすいが, 筋線維数は変化しない.

3 ヒッププロテクター
【ひっぷ・ぷろてくたー】
★
□□□

転倒時に股関節を外力から守り, 大腿骨頸部骨折を予防するための保護パッドを大転子部に取り付けているパンツ(保護着).
[適応] 高齢者, 易転倒者など.

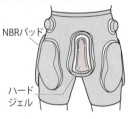
NBRパッド
ハードジェル

4 老研式活動能力指標
【ろうけんしき・かつどうのうりょく・しひょう】
★★
□□□

高齢者の生活機能の評価指標の一種
[評価項目] ①手段的自立, ②知的能動性, ③社会的役割の3つの活動能力.
[質問数と点数] 13質問, 13点満点で評価する.

19 障害別理学療法治療学（末梢神経障害，筋障害）

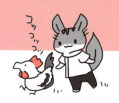

1 Charcot-Marie-Tooth病
【しゃるこー・まりー・とぅーすびょう】
★★
□□□

［別名］遺伝性運動性感覚性ニューロパチー，腓骨筋萎縮症
遺伝性ニューロパチーの代表的疾患
［原因］
遺伝子異常（常染色体優性遺伝，常染色体劣性遺伝，X染色体劣性遺伝）による末梢神経原性（末梢神経の軸索または髄鞘の異常）の筋萎縮．

［症状］
①四肢末梢（特に腓骨筋）の筋萎縮
②逆シャンペンボトル型筋萎縮
③足部の凹足変形（コウノトリの足）など．

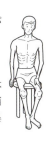

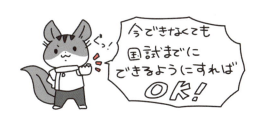

2 Duchenne型筋ジストロフィーのステージ
（厚生省筋萎縮症研究班機能障害度分類による）
【でゅしぇんぬがた・きんじすとろふぃーの・すてーじ】
★★★
□□□

厚生労働省が定めた Duchenne 型筋ジストロフィーの機能障害の重症度分類

[分類]

[歩行が可能な段階]

ステージ 1 ＝階段昇降で手すりは必要ない.

ステージ 2 ＝階段昇降で手すりが必要.

ステージ 3 ＝椅子座位からの立位が手を使えば可能.

ステージ 4 ＝椅子座位からの立位で立たせてもらえれば 5 m 以上歩行可能.

[歩行が不可能な段階]

ステージ 5 ＝四つ這い移動可能

ステージ 6 ＝いざり移動可能

ステージ 7 ＝坐位保持可能

ステージ 8 ＝寝たきり（常時臥床）

■ Duchenne型筋ジストロフィーの障害分類

ステージ1	ステージ2	ステージ3	ステージ4
①歩行可能 ②階段昇降可能（手すりなし） a-手の介助なし b-手の膝押え	①階段昇降は可能（手すり） a-片手手すり b-片手手すり＋膝に手 c-両手手すり	①通常の椅子からの起立可能	①歩行はなんとか可能 a-独歩で5 m以上 b-支持して歩行可能（歩行器，手すり，手引き） ②椅子からの起立不可能

ステージ5	ステージ6	ステージ7	ステージ8
①独立歩行不可能 ②四つ這い移動可能	①歩行不可能 ②四つ這い移動不可能 ③ずり這い可能 ④車椅子上ADLで手指動作（食事・書字）以外は要介助	①ずり這い不可能 ②（自力）座位保持可能 ③手指動作（食事・書字）以外はADL全介助	①いざり動作不可能 ②座位保持不可能 ③体動不可能 ④常時寝たきり状態 ⑤ADL全介助

3 Duchenne 歩行
【でゅしぇんぬ・ほこう】
★★
□□□

[別名]動揺性歩行
Trendelenburg 徴候により遊脚側の骨盤が下がることを避けようとして体幹を健脚立位側へ傾けながら体幹を揺らす歩行．

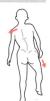

4 Froment 徴候
【ふろーまんちょうこう】
★★
□□□

尺骨神経麻痺の有無を調べる整形外科検査法

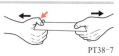

PT38-7

[方法]
① 両手の母指と示指でつまんだ紙を引き離すように指示する．
② 正常であれば，紙を引き抜かれない様に母指と示指は対立位を保持する．
③ 尺骨神経麻痺の場合，対立位を保持できずに母指の IP 関節が屈曲する．

[機序]尺骨神経麻痺による母指内転筋不全を長母指屈筋（正中神経支配）が代償する（母指が屈曲する）．

5 Gowers 徴候
【がわーず・ちょうこう】
★★
□□□

[別名]登攀性起立
Duchenne 型筋ジストロフィーの特徴的な立ち上がり方のこと．ステージⅢの時に出現する現象である．骨盤帯周囲筋，大殿筋，大腿四頭筋などに筋力低下があるため，立ちあがるときに両下肢に両手をあてながら徐々に手を上方へ登らせることで体幹を持ち上げて立ち上がる方法である．

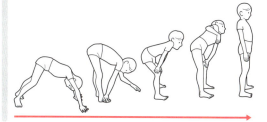

6	Guillain-Barré 症候群 【ぎらんばれー・しょうこうぐん】 ★★★ □□□	急速に発生し進行する炎症性脱髄性の多発性末梢性神経炎. [原因]ウイルスなどの先行感染後の自己免疫障害. [分類]①脱髄型, ②軸索型, ③亜型(フィッシャー症候群) [前駆症状]1〜3週間前に感冒症状, 胃腸炎症状がみられる. [症状] ①左右対称性の下肢筋力低下 ②徐々に体幹筋, 上肢筋へと麻痺が上行する. ③遠位部の麻痺が強い四肢弛緩性麻痺を起こす. ④その他：球麻痺, 自律神経障害, 深部腱反射消失, 病的反射消失など.
7	軸索変性型 Guillain-Barré 症候群 【じくさくへんせいがた・ぎらんばれー・しょうこうぐん】 ★ □□□	カンピロバクター感染による胃腸炎などを起こした後に発症する疾患. 脱髄型と比べて回復が遅く, 障害を残す可能性が高く, 重症化しやすい. 2000年前後に認められたばかりの疾患である. 末梢神経の障害が起こりやすいものの, 感覚神経は障害されない. 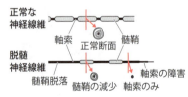
8	異常感覚 【いじょう・かんかく】 ★ □□□	表在感覚, 深部感覚, 内臓感覚の一部または全部において, 外界からの刺激や体内状況の変化を正常に感知することができなくなった状態のこと. [具体例] ①ピリピリと電気が走る様な感じ. ②ジンジンしびれる感じ. ③蟻走感(アリが這うような感じ)など.

9 腋窩神経
【えきか・しんけい】
★★★
☐☐☐

腕神経叢から分枝し肩関節の前下方を下行し腋窩部から後方へいたる神経.

[分枝]
腋窩前方の付近で運動枝と感覚枝に分枝する.
①運動枝：三角筋と小円筋を支配する.
②感覚枝：肩甲上腕関節下部と上腕近位外側部の感覚を支配する.

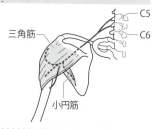

10 腋窩神経障害／腋窩神経損傷
【えきかしんけい・しょうがい／えきかしんけい・そんしょう】
★★★
☐☐☐

腋窩神経が何らかの原因で傷害されること.
[原因] スポーツや交通事故などの外傷後の肩周辺の血腫や肩関節脱臼や，外傷，上腕骨頭部骨折，肩関節脱臼，肩周辺部の手術など.
[症状]
肩外転障害や肩外側皮膚の感覚障害
①運動枝の障害：三角筋の筋力低下（肩関節外転運動障害）
②感覚枝の障害：上腕近位外側部の感覚障害

11 円回内筋症候群
【えんかいないきんしょうこうぐん】
★★
☐☐☐

円回内筋の上腕頭と円回内筋の尺骨頭の間を走行する正中神経が，円回内筋の収縮によって圧迫されて起こる正中神経近位麻痺のこと.
[症状] 肘関節前面の痛み，母指の運動障害，母指球ならびに母指から中指の感覚障害.

12 下垂手
【かすいしゅ】
★★
□□□

幽霊の手のように手関節から先端が下に垂れ下がった変形のこと．

[原因] 橈骨神経が上腕中央部で傷害され手関節背屈筋群（長短橈側手根伸筋，尺側手根伸筋，[総]指伸筋など）が麻痺して収縮しなくなることで起こる．

OT37-20

13 下垂足
【かすいそく】
★
□□□

末梢神経麻痺による足部の運動障害．
[原因] 深腓骨神経障害による前脛骨筋（足関節背屈筋群）麻痺．
[症状]
足関節の背屈運動障害
歩行時などの下肢挙上時に前足部が垂れ下がった状態になる．

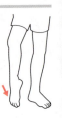

14 仮性肥大
【かせいひだい】
★
□□□

Duchenne型筋ジストロフィー症の，腓腹部が肥大したようにみえる状態のこと（腓腹筋仮性肥大）．
病理的には腓腹筋は萎縮しているが，その萎縮した部分に脂肪組織が浸潤しており，そのために下腿部が極端に肥大したようにみえるので「仮性肥大」と呼ぶ．

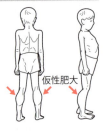

仮性肥大

15 過用性筋力低下
【かようせい・きんりょくていか】
★★
□□□

神経原性疾患で筋力低下している筋に対して筋力増強運動が過剰すぎると，逆に筋力が落ちてしまう現象のこと．
[過用性筋力低下を起こす疾患]
末梢神経障害，ポリオ後症候群，Guillain-Barré症候群など．

16 顔面神経【がんめん・しんけい】★★ ☐☐☐

第Ⅶ脳神経のこと．
[作用]①運動神経，②感覚神経，③自律神経
①運動神経：顔面の表在筋群を支配して表情を司る．
②感覚神経：外耳の温痛覚，触覚，舌の前2/3の味覚を支配している．
③自律神経：唾液分泌腺(顎下腺と舌下腺)を支配している．

17 顔面神経麻痺【がんめんしんけい・まひ】★★★ ☐☐☐

顔面神経に支配されている顔面筋の運動麻痺のこと．
[原因による分類]
①症候性顔面神経麻痺：ヘルペスウイルス感染，腫瘍，代謝障害など，原因がはっきりとした顔面神経麻痺．
②特発性顔面神経麻痺(Bell麻痺)：原因不明
[障害部位による分類]
①中枢性顔面神経麻痺：顔面神経を支配している中枢神経障害によるもの(前額筋麻痺がないので額のしわ寄せができる)．
②末梢性顔面神経麻痺：末梢神経である顔面神経の直接障害によるもの(前額筋麻痺があるので額のしわ寄せができない)．

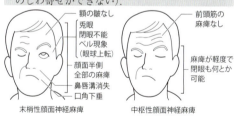

末梢性顔面神経麻痺　　中枢性顔面神経麻痺

19. 障害別理学療法治療学（末梢神経障害，筋障害）

18 末梢性顔面神経麻痺
【まっしょうせい・がんめんしんけい・まひ】
★★
□□□

[別名]急性片側性表情筋麻痺
顔面神経の損傷による麻痺のこと．
[症状]顔面半側の表情筋の麻痺（閉眼不能，額の無皺，麻痺側流涎，麻痺側口角下垂など），麻痺側での味覚障害，涙分泌低下など．
[原因]単純ヘルペスウイルス，水痘帯状疱疹ウイルス，顔面神経への外傷，感染症，骨髄炎，など．原因不明の末梢性顔面神経麻痺をBell麻痺という．

19 球後視神経炎
【きゅうご・ししんけい・えん】
★★
□□□

眼球より後方にある視神経の炎症のこと．
・球：眼球のこと．
・球後：眼球の後方．
[症状]視力を突然失い視野が欠損する．初期には眼底に炎症症状を示さない．

視野
眼球
視神経
第1次視覚中枢
眼球後方の視神経の炎症
第2次視覚中枢

[原因]神経毒中毒，細菌感染，ウイルス感染，脳炎，髄膜炎，副鼻腔炎，貧血，虚血，ビタミン欠乏，妊娠，多発性硬化症，原因不明など．

20 球麻痺
【きゅう・まひ】
★★★
□□□

延髄にある舌咽神経・迷走神経・舌下神経の運動核の傷害により起こる麻痺のこと．
・球：延髄のこと（延髄を外側からみるとボールのように丸いため）．
舌，口唇，口蓋，咽頭，喉頭を支配する筋が麻痺する．
[症状]
①舌萎縮（＋）
②舌筋の線維束性攣縮（＋）
③下顎反射（↓）
④嘔吐反射（−）
⑤嚥下障害
⑥咀嚼障害
⑦構音障害
[原因疾患]筋萎縮性側索硬化症，Guillain-Barre症候群，多発性硬化症，重症筋無力症など．

19. 障害別理学療法治療学（末梢神経障害，筋障害）

21 胸腺
【きょうせん】
★★★
□□□

胸腔内に存在する免疫系組織(内分泌器でもある).二葉の胸小葉からなり，胸骨の後ろで心臓の前上方に位置する(心臓の上部に乗る).

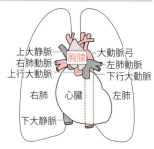

思春期に最大(30～40 g)となり，その後急速に萎縮し脂肪組織に置換する.
重症筋無力症の約25～30％には胸腺腫を合併する.
重症筋無力症の治療法の1つに胸腺摘出術がある.
[生理作用]T細胞を分化・成熟(一次リンパ器官)させる.

22 筋皮神経障害
【きんぴしんけい・しょうがい】
★
□□□

筋皮神経の支配部位が障害されること.
[筋皮神経の支配域]
①支配皮膚領域：前腕橈側領域の感覚.
②支配筋：烏口腕筋，上腕二頭筋，上腕筋.
[症状]
①前腕橈側領域の感覚障害
②烏口腕筋，上腕二頭筋，上腕筋の筋力低下(肘関節屈曲および前腕回外の運動障害)

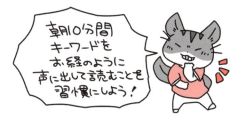

23	脛骨神経 【けいこつ・しんけい】 ★★ □□□	坐骨神経から分枝し，下腿から足部の運動と感覚を支配する末梢神経． [分枝] ①運動枝：膝窩筋，下腿三頭筋，後脛骨筋，長趾屈筋，長母趾屈筋を支配する． ②感覚枝：下腿の後面と足関節内果付近で内側足底神経と外側足底神経に分枝し足底の皮膚感覚を支配する． 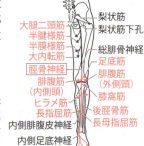
24	脛骨神経麻痺 【けいこつしんけい・まひ】 ★★★ □□□	[同義語]足根管症候群 脛骨神経が何らかの原因で傷害され脛骨神経支配部分の麻痺が起こること．屈筋支帯と足根骨の間で脛骨神経が圧迫を受けることが原因で踵足になる． [症状] ①運動枝が支配する筋群の筋力低下 ②感覚枝が支配する皮膚感覚の鈍麻～消失
25	鶏歩 【けいほ】 ★★★ □□□	まるで鶏が歩くような歩行で，足関節が背屈できない（下垂位）ため，膝を高く上げて歩く異常歩行である． 床への接地時には足趾から接地し踵から接地できない． [原因] ①先天的あるいは後天的な腓骨神経麻痺 ②腰椎神経根障害 ③（糖尿病性神経障害）前脛骨筋麻痺 ④Charcot-Marie-Tooth病 [治療] ①プラスチック短下肢装具 ②手術療法：Watkins-barr法などの腱移行術 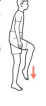

19. 障害別理学療法治療学（末梢神経障害，筋障害）

26 血清CK値
【けっせい・しーけーち】
★★★
□□□

心筋または骨格筋が傷害を受けると血中CK濃度が上昇(高値)する．筋障害系の神経筋疾患の検査項目である．
CK：クレアチンキナーゼ(骨格筋や心筋に存在する酵素で骨格筋や心筋が傷害を受けると血中へ流出する)
[単位]U/L
[基準値]男性＝55〜210 U/L，女性＝44〜166 U/L
[高値疾患]急性心筋梗塞や各種の筋疾患
[低値疾患]全身性エリテマトーデス，関節リウマチ

27 血中クレアチニン値
【けっちゅう・くれあちにんち】
★★★
□□□

クレアチニンは腎臓で再吸収されることなく体外に排出されるため，血中クレアチニンの基準値は低い．血中クレアチニン値が高くなるということは腎機能が低下していることを表す(内部障害系疾患の検査項目である)．
[基準値]男性＝0.5〜1.1 mg/dL，女性＝0.4 mg/dL
[高値疾患]腎不全(腎機能低下によりクレアチニンを体外に排出できず血中に残留する)．
[低値疾患]筋疾患(筋障害のためアミノ酸であるクレアチンを代謝できないためクレアチニン産生が少ない)．

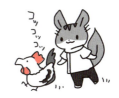

28 血中総タンパク量
【けっちゅう・そうたんぱくりょう】
★
□□□

血中総タンパク＝アルブミン＋グロブリン
・アルブミン：栄養を維持するためのタンパク質（血中総タンパクの約67％）
・グロブリン：免疫細胞に働くためのタンパク質（血中総タンパクの約33％）

血中総タンパク量は肝臓で調整されているのでタンパク量の変化で肝機能や全身状態をみることができる．

[基準値]6.5～8.0 g/dL

[高値疾患]一時的な体調不良，脱水症，高タンパク質血症，多発性骨髄腫など(内部障害系疾患の検査項目である)．

[低値疾患]一時的な栄養不良，低タンパク質血症，ネフローゼ症候群，肝臓疾患(肝炎や肝硬変など)，タンパク質喪失性胃腸症，悪性腫瘍など(内部障害系疾患の検査項目である)．

29 血中白血球数
【けっちゅう・はっけっきゅうすう】
★★★
□□□

[略字]WBC

血液中に存在する白血球の総数．

[白血球]免疫機能に関与する血液成分で，細菌やウイルスなどの外敵異物が侵入してくると増加し炎症を起こす(これを炎症反応という)．

[単位]個/μL

[基準値]約3,300～9,000個/μL

[高値疾患]炎症性疾患(扁桃炎，肺炎，胆嚢炎，腎盂炎，虫垂炎など)，白血病など(内部障害系疾患の検査項目である)．

[低値疾患]急性骨髄性白血病，再生不良性貧血，薬剤アレルギー，抗癌薬治療の副作用，肝硬変など(内部障害系疾患の検査項目である)．

30 肩甲上神経麻痺
【けんこうじょうしんけい・まひ】
★
☐☐☐

肩甲上神経の損傷により，肩甲上神経が支配する筋群(棘上筋，棘下筋)が麻痺すること．
[症状]肩関節の屈曲・外転・外旋運動の障害．

31 腱鞘炎
【けんしょう・えん】
★★
☐☐☐

腱鞘に起こる炎症のこと．
[症状]疼痛，腫脹，炎症部の可動困難．
[原因]反復継続的な使いすぎ．
[好発部位]手指の腱

32 膠原線維
【こうげん・せんい】
★
☐☐☐

[別名]コラーゲン線維結合組織を構成する線維の一種．
コラーゲン(線維状の硬タンパク質)からなり，腱，靱帯，骨などに多く含まれる．
煮ると膠状になることから「膠原線維」という．
膠原線維が変性したり傷害されたりする疾患が膠原病で，膠原病の代表疾患が多発性筋炎である．

33 絞扼性神経障害
【こうやくせい・しんけいしょうがい】
★
☐☐☐

末梢神経が，走行中の狭くなったところで締め付けられるために生じる神経伝導障害．
締め付けられた神経に支配される領域の感覚障害や支配筋の運動麻痺が生じる．
[具体例]胸郭出口症候群，手根管症候群，ギヨン管症候群など．

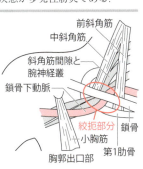

34 坐骨神経麻痺【ざこつしんけい・まひ】
★
□□□

外傷や圧迫などにより坐骨神経が損傷した場合に生じる麻痺．
［症状］
①大腿後面から下腿にかけてのしびれ，感覚障害．
②足関節底背屈の運動麻痺，足趾の伸展屈曲の運動麻痺．
［原因］股関節後方脱臼，腰部椎間板ヘルニア，梨状筋症候群など．
p.271「梨状筋症候群」を参照

35 猿手【さるて（さるで）】
★★
□□□

正中神経麻痺でみられる手部の変形のこと．
母指球の盛り上がりを構成する正中神経支配の筋（短母指外転筋，短母指屈筋，母指対立筋）が萎縮する．
まるで猿の手掌のようにみえることから付いた名称である．
母指と示指の対立運動ができない．

 OT41-19

36 尺骨神経【しゃっこつしんけい】
★
□□□

腕神経叢から分枝し，上腕部の尺骨神経溝を下行し前腕部で尺骨内側を下行して手関節に達する神経．
［支配髄節］C8〜Th1
［支配筋］短母指屈筋，母指内転筋，小指外転筋，短小指屈筋，小指対立筋，短掌筋，深指屈筋，虫様筋，尺側手根屈筋，背側骨間筋，掌側骨間筋

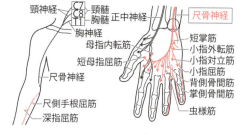

19. 障害別理学療法治療学（末梢神経障害，筋障害）

37 尺骨神経麻痺
【しゃっこつしん けい・まひ】
★★★
□□□

外傷（上腕骨外顆骨折後の合併），腫瘍，絞扼などにより尺骨神経が障害されたときに起こる神経麻痺．肘部管症候群とギヨン管症候群（尺骨神経管症候群）がある．母指球以外の手内筋の筋萎縮と鉤爪変形（鷲手変形）を起こす．
Froment 徴候陽性
装具はナックルベンダーや虫様筋カフを用いる．

38 重症筋無力症
【じゅうしょう・きんむりょくしょう】
★★
□□□

ちょっとした動きですぐに疲れる．また動けないほど疲れてしまうため，朝は元気だが，夕方や夜になると動けなくなることがある疾患．物が二重にみえたり，瞼が上がらなくなったりする眼の症状（眼瞼下垂）が出やすい．

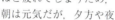

39 手根管症候群
【しゅこんかん・しょうこうぐん】
★★★
□□□

正中神経が手根管内を通る時に圧迫されることで生じる病態のこと．
[症状]示指と中指のしびれ，痛み．進行すると母指球の筋萎縮と筋力低下，パーフェクトO徴候（涙のしずくサイン）など．
[原因]手根管内圧の上昇，使い過ぎなど．
[手根管症候群の検査]ファーレンテスト，Tinel徴候

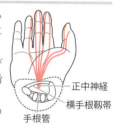

40 腫脹
【しゅちょう】
★★
□□□

血液成分が血管外に排出されて集まり，組織の体積が増加して膨れている状態のこと．
[原因]炎症，腫瘍など．
反射性交感神経性ジストロフィー，肩手症候群，炎症性疾患，リンパ節郭清後，外傷性疾患の急性期などに「腫脹」は出現する．

41 上腕二頭筋長頭腱炎
【じょうわんにとうきん・ちょうとうけんえん】
★★
□□□

上腕骨結節間溝部で上腕二頭筋腱に摩擦刺激が加わり炎症を起こしている状態.
[原因]加齢,筋の酷使,五十肩,肩関節周囲炎など.
[症状]運動痛,結節間溝部の圧痛,夜間痛

42 自律神経障害
【じりつしんけい・しょうがい】
★★★
□□□

交感神経や副交感神経の障害
交感神経は感覚神経と平行に走っているので,末梢神経損傷で感覚神経が障害されたときに交感神経も障害されやすい.

43 自律神経症状
【じりつしんけい・しょうじょう】
★★
□□□

瞳孔異常や発汗異常,立ちくらみ,起立性低血圧,脈拍の異常(頻脈・徐脈など),体重減少,排尿・排便障害,胃腸障害,月経不順,勃起不全,関連痛などが出現する.

44 神経根症
【しんけいこん・しょう】
★★
□□□

神経根の圧迫による「痺れ」「痛み」「運動障害」などの症状.
[神経根]上肢や下肢を支配している末梢神経の脊髄から枝分かれしている根元の部分のこと.
[原因]椎間板ヘルニア,脊椎椎体圧迫骨折など.

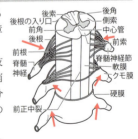

45 神経筋接合部
【しんけい・きん・せつごうぶ】
★★★
☐☐☐

運動神経線維（α運動ニューロン）が筋線維と接合する部分のこと．神経終末に活動電位が

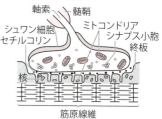

伝わると神経終末に存在する終末小胞体からアセチルコリンが放出され，骨格筋線維膜に存在するアセチルコリン受容体がアセチルコリンを受け取る．その結果，骨格筋の細胞膜に活動電位が発生し筋収縮が起こる．
「神経筋接合部」の障害の代表疾患が「重症筋無力症」である．

46 進行性筋ジストロフィー
【しんこうせい・きんじすとろふぃー】
★★★
☐☐☐

骨格筋の筋線維が変性し，壊死・再生を繰り

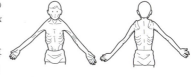

返しながら進行し，筋力低下と筋萎縮をきたす進行性の筋疾患．

[病型]
Duchenne（デュシェンヌ）型，Becker（ベッカー）型，肢帯型，顔面肩甲上腕型，福山型など．

47 心不全徴候
【しんふぜん・ちょうこう】
★★
☐☐☐

心不全によって現れる現象．極度の疲労感，呼吸困難，息切れ，動悸など．
[心不全]心臓のポンプ機能が低下し，全身の臓器に必要な血液量を送ることが困難になった状態．
筋ジストロフィーの晩期には心不全徴候を示す．

48 正中神経【せいちゅう・しんけい】 ★★ □□□

腕神経叢から分枝した外側神経束内側枝と内側神経束外側枝が合した神経. 上腕内側の上腕筋間中隔を下りて肘関節の高さで円回内と浅指屈筋腱弓の下で前腕に出現し, 手根管をくぐって手掌にいたる.

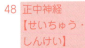

[支配髄節]C5〜T1
[支配筋]円回内筋, 橈側手根屈筋, 長掌筋, 方形回内筋, 浅指屈筋, 深指屈筋, 母指対立筋, 短母指外転筋, 短母指屈筋, 長母指屈筋, 虫様筋

49 正中神経麻痺【せいちゅうしんけい・まひ】 ★★ □□□

腫瘍・腫瘤, 神経炎や開放創・挫傷・骨折などの外傷, 絞扼による正中神経障害(手根管症候群や回内筋症候群)などにより生じる. 手部は猿手変形や手指対立運動障害を起こす.

[分類]
①低位麻痺:手根管症候群のように正中神経の遠位で障害されるもの. 猿手, パーフェクトO徴候, 母指対立運動不能, 手掌橈側, 母指, 示指, 中指および環指の橈側半分の知覚障害.
②高位麻痺:円回内筋症候群のように正中神経の近位で障害されるもの. 前腕回内不能, 手関節・母指・示指の屈曲障害など.
装具:長対立装具, 短対立装具

19. 障害別理学療法治療学(末梢神経障害, 筋障害) **435**

50 総腓骨神経麻痺
【そうひこつしんけい・まひ】

★★

□□□

[総腓骨神経]坐骨神経から脛骨神経と総腓骨神経に分枝したもので, 総腓骨神経はさらに外側腓腹皮神経, 浅腓骨神経, 深腓骨神経に分枝している.

総腓骨神経の走行は, 腓骨頭の直下を通るため外傷や圧迫により麻痺を生じやすい.

[支配領域]

①外側腓腹皮神経:下腿上部外側の皮膚知覚

②浅腓骨神経:長腓骨筋, 短腓骨筋

③深腓骨神経:前脛骨筋, 長母趾伸筋, 長趾伸筋, 第3腓骨筋

総腓骨神経麻痺:足関節背屈筋群が麻痺するので下垂足を起こす.

装具:プラスチック短下肢装具を用いる.

51 多発性筋炎
【たはつせい・きんえん】

★★★

□□□

全身に多発する骨格筋の炎症性疾患(筋線維の炎症, 変性, 崩壊, 壊死).

[原因]自己免疫疾患

[症状]進行性, 左右対称性で四肢近位筋, 頸筋, 咽頭筋の筋萎縮, 筋力低下, CK上昇, 発熱, 筋痛, 関節痛など.

52 多発性神経炎
【たはつせい・しんけいえん】

★★

□□□

末梢神経が多発的に左右対称に障害される疾患.

[分類]①脱髄型, ②軸索変性型, ③節性脱髄+軸索変性

[原因]中毒性, 代謝性, 感染性, 遺伝性など.

[症状]両上下肢末端の感覚障害(手袋靴下型, しびれ感), 弛緩性筋力低下, 疼痛, 自律神経障害など.

53 テンシロンテスト
【てんしろんてすと】
★
☐☐☐

重症筋無力症の診断をするための検査法．
[テンシロン]短時間作用型コリンエステラーゼ阻害薬
テンシロンを静注投与するとアセチルコリンの分解が阻害され短時間であるが筋力が回復する．テンシロン投与により筋力が回復すれば重症筋無力症と診断される．

54 橈骨神経
【とうこつ・しんけい】
★★★
☐☐☐

腕神経叢から分枝する上肢の末梢神経である．
[分枝]①運動枝と②感覚枝がある．
①運動枝：腕橈骨筋，長短橈側手根伸筋，指伸筋，小指伸筋，尺側手根伸筋，長母指外転筋，長短母指伸筋，示指伸筋を支配する．
②感覚枝：手関節背側，母指と示指と中指の背側部の皮膚を支配する．

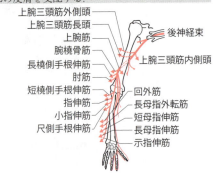

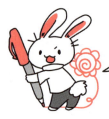

19. 障害別理学療法治療学(末梢神経障害,筋障害)

55 橈骨神経麻痺
【とうこつしんけい・まひ】
★★★
□□□

橈骨神経が傷害されて起こる神経麻痺のこと.
[発症原因]
上腕骨骨幹部骨折,打撲,腋窩(えきか)や上腕中央部背側や肘部などでの圧迫や外傷,開放創,挫傷,上腕骨顆上骨折,絞扼など.
[症状]
①下垂手(近位での橈骨神経障害で手関節および手指の伸展障害を起こす).
②下垂指(後骨間神経の障害で手指のみの伸展障害を起こす).
③感覚障害(母指背側のしびれや感覚鈍麻)が出現する.
装具:カックアップスプリント,トーマススプリント,オッペンハイマースプリントが適応.

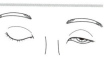
下垂手
PT39-12

56 糖尿病性ニューロパチー
【とうにょうびょうせい・にゅーろぱちー】
★
□□□

糖尿病が原因で起こる末梢神経障害のこと.
[原因]糖尿病(代謝障害)
[症状]四肢遠位部の(手袋靴下型,ストッキング状の)感覚障害,しびれ,痛み.

57 兎眼
【とがん】
★
□□□

瞼(まぶた)を完全に閉じることができなくなった状態.
眼瞼を閉鎖できないため眼の表面が乾燥し,角膜に障害が生じる.
[原因]顔面神経損傷に伴う眼輪筋麻痺

58 ニューロパチー 【にゅーろぱちー】 ★★ □□□	末梢神経障害の総称 末梢神経：①運動神経，②感覚神経，③自律神経． [症状]①筋力低下や筋萎縮，②感覚障害，③自律神経障害． [分類]①単神経炎，②多発性単神経炎，③多発神経炎 [代表疾患]Guillain-Barré（ギランバレー）症候群，糖尿病性ニューロパチー，Charcot-Marie-Tooth（シャルコーマリートゥース）病など．
59 跛行 【はこう】 ★★ □□□	引きずって歩くこと，両側下肢の動かし方のつり合いが取れていない歩行のこと． ・跛：片方の足が正常と違っていて正しく歩けないこと．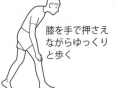膝を手で押さえながらゆっくりと歩く [分類] ①逃避性跛行：痛みを回避するために患側の荷重を避けようとする歩行． ②間欠性跛行：正常歩行中に，下半身の痛みやしびれなどにより歩行困難となり一時的に歩行を休息する．ある一定時間休止すると再び歩行が回復する．腰部脊柱管狭窄症などで出現する． ③墜落性跛行：患側脚の短縮により短縮側下肢に加重したときに骨盤または肩が下降する歩行．
60 ハムストリングス断裂 【はむすとりんぐす・だんれつ】 ★ □□□	股関節の伸展ならび膝関節の屈曲に作用するハムストリングス（大腿二頭筋，半腱様筋，半膜様筋）が急激に収縮したり引き離されることにより筋の一部が断裂すること． 筋腱断裂：筋腱の一部または全体が断裂すること． [別名]ハムストリングスの肉離れ． [原因]スポーツ外傷，交通事故など． [特徴]再発しやすい．

19. 障害別理学療法治療学（末梢神経障害，筋障害）　439

61 ボツリヌス毒 **【ぼつりぬすどく】** ★ □□□	細菌であるボツリヌス菌が作り出すタンパク質毒素のこと（神経毒である）. ボツリヌス毒は神経終末と結合してアセチルコリンの放出を抑制し筋の弛緩作用を起こす. [ボツリヌス罹患症状]嘔気・嘔吐後，急激な神経麻痺の症状が出現する. [ボトックス治療法]痙縮に対する新しい治療法. 痙縮筋にボツリヌス毒素を注射して痙縮を抑制する.
62 ポリオ **【ぽりお】** ★ □□□	[別名]急性灰白髄炎 [感染経路] ポリオウイルスの経口感染により脊髄の灰白質（特に脊髄前角）が炎症を起こす. [好発年齢]5歳以下の小児. [症状]四肢や体幹の非対称性の弛緩性運動麻痺. 矢状面　　前額面
63 ポリオウイルス **【ぽりお・** **ういるす】** ★ □□□	エンテロウイルス属に分類される球形のウイルス. 型の異なるものが3種類が存在する. [感染経路] 人の糞便中に排泄されたウイルスが経口・飛沫感染により体内に入り，血流にのって中枢神経に達し，運動ニューロンに感染して脊髄前角炎（ポリオ）を引き起こす.
64 ポリオ後症候群 **【ぽりお・ご・** **しょうこうぐん】** ★★ □□□	ポリオに罹患している人が，壮年期（50〜60歳前後）に達した頃に突然，残存肢節の痛みや痺れ，四肢の筋力低下などの二次障害を起こすこと. [原因]無理をして使い過ぎること（使い過ぎ症候群）.

19. 障害別理学療法治療学(末梢神経障害, 筋障害)

65 ミオクローヌス
【みおくろーぬす】
★

無意識に出現する, 素速く瞬間的に起こる筋の不規則な痙攣のこと.
収縮速度, 頻度, 程度, 部位も一定でなく, 健康な人でも起こることがある.
[原因] 脳幹部損傷, 脊髄損傷, 大脳基底核などの障害が多い.

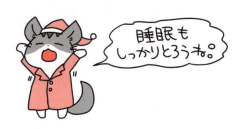

20 障害別理学療法治療学（発達障害）

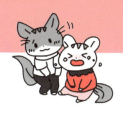

1 GMFCS／粗大運動機能分類システム
【じーえむえふしーえす／そだい・うんどうきのう・ぶんるい・しすてむ】
★★
□□□

gross motor function classification system の略
脳性麻痺児の重症度を量的に評価する評価尺度で，現在の粗大運動能力で判定し予後に関する見込みは考慮しない．
[評価内容]粗大運動能力を移動手段に基づき5段階（レベルⅠ～Ⅴ）に区分し年齢ごとに重症度を判定する．

レベルⅠ：制限なしに歩く．
レベルⅡ：制限を伴って歩く．
レベルⅢ：手に持つ移動器具を使用して歩く．
レベルⅣ：制限を伴って自力移動（電動の移動手段を使用しても良い）．
レベルⅤ：手動車椅子で移送される．

2 GMFM／粗大運動能力尺度
【じー・えむ・えふ・えむ／そだい・うんどう・のうりょく・しゃくど】
★★
□□□

gross motor function measure の略
脳性麻痺児の粗大運動能力を評価するための評価尺度．
[評価の目的]GMFM を測定することで治療効果の判定を行う．
[評価項目]88 項目
A. 座位・寝返り(17項目)
B. 座位(20項目)
C. 四つ這いと膝立ち(14項目)
D. 立位(13項目)
E. 歩行，走行，ジャンプ(24項目)
[評価尺度]0～3の4段階，数値が大きいほど遂行能力が高い．

3 MAT
【えむえーてぃー（まっと）】
★
□□□

motor age test の略
[和名]運動発達年齢テスト
[評価対象]新生児〜72ヵ月（6歳）児
[評価内容]脳性麻痺児の運動発達を上肢機能と下肢機能の2つに分類して単独に検査する．
[評価尺度]運動能力を運動年齢（motor age）に換算し，「運動年齢／暦年齢×100」によって運動指数を算出する．

4 PCウォーカー
【ぴーしーうぉーかー】
★
□□□

[和名]姿勢制御歩行器
脳性麻痺の小児などの歩行訓練の際に使用する歩行器．
安定した直立姿勢を保ちやすく自然な歩行姿勢へと促す．
体側に支持バーが，後方にフレームがあるため，体重が前方に偏ることなく体幹の伸展が得られる．

5 PEDI／リハビリテーションのための子ども能力低下評価法
【ぴーいーでぃーあい／りはびりてーしょんのためのこどものうりょくていかひょうかほう）】
★★
□□□

pediatric evaluation of disability inventory の略
子供のための「セルフケア領域・移動領域・社会的機能領域」に関する特定のことができる能力と遂行能力についての包括的な臨床評価尺度である．
FIMと似ているが，移動能力に関してはFIMよりも特化したものがあり大人にも応用可能である．
[対象]6ヵ月〜7.5歳までの小児
[目的]日常活動における遂行能力と機能的活動に必要な介助量の評価．
[評価項目]日常生活における①機能的スキル197項目，②複合活動20項目からなる．

20. 障害別理学療法治療学（発達障害）　443

6 アテトーゼ型脳性麻痺
【あてとーぜがた・のうせいまひ】
★★★
□□□

筋緊張が高くなったり低くなったりする脳性麻痺の型の1つで，顔面・上肢・体幹に無秩序な不随意運動がみられる．
脳性麻痺の約20％を占め，知能は一般的に正常であることが多い．
痙攣（けいれん）を起こすことは稀である．
[原因]出生時における大脳基底核の病変（核黄疸）．
p.307「アテトーゼ」を参照

7 円背姿勢
【えんぱい・しせい】
★★
□□□

胸椎の後弯が正常より増強した姿勢．
脳性麻痺の痙性四肢麻痺，両麻痺に呈しやすい姿勢である．
[原因]脊椎圧迫骨折，骨粗鬆症などの脊椎椎体の変形．

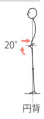

円背

8 緊張性迷路反射
【きんちょうせい・めいろはんしゃ】
★★
□□□

新生児〜4ヵ月頃までみられる原始反射
腹臥位（ふくがい）：四肢の屈筋緊張が亢進する．
背臥位：四肢の伸筋緊張が亢進する．
出生4ヵ月以降に残存する場合は脳性麻痺などの異常が疑われる．

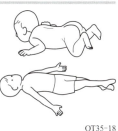

OT35-18

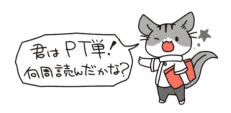

9 屈曲共同運動（屈筋共同運動）
【くっきょく・きょうどう・うんどう（くっきん・きょうどう・うんどう）】
★★★
□□□

脳卒中や脳性麻痺などの中枢性疾患で出現する四肢の病的な運動パターン．（麻痺の回復段階でステージⅢでみられる運動）1関節を動かそうとしても1関節のみを動かすことができず，上肢全体・下肢全体を動かす．

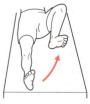
PT37-13

屈曲共同運動（または屈筋共同運動）と伸展共同運動（または伸筋共同運動）がある．
① 上肢屈曲共同運動：「肩甲帯の挙上・後退，肩関節の屈曲・外転・外旋，肘関節の屈曲，前腕の回外，手関節の掌屈・尺屈，手指の屈曲」が共同で動く．
② 下肢屈曲共同運動：「股関節の屈曲・外転・外旋，膝関節の屈曲，足関節の背屈・内がえし，足趾の伸展」が共同で動く．

10 クローラー
【くろーらー】
★
□□□

感覚統合訓練器具
発達障害児に対して用いる治療器具の1つ．
[目的] 運動機能の向上，四つ這い位での移動手段の獲得など．

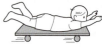
OT40-23

11 痙直型片麻痺
【けいちょくがた・かたまひ】
★★
□□□

上位ニューロンの障害により片側（一側上下肢（顔面，体幹含む））に痙縮が出現した状態．脳性麻痺の病型の1つである．
[例] 脳性麻痺の痙直型片麻痺

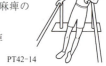
PT42-14

12 股関節外転拘縮
【こかんせつ・がいてん・こうしゅく】
★
□□□

股関節内転方向の可動域が制限された状態．

20. 障害別理学療法治療学（発達障害） **445**

13 三角マット
【さんかく・まっと】
★
☐☐☐

安定した腹臥位姿勢を保持するために使用する三角形のマットのこと．

OT36-17

14 失調型脳性麻痺
【しっちょうがた・のうせいまひ】
★★
☐☐☐

脳性麻痺の一型
脳性麻痺の原因となる障害が小脳または小脳を経由する伝導路の障害である場合に出現する．
[症状]協調運動障害，ワイドベース，震えなど．

15 シャフリング
【しゃふりんぐ】
★
☐☐☐

床上座位移動（いざり）のこと．
這い這いが遅い，または這い這いしない，座ったままお尻で移動すること（座位でのずり這い）．
ほとんどの場合，やや遅めではあるが1歳6〜9ヵ月頃までにはひとり歩きを始め，その後は正常に成長する．

PT31-40

16 重心の側方動揺
【じゅうしんのそくほうどうよう】
★
☐☐☐

立位時または歩行時に重心が側方（左右方向）へ揺れ動くこと．
正常歩行の場合，骨盤の側方移動は立脚側へ2.5 cmずつの合計5 cmとなり重心もその範囲内で側方へ動く．その範囲以上に重心が動くことを「動揺する」という．
脳性麻痺児，脳卒中片麻痺，運動失調患者では側方動揺が大きい．

17 スタビライザー
【すたびらいざー】
★
☐☐☐

小児の立位保持用の装具
長下肢装具と一緒に装着し立位保持訓練などを行う．
足部を固定しているため歩行は行えない．

OT39-15

18 先天性内反足
【せんてんせい・ないはんそく】
★★
□□□

先天的（母体内での成長発達時）に足部が内反・尖足・内転・凹足に変形し矯正困難な状態で誕生したもの．
[原因]不明
[発生頻度]約 1,000 人に 1 人，男児に多い．
[治療経過]早期治療は予後良好，未治療の場合は変形が進行し歩容が悪化する．
p.239「前足部内反」を参照

19 前腕回外拘縮
【ぜんわん・かいがい・こうしゅく】
★
□□□

上橈尺関節および下橈尺関節において（自動でも他動でも）回内可動域が制限された状態．

20 ターンバックル
【たーんばっくる】
★
□□□

大腿から下腿に及ぶ構造の膝装具．装具の支柱や支持部にターンバックル（張力を調整する装置）をつけてネジを回すことで膝関節角度を調整するもの．膝当てを使用し 3 点支持で矯正する．

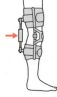

OT48-P11

[ターンバックル付き膝装具の目的]膝関節拘縮の改善．
[ターンバックル]装具の関節部につけるもの．
[ターンバックルの目的]関節拘縮の改善．
使用方法：装具の支柱や支持部に取り付けて，ネジを回すことで角度を調節する．

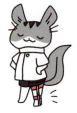

21 対称性緊張性頸反射【たいしょうせいきんちょうせい・けいはんしゃ】
★
□□□

腹臥位または座位で，①頭部を屈曲すると上肢の屈筋群および下肢の伸筋群の緊張が亢進し，②頭部を伸展すると上肢の伸筋群および下肢の屈筋群の筋緊張が亢進する反射である．
脳性麻痺児においてこの反射が残存すると四つ這いがスムーズに行えない．
- 出現時期：4〜6ヵ月
- 消失時期：8〜12ヵ月
- 反射中枢：脳幹

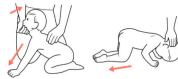

OT31-19

22 トロント装具【とろんと・そうぐ】
★★
□□□

ペルテス病に対して使用する両股関節外転位保持装具．

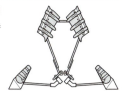

23 はさみ足歩行【はさみあし・ほこう】
★★
□□□

[別名]痙性両麻痺歩行
両側錐体路障害で出現する脳性麻痺（特に痙性両麻痺）に特徴的な歩行である．
[歩行パターン]
両下肢の痙性が強く，股関節は屈曲・内転，膝関節屈曲，足関節尖足で，両膝を擦り合せるように歩く．

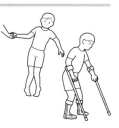

PT41-20

20. 障害別理学療法治療学（発達障害）

24 半長靴
【はんちょう・か】
★★
□□□

両くるぶしを覆ってしまう程度の長さの靴.
チャッカ靴（足関節果部までの高さ）と長靴（下腿2/3までの高さ）の中間の長さ.

25 ハンドリング
【はんどりんぐ】
★★
□□□

治療者が患者（患児）に対して行う徒手的な操作や介助法のこと.

PT34-21

26 膝関節屈曲拘縮
【ひざかんせつ・くっきょく・こうしゅく】
★
□□□

膝関節の伸展可動域が制限された状態.

27 ヘッドレスト
【へっどれすと】
★
□□□

車椅子のバックレスト（背もたれ）の上に設置し，頭部を置くことができる枕状のもの.
患者の頸部や体幹が弱くて比較的安定しない場合に使用する.
p.137「チンコントロール電動車椅子」を参照

28 未熟児
【みじゅくじ】
★
□□□

身体の機能が未熟な状態で生まれた赤ちゃんのこと.
［未熟］出生後に生命機能を維持するための「呼吸機能，哺乳能力，神経学的所見など」の機能が母体外生活に十分適応できない状態のこと.
近年は「未熟児」を正式の医学用語としては用いていない.「早産児」や「低出生体重児」を用いている.
・早産児：在胎37週未満で出生した児
・低出生体重児：出生時の体重が2,500 g 未満の児
・極低出生体重児：1,500 g 未満の児
・超低出生体重児：1,000 g 未満の児

20. 障害別理学療法治療学（発達障害）　449

29	リスク管理 【りすくかんり】 ★ □□□	医療現場において未然に事故を防止するための組織的な危機管理対策のこと． 医療サービスにおけるリスク：医療事故，院内感染，食中毒，医療廃棄物処理，水質管理，地震・災害等，医療現場において事故につながる様々な危険因子のこと．
30	割り座 【わりざ】 ★★ □□□	［別名］とんび座り 正座に近いが，両側の足部を外側に出し殿部が地面に着く座り方． 基底面が広くなり重心も低く安定していることから障害児がとりやすいが，不良姿勢になる場合がある． 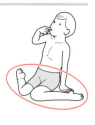

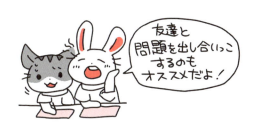

20. 障害別理学療法治療学（発達障害）

21 障害別理学療法治療学（人間発達学）

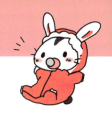

1 Babinski 徴候
【ばびんすきー・ちょうこう】
★★★
□□□

足底を踵から外縁に沿って母趾まで刺激ピンで擦るように刺激すると母趾が伸展し他の四趾が開く原始反射．
[反射中枢]脊髄
[出現時期]出生直後～2歳まで（それ以降は消失）
[錐体路障害]2歳以降に出現した場合．

2 Galant 反射
【がらんと・はんしゃ】
★★
□□□

腹臥位で第12肋骨から腸骨稜に向かって脊柱の約3cm外側を指や検査棒でこすると，刺激された方向へ体幹の側屈を起こす反射．
生後5ヵ月までには消失するので，Galant 反射が5ヵ月以降も残存している場合は脳性麻痺を疑う．
[反射中枢]脊髄
[出現時期]妊娠32週
[消失時期]生後3～5ヵ月

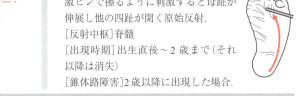
PT34-10

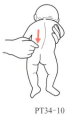

3 遠城寺式乳幼児分析的発達検査
【えんじょうじしき・にゅうじ・ぶんせきてき・はったつけんさ】
★★
□□□

遠城寺宗徳によって発表された乳幼児の発達検査．歴年歳に対する各領域の発達状況を把握できる．簡便で分かりやすい内容なのでスクリーニングテストとして最適である．
[対象年齢]0歳～4歳7ヵ月
[方法]
①6領域について「母親への問診」と「子供の観察」で評価する．
②6領域：「移動運動」「手の運動」「基本的習慣」「対人関係」「発語」「言語理解」

21. 障害別理学療法治療学（人間発達学）

4 傾斜反応 【けいしゃ・はんのう】 ★ □□□	平衡反応の一種 ［評価方法］ ①傾斜台の上で被験者を四肢伸展位で背臥位で寝かせる． ②傾斜台の左右の一方を持ち上げて傾斜台を傾斜させる． ③傾斜上方への頭部の立ち直りと同時に傾斜上方側の上下肢が屈曲・外転する． ④傾斜下方側の上下肢が保護反応で伸展する． ［反射中枢］大脳皮質 ［出現時期］生後6ヵ月頃～生涯継続
5 頸椎の生理的前弯 【けいついの・せいりてき・ぜんわん】 ★ □□□	矢状面から観察される脊椎の緩やかなS字カーブ．頸椎は前方に弯曲（前弯）しており，首が据わる（生後3～4ヵ月）頃に形成され始める．
6 原始反射 【げんし・はんしゃ】 ★ □□□	胎生5～6ヵ月より発達し生後2～4ヵ月まで出現する反射． 生後4ヵ月以降は消失し始め，高次脳（中脳・皮質）により抑制・統合されていく反射． ［反射中枢］脊髄，脳幹

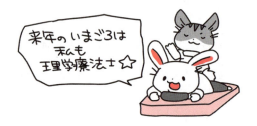

7 交叉性伸展反射 【こうさせい・しんてんはんしゃ】 ★ □□□	原始反射の一種 [評価方法] ①背臥位の被験者の一方の下肢を他動的に伸展し，伸展側の足底に刺激を加える． ②刺激側の下肢が屈曲する． ③反対側の下肢が伸展する． [反射中枢]脊髄 [出現時期]生後〜2ヵ月頃まで．以後消失． 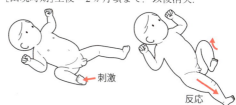
8 姿勢反射 【しせいはんしゃ】 ★ □□□	身体の位置や姿勢が空間において変化した時，平衡を保とうとする反射．
9 膝蓋腱反射 【しつがいけん・はんしゃ】 ★★ □□□	[別名]大腿四頭筋反射 深部腱反射（伸張反射）の一種． [反射中枢]第4腰髄． 膝蓋腱反射のみ低下・消失している場合は，第3/4腰椎間椎間板ヘルニアを疑う． [検査方法] ①大腿四頭筋の筋腹または膝蓋腱を叩打する． ②大腿四頭筋が反射的に収縮して膝関節が伸展する．

10	ステップ反射 【すてっぷ・はんしゃ】 ★★ □□□	[別名]足踏み反射 下肢に出現する平衡反応の一種 立位で前後または左右方向へ外力を加えて重心を崩したときに,外力が加わった側の下肢を交叉して踏み出す反射 [反射中枢]大脳皮質 [出現時期]1歳6ヵ月頃～生涯継続
11	逃避反射 【とうひ・はんしゃ】 ★★ □□□	背臥位の新生児の足底を刺激すると刺激側の下肢を屈曲させてひっこめる反射のこと. 侵襲刺激から逃れるための防御反応である. [反射中枢]脊髄 [出現時期]妊娠28週 [消失時期]生後1～2ヵ月 刺激側下肢が屈曲／足底刺激
12	日本版デンバー式発達スクリーニング検査(JDDST-R) 【にほんばん・でんばーしき・はったつすくりーにんぐけんさ】 ★★ □□□	乳幼児の発達検査法 乳幼児の発達について「個人―社会」「微細運動―適応」「言語」「粗大運動」の4領域,104項目から全体的にとらえて評価している. [適応年齢]0～6歳 [目的]乳幼児の発達スクリーニング(年齢水準に比べて「遅れの項目」がどのくらい,どの領域にあるか)を判定する.

3 把握反射
【はあく・はんしゃ】
★★
□□□

原始反射の一種
新生児の手掌や足底に触れると手指や足指で強く握り返す反射.
生まれてすぐに把握反射がみられない時や消失時期になっても残存している場合は中枢神経障害を疑う.

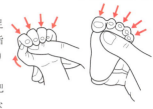
PT36-10

[種類]
①手掌把握反射：検査者の母指で被験児の手掌に触ると全指が屈曲する.
　[反射中枢]脊髄
　[出現時期]新生児〜生後4ヵ月頃
②足底把握反射：検査者の母指で被験児の足底の母趾球を圧迫すると全指が屈曲する.
　[反射中枢]脊髄
　[出現時期]出生後〜12ヵ月頃. 以後消失.

14 パラシュート反応／保護伸展反応
【ぱらしゅーと・はんのう／ほごしんてんはんのう】
★★
□□□

被験児の両脇を支えて持ち上げ, 体幹を急に前方・側方・後方に傾けると, 前方・側方・後方に両上肢を出して身体を支えようとする反応.
[反射中枢]大脳皮質
[出現時期]前方5〜6ヵ月, 側方7〜8ヵ月, 後方9〜10ヵ月より出現し生涯継続する.

15 上肢パラシュート反応
【じょうし・ぱらしゅーとはんのう】
★★
□□□

上肢に出現するパラシュート反応のこと.
[反射中枢]大脳皮質
[出現時期]6〜10ヵ月〜生涯継続

16	前方パラシュート反応【ぜんぽう・ぱらしゅーとはんのう】★★ □□□	平衡反応の一種 [検査方法] ①腹臥位の被験児の体幹部を支持して空間で水平に支え頭部と体幹を床に向かって倒す. ②上肢の動作として肩関節が屈曲，肘関節が伸展，手指に伸展，外転が起こり手掌を床につき身体を支えようとする. [反射中枢]中脳 [出現時期]生後6ヵ月頃〜生涯継続 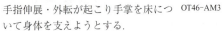 OT46-AM3
17	側方パラシュート反応【そくほう・ぱらしゅーとはんのう】★ □□□	平衡反応の一種 [検査方法] ①座位の被験児を側方に倒す. ②倒された側の上肢の肩関節外転，肘関節伸展，手指伸展・外転が起こり手掌を床について身体を支えようとする. [反射中枢]中脳 [出現時期]生後7〜8ヵ月〜生涯継続 OT46-AM3
18	非対称性緊張性頸反射【ひたいしょうせい・きんちょうせい・けいはんしゃ】★★ □□□	[別名]ATNR（asymmetrical tonic neck reflex） 原始反射の一種 [検査方法] ①背臥位の被験児の頭部を他動的に一方へ回旋する. ②顔面側の上下肢の伸筋緊張が亢進し，後頭側の上下肢の屈筋緊張が亢進する. [反射中枢]橋・延髄 [出現時期]出生直後〜4ヵ月頃まで．以後消失. 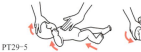 PT29-5

21. 障害別理学療法治療学（人間発達学）

19	平衡反射 【へいこう・はんしゃ】 ★★ □□□	姿勢が崩れた際に，その姿勢を修正しようとする反射のこと． ［反射中枢］大脳皮質 ［出現時期］生涯継続する． 傾斜反応や保護伸展反応を含む．
20	ホッピング反応 【ほっぴんぐ・はんのう】 ★★ □□□	［別名］跳び直り反射 下肢に出現する平衡反応の一種 立位で前後または左右方向へ外力を加えて重心を崩したときに，外力が加わった側の下肢で跳び直ろうとする反応． ［反射中枢］大脳皮質 ［出現時期］生後 15〜18 ヵ月頃〜生涯継続

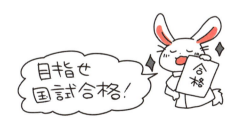

21. 障害別理学療法治療学（人間発達学）

索 引

(太字は見出し語を示す.)

索引でもチェックボックスを活用してキーワードを覚えよう!
索引のページは南江堂 HP から PDF ファイルをダウンロードできます. 右のQRコードから南江堂HPまでアクセスして下さい.

欧 文

A

- □□□ α 運動ニューロン 1, 77, 433
- □□□ α シヌクレイン 322
- □□□ α β 遮断薬 283
- □□□ A β 求心線維 96
- □□□ A δ 神経線維 68
- □□□ A D L 訓練 22
- □□□ A D L 評価法 123
- □□□ A D P 105
- □□□ Adson テスト 25
- □□□ A E D (automated external defibrillator) 18
- □□□ A F O (ankle foot orthosis) 159
- □□□ Alzheimer 病 60
- □□□ amyotrophic lateral sclerosis (ALS) 311
- □□□ Anderson・土肥の基準 273
- □□□ Anderson 改訂基準 273
- □□□ APGAR 指数 25
- □□□ APGAR スコア 25
- □□□ Apley 圧迫テスト 191
- □□□ Apley 牽引テスト 191
- □□□ Apley テスト 191
- □□□ ASIA (American spinal injury association) 機能障害尺度 329
- □□□ A T (anaerobic threshold) 3, 5, 26
- □□□ A T 測定 26
- □□□ A T N R (asymmetrical tonic neck reflex) 456
- □□□ A T P 5, 105
- □□□ a V L 誘導 349

B

- □□□ β 細胞 354
- □□□ β 遮断薬 283
- □□□ β - ヒドロキシ酪酸 397
- □□□ Babinski 36
- □□□ Babinski 徴候 451
- □□□ Babinski 反射 299
- □□□ Bankart 損傷 208
- □□□ Barre 徴候 26
- □□□ Barre 徴候陽性 26
- □□□ Barthel Index (BI) 22, 123
- □□□ Becker 型筋ジストロフィー 433
- □□□ Beevor's sign 63
- □□□ Bell 麻痺 306, 423, 424
- □□□ Bennett 型長対立スプリント 181
- □□□ Bennett 骨折 191
- □□□ Benton 視覚記銘検査 283

索 引

460

□□□ berg balance score 29

□□□ BFO（balanced forearm orthosis）329

□□□ BIT 行動性無視検査 62

□□□ BMI 349, 402

□□□ Böhler ギプス 69

□□□ Böhler 体操 69

□□□ Borg scale 27

□□□ Borg 指数（原法）27

□□□ Bragard テスト 68

□□□ Brown-Séquard 症候群 329

□□□ Brunnstrom 法 273

□□□ Brunnstrom stage Ⅲ 281

□□□ Buerger-Allen 体操 70

C

□□□ C 音叉 314

□□□ C5 頸髄損傷 329

□□□ C 字側弯 74

□□□ C バー 181

□□□ Chaddock 反射 28

□□□ Charcot-Marie-Tooth 病 204, **417**, 426, 438

□□□ CI 療法 228, 274

□□□ CK（creatine kinase）349, 427

□□□ CK 上昇 435

□□□ Cobb 角 192

□□□ Codman 体操 71

□□□ Colles 骨折 11, **192**, 254

□□□ compression hip screw（CHS）246

□□□ constraint-induced movement therapy 274

□□□ COPD 402, 413

□□□ Cotton 骨折 193

□□□ CPK（creatine phospho kinase）349

□□□ CPM（continuous passive motion）72

□□□ Cracking 271

□□□ Craig-Scott brace 159

□□□ Cross テスト 28

□□□ CRPS（complex regional pain syndrome）263

□□□ CT（computed tomogaphy）274

D

□□□ DACS-AFO 159

□□□ DeLorme の漸増抵抗運動 72

□□□ DeLorme 法 72, 87

□□□ dermatome 64

□□□ derotation 183

□□□ double product 4

□□□ Drehmann 徴候 248

□□□ drop arm sign 193

□□□ Duchenne 型筋ジストロフィー 8, 419, 422, 433

□□□ Duchenne 型筋ジストロフィーの ステージ 418

□□□ Duchenne 歩行 419

□□□ Dupuytren 拘縮 193

□□□ Dupuytren 骨折 199

E

□□□ Einthoven の三角モデル 349, 354

□□□ Elley テスト 29, 55

□□□ EMC（electro magnetic compatibility）95

□□□ EMC 規格 95

□□□ EMG（electromyography）95

□□□ EMG バイオフィードバック訓練 95

□□□ end feel 73

□□□ Ender nail（Ender 釘）246, 266

索引 461

□□□ <ruby>exposure<rt>エクスポージャー</rt></ruby> 21

F

□□□ <ruby>f 波<rt>エフ は</rt></ruby> 389
□□□ <ruby>Fabere テスト<rt>ファーベル</rt></ruby> 33
□□□ <ruby>FIM<rt>フィム</rt></ruby> (functional independence measure) 22, 48, 124, 125
□□□ <ruby>floating patella<rt>フローティング パテラ</rt></ruby> 229
□□□ <ruby>Frankel 分類<rt>フランケル ぶんるい</rt></ruby> **330**
□□□ <ruby>Frenkel 体操<rt>フレンケル たいそう</rt></ruby> **73**, 309
□□□ <ruby>Friedreich 失調症<rt>フリードライヒ しっちょうしょう</rt></ruby> 204
□□□ <ruby>Friedreich 病<rt>フリードライヒびょう</rt></ruby> 313
□□□ <ruby>Froment 徴候<rt>フローマンちょうこう</rt></ruby> 419
□□□ <ruby>Froment 徴候陽性<rt>フローマンちょうこうようせい</rt></ruby> 431
□□□ <ruby>frozen gait<rt>フローズン ゲイト</rt></ruby> 320
□□□ <ruby>FTA<rt>エフティーエー</rt></ruby> (femoro-tibial angle) 244
□□□ <ruby>Fugl-Meyer 評価法<rt>ヒューゲル マイヤーひょうかほう</rt></ruby> 275
□□□ <ruby>functional balance scale<rt>ファンクショナル バランス スケール</rt></ruby> 29
□□□ <ruby>functional reach test<rt>ファンクショナル リーチ テスト</rt></ruby> 30
□□□ <ruby>FWB<rt>エフダブリュービー</rt></ruby> (full weight bearing) 238

G

□□□ <ruby>γ 運動ニューロン<rt>ガンマ うんどう</rt></ruby> 104
□□□ <ruby>γ 型髄内釘<rt>ガンマ がたずいないてい</rt></ruby> 246
□□□ <ruby>γ-グロブリン<rt>ガンマ</rt></ruby> 303
□□□ <ruby>γ-GTP<rt>ガンマジーティーピー</rt></ruby> (<ruby>γ-glutamyl transpeptidase<rt>ガンマ グルタミル トランスペプチダーゼ</rt></ruby>) 353
□□□ <ruby>Galant 反射<rt>ガラント はんしゃ</rt></ruby> **451**
□□□ <ruby>Galeazzi 骨折<rt>ガレアッチ こせつ</rt></ruby> 193
□□□ <ruby>gamma locking nail<rt>ガンマ ロッキング ネイル</rt></ruby> 246
□□□ <ruby>Garden 分類<rt>ガーデン ぶんるい</rt></ruby> 194
□□□ <ruby>GCS<rt>ジーシーエス</rt></ruby> (<ruby>Glasgow coma scale<rt>グラスゴー コーマ スケール</rt></ruby>) 30
□□□ <ruby>Gerstmann 症候群<rt>ゲルストマンしょうこうぐん</rt></ruby> 275
□□□ <ruby>giving way<rt>ギビング ウェイ</rt></ruby> 261
□□□ <ruby>Glisson 牽引<rt>グリソン けんいん</rt></ruby> 100
□□□ <ruby>GMFCS<rt>ジーエムエフシーエス</rt></ruby> (gross motor function <ruby>classification system<rt>クラシフィケーション システム</rt></ruby>) 441

□□□ <ruby>GMFM<rt>ジーエムエフエム</rt></ruby> (gross motor function <ruby>measure<rt>メジャー</rt></ruby>) 441
□□□ <ruby>Golgi 器官<rt>ゴルジ きかん</rt></ruby> 1
□□□ <ruby>Golgi 終末<rt>ゴルジ しゅうまつ</rt></ruby> 314
□□□ <ruby>Golgi 受容器<rt>ゴルジ じゅようき</rt></ruby> 1
□□□ <ruby>Gowers 徴候<rt>ガワーズ ちょうこう</rt></ruby> 419
□□□ <ruby>Guillain-Barré 症候群<rt>ギラン バレーしょうこうぐん</rt></ruby> 315, 320, 324, 327, **420**, 422, 424, 438

H

□□□ <ruby>HbA1c<rt>ヘモグロビンエーワンシー</rt></ruby> 350
□□□ <ruby>HDL<rt>エイチディーエル</rt></ruby> (<ruby>high density lipoprotein<rt>ハイ デンシティ リポプロテイン</rt></ruby>) 394
□□□ <ruby>HDL コレステロール<rt>エイチディーエル</rt></ruby> 393, **394**
□□□ <ruby>HDS-R<rt>エイチディーエスアール</rt></ruby> 60, 283
□□□ <ruby>heel contact (HC)<rt>ヒール コンタクト エイチシー</rt></ruby> 9
□□□ <ruby>heel strike (HS)<rt>ヒール ストライク エイチエス</rt></ruby> 9
□□□ <ruby>Hill-Sachs 損傷<rt>ヒル サックス そんしょう</rt></ruby> 208
□□□ <ruby>Hoffmann 反射<rt>ホフマン はんしゃ</rt></ruby> 299
□□□ <ruby>Homans 徴候<rt>ホーマンズちょうこう</rt></ruby> 30
□□□ <ruby>HOT<rt>ホット</rt></ruby> (<ruby>home oxygen therapy<rt>ホーム オキシゲン セラピー</rt></ruby>) 372
□□□ <ruby>HRC<rt>エイチアールシー</rt></ruby> (<ruby>hyogo rehabilitation center<rt>ヒョウゴ リハビリテーション センター</rt></ruby>) 160
□□□ <ruby>huffing<rt>ハッフィング</rt></ruby> 401
□□□ <ruby>Hugh-Jones の呼吸困難度分類<rt>ヒュー ジョーンズ こきゅうこんなん ど ぶんるい</rt></ruby> 350
□□□ <ruby>hypermetria<rt>ハイパーメトリア</rt></ruby> 316
□□□ <ruby>hypometria<rt>ハイポメトリア</rt></ruby> 316

I

□□□ <ruby>IADL<rt>アイエーディーエル</rt></ruby> (<ruby>instrumental activities of daily living<rt>インストルメンタル アクティビティーズ オブ デイリー リビング</rt></ruby>) 125
□□□ <ruby>ICD10<rt>アイシーディー</rt></ruby> 17
□□□ <ruby>ICF<rt>アイシーエフ</rt></ruby> (<ruby>International Classification of Functioning, Disability and Health<rt>インターナショナル クラシフィケーション オブ ファンクショニング ディサビリティー アンド ヘルス</rt></ruby>) 17
□□□ <ruby>ICU<rt>アイシーユー</rt></ruby> (<ruby>intensive care unit<rt>インテンシブ ケア ユニット</rt></ruby>) **330**

462 索引

□□□ Ｉｇ *アイジー* 303
□□□ ＩｇＡ腎症 *アイジーエー じんしょう* 320

J

□□□ ＪＣＳ（japan coma scale）*ジェーシーエス ジャパン コーマ スケール* 275
□□□ Jerk テスト *ジャーク* 194

K

□□□ Karvonen の方法による運動強度 *カルボーネン ほうほう うんどうきょうど* 74
□□□ Katz index *カッツ インデックス* 123
□□□ Kaup index *カウプ インデックス* 349
□□□ Kemp テスト *ケンプ* 68
□□□ Kenny self-care score *ケニー セルフ ケア スコア* 123
□□□ Kirschner 鋼線 *キルシュナー こうせん* 252
□□□ Klapp 体操 *クラップ たいそう* 74
□□□ Knee Bent Walk *ニー ベント ウォーク* 301
□□□ Knight 型装具 *ナイト がたそうぐ* 160
□□□ ＫＲ（knowledge of results）*ケーアール ナレッジ オブ リザルツ* 13
□□□ Krause 小体 *クラウゼしょうたい* 3, 68
□□□ Kuntscher 釘 *キュンチャー てい* 195, 266

L

□□□ Ｌ5 神経根障害 *エルご しんけいこんしょうがい* 195
□□□ Ｌ字型手すり *エル じがたて* 275
□□□ L-dopa *エル ドーパ* 303, 308, 313
□□□ Lachman テスト *ラックマン* 195
□□□ Lansbury 指数 *ランスバリー しすう* 196
□□□ Lawton の手段的ＡＤＬ *ロートン しゅだんてき エーディーエル* 125
□□□ ＬＤＬコレステロール *エルディーエル* 393
□□□ lead pipe rigidity *リード パイプ リジディティー* 308
□□□ Lewy 小体型認知症 *レビーしょうたいがたにんちしょう* 60, 312
□□□ Lhermitte 徴候 *レルミット ちょうこう* 323

M

□□□ Marie-Foix 反射 *マリー フォア はんしゃ* 31
□□□ MAS（modified Ashworths scale）*エムエーエス モディファイド アシュワース スケール* 32
□□□ ＭＡＴ（motor age test）*エムエーティー モーター エイジ テスト* 442
□□□ Mc Murray テスト *マクマレー* 196, 260
□□□ McKenzie 体操 *マッケンジー たいそう* 75, 271
□□□ Meissner 小体 *マイスナーしょうたい* 3, 51
□□□ Merkel 小体 *メルケルしょうたい* 51
□□□ METS *メッツ* 350
□□□ Mikulicz 線 *ミクリッツ せん* 197
□□□ Milwaukee 装具 *ミルウォーキー そうぐ* 160
□□□ ＭＭＳＥ（mini mental state examination）*エムエムエスイー ミニ メンタル ステート イグザミネーション* 31, 60
□□□ ＭＭＴ（manual muscle testing）*エムエムティー マニュアル マッスル テスティング* 32
□□□ Montegeia 骨折 *モンテジア こっせつ* 197
□□□ Montegeia 脱臼骨折 *モンテジア だっきゅうこっせつ* 230
□□□ ＭＰ関節 *エムピー かんせつ* 250
□□□ ＭＰ関節尺側偏位 *エムピー かんせつしゃくそくへんい* 198
□□□ ＭＰ関節背側亜脱臼 *エムピー かんせつはいそくあだっきゅう* 198
□□□ ＭＰ屈曲拘縮 *エムピー くっきょくこうしゅく* 198
□□□ ＭＲＡ（magnetic resonance angiography）*エムアールエー マグネティック レゾナンス アンギオグラフィー* 276
□□□ ＭＲＣグレード *エムアールシー* 351
□□□ ＭＲＩ（magnetic resonance imaging）*エムアールアイ マグネティック レゾナンス イメージング* 276
□□□ ＭＳＨ-ＫＡＦＯ *エムエスエイチ ケーエーエフオー* 160

N

□□□ Ｎテスト *エヌ* 194
□□□ non-invasive positive pressure ventilation（ＮＰＰＶ）*ノン インベイシブ ポジティブ プレッシャー ベンチレーション エヌピーピーヴイ* 402
□□□ NYHA（New York Heart Association）*ニーハ ニュー ヨーク ハート アソシエーション* 372
□□□ NYHA の class Ⅱ *ニーハ クラス に* 351

O

□□□ Ｏ脚 *オーきゃく* 258

索引 463

□□□ オーバー
Ober テスト 46, 199

□□□ オーエムシー
OMC タイプ 168

□□□ オン オフ フェノメノン
on-off phenomenon 303, 308

□□□ オッペンハイマー がたそうぐ
Oppenheimer 型装具 161

□□□ オズボーン
Osborn バンド 251

□□□ アウトカム
outcome 21

P

□□□ ピー は
P 波 384

□□□ パチニ しょうたい
Pacini 小体 3, 51, 52, 288, 314

□□□ ピーエーオーツー
PaO$_2$ 372

□□□ パペッツ かいろ
Papez 回路 292

□□□ パーキンソンしょうこうぐん
Parkinson 症候群 303, 315

□□□ パーキンソン びょうピーディー
Parkinson 病（PD） 48, 61, 303,
304, 307, 309, 312, 314, 315, 319,
320, 324, 325

□□□ パトリックちょうこう
Patrick 徴候 33

□□□ パトリック
Patrick テスト 33, 54

□□□ ピーシー
PC ウォーカー 442

□□□ ピーシーアイ フィジオロジカル コスト インデックス
PCI（physiological cost index）
352

□□□ ピーイーディーアイ ペディアトリック エバリュエーション オブ
PEDI（pediatric evaluation of
ディスアビリティ インベントリー
disability inventory） 442

□□□ ファーレンちょうこう
Phalen 徴候 33

□□□ ピックびょう
Pick 病 60

□□□ ピロン こっせつ
Pilon 骨折 173

□□□ ピーアイピー しんてんい こうしゅく
PIP 伸展位拘縮 199

□□□ プラトー
plateau 172

□□□ ピーエヌエフ プロプリオセプティブ ニューロマスキュラー
PNF（proprioceptive neuromuscular
ファシリテーション
facilitation） 269, 289, 305, 309

□□□ ピーエヌエフ
PNF テクニック 93

□□□ ポット こっせつ
Pott 骨折 199

□□□ ピーティービー がためんか かそうぐ
PTB 型免荷装具 161

□□□ ピーティービー
PTB ギプス 199

□□□ ピーティービー しきめんか かそうぐ
PTB 式免荷装具 161, 173, 189,
268

□□□ ピーティービー めんかしきたんか し そうぐ
PTB 免荷式短下肢装具 263

□□□ パルセス プロフィール
PULSES Profile 123

□□□ プルジョン
pulsion 324

□□□ ピーダブリュービーにぶんのいち パーシャル ウェイト
PWB 1 / 2 （partial weight
ベアリング
bearing 1/2） 259

Q

□□□ キュー
Q アングル 200

□□□ キュー かく
Q 角 200

□□□ キューオーエル クオリティ オブ ライフ
QOL（quality of life） 126

□□□ キューオーエルひょうか かしすう
QOL 評価指数 124

□□□ ケトレー インデックス
Quetelet index 349

R

□□□ レイミステ げんしょう
Raimiste 現象 34

□□□ レイミステ はんのう
Raimiste 反応 34

□□□ ランチョ がたちょうたいりつ
Rancho 型長対立スプリント 181

□□□ ライス げんそく
RICE の原則 200

□□□ リジッド ドレッシング
rigid dressing 147

□□□ ロンベルグ しけん
Romberg 試験 305

□□□ ロンベルグ しけんいんせい
Romberg 試験陰性 305

□□□ ロンベルグ しけんようせい
Romberg 試験陽性 305

□□□ ロンベルグ ちょうこう
Romberg 徴候 313, 321

□□□ ロンベルグ ちょうこういんせい
Romberg 徴候陰性 321

□□□ ルフィニしゅうまつ
Ruffini 終末 314

□□□ ルフィニしょうたい
Ruffini 小体 3, 51

S

□□□ エス じ
S 字カーブ 452

□□□ エス じそくわん
S 字側弯 74

□□□ サッチ そく
SACH 足 147

□□□ セルフ ペースト テスト
self paced test 412

□□□ セメス ワインスタイン
Semmes-Weinstein モノフィラメント
34

□□□ エスエフさんじゅうろく
SF-3 6 , 124

□□□ エスエフはち
SF-8 124

□□□ エスアイ センサリー インテグレーション
SI（sensory integration） 276

索 引

□□□ SIAS (stroke impairment assessment set) 35

□□□ sleep apnea syndrome (SAS) 382

□□□ SLR (straight leg raising) 35

□□□ SLTA (standard language test of aphasia) 36

□□□ Smith 骨折 11, 200, 254

□□□ solid ankle cushion heel 147

□□□ ST 385

□□□ standard precaution 20, 22

□□□ Steinbrocker 分類 48, 201

□□□ Still 病 211

□□□ Strumpell 現象 36

□□□ ST 降下 385

□□□ ST 上昇 385

□□□ ST 低下 385

□□□ synkinesis 306

T

□□□ T 字杖 135

□□□ T ストラップ 175

□□□ T 波 384

□□□ TENS (transcutaneous electrical nerve stimulation) 96, 111, 113

□□□ Thomas テスト 37, 46, 55, 56

□□□ Thomas ヒール 161, 170

□□□ Thompson 徴候 201

□□□ Thompson テスト 201

□□□ tidal volume (VT) 383

□□□ Tinel 徴候 37

□□□ TMT (trail making test) 283

□□□ TNFα タンパク質 224

□□□ Trendelenburg 徴候 7, 248

□□□ Trendelenburg 歩行 7

□□□ TSB ソケット 152

□□□ TUG (timed up and go test) 415

□□□ type Ⅰ 線維 4

□□□ type Ⅱ 線維 4

U

□□□ U 字型アクセル操作レバー 127

□□□ U 波 385

□□□ U 波の増高 385

□□□ Uhthoff 現象 306

□□□ Uhthoff 徴候 323

V

□□□ V₂ 誘導 352

□□□ V₆ 誘導 352

□□□ Valsalva 手技 353

□□□ VAS (visual analog scale) 37

□□□ VO₂max 47

□□□ Volkmann 拘縮 267

W

□□□ WAIS-R (Wechsler Adult Intelligence Scale-Revised) 276

□□□ WBC 428

□□□ WCST (Wisconsin card sorting test) 283

□□□ wearing-off phenomenon 303, 307

□□□ Wee-FIM 124

□□□ Williams 型装具 271

□□□ Williams 体操 76, 252, 270, 271

□□□ Willis 動脈輪 289

□□□ WPW 症候群 389

X

□□□ X 線画像 115

□□□ X 染色体 369

□□□ X 染色体劣性遺伝 417

Y

□□□ Y ストラップ 175

索引 465

□□□ Yahr の重症度分類 306
□□□ Yergason テスト 38

Z

□□□ Z 状変形 202, 211
□□□ Zancolli 分類 330

索 引

和 文

あ

- アース（接地） 96
- アース（接地）電極 96
- アーチクッキー 176
- アーチサポート 202
- アームサスペンション 127
- アーム・スリング 277
- アームレスト 139
- 愛護的関節可動域訓練 79
- アイシング 96
- アイスパック 97
- アイロン体操 71
- アウトカム 13, 21, 22
- 赤い索条（線条） 376
- 亜型 420
- 上がりかまち 277
- 亜急性連合性脊髄変性症 313
- アキレス腱炎 162
- アキレス腱延長術 277
- アキレス腱痛 172
- アキレス腱反射 52
- 悪性腫瘍 114, 353, 368, 369, 428
- 悪性症候群 308
- あくび 395
- アクリル樹脂 226
- 開け口 131
- 朝のこわばり 202
- 足継手 162, 163
- 足継手後方調節ロッド 162
- 足継手前方制動式 164
- アシデミア 396
- 脚の疲れ 376
- 足踏み反射 454
- アスベスト 398

- アセチル CoA 5
- アセチルコリン受容体 433
- アセト酢酸 397
- 頭に働く体の立ち直り反応 292
- 圧覚 3, 64
- 圧痛 238, 343, 376
- 圧電効果 104
- 圧迫感 280
- 圧迫帯 38
- 圧迫療法 405
- アップライトバー 168
- アテトーゼ 307
- アテトーゼ運動 307
- アテトーゼ型脳性麻痺 443
- アデノシン三リン酸 5
- アドレナリン 369
- アヒル様歩行 7, 8
- アプリヘンジョンサイン 203
- アミノ酸 427
- アミノ酸代謝 397
- アミロイドーシス 407
- アライメント 147
- アルカリフォスターゼ 368
- アルカレミア 396
- アルコール中毒 310
- アルブミン 428
- アルミニウム 398
- アレルゲン 392
- アンジオテンシンⅡ受容体拮抗薬（ARB） 283
- アンジオテンシン変換酵素（ACE）阻害薬 283
- 安静吸気 363
- 安静呼気 363
- 安静固定 100
- 安静時吸気量 383
- 安静時狭心症 365

索引

□□□ 安静時呼気量 383
□□□ 安静時振戦 319
□□□ 安静時心拍数 1
□□□ アンダーアーム装具 168
□□□ アンダーアームブレース 168, 188

い

□□□ イールディング機構 147
□□□ イオン 369
□□□ 異化 394
□□□ 胃癌 254, 371
□□□ 易感染性 324
□□□ 生きがい 124
□□□ 息切れ 376, 398, 433
□□□ 息苦しさ 365, 398
□□□ 息こらえ練習 330
□□□ 閾値 97
□□□ いざり 445
□□□ 医師 16
□□□ 意識障害 289, 297, 301, 395
□□□ 意識障害評価法 30
□□□ 意識レベル低下 395
□□□ 萎縮 277
□□□ 易出血性 277
□□□ 異常 Q 波 377, 386
□□□ 異常運動 295
□□□ 異常感覚 420
□□□ 異常共同運動 306
□□□ 異常筋緊張 105
□□□ 異常興奮反応 317
□□□ 異常呼吸音 64, 411
□□□ 異常心電図波形 385
□□□ 移乗動作 130
□□□ 異常発汗 343, 345
□□□ 異常ヘモグロビン血症 350
□□□ 異常歩行 53, 148, 149
□□□ 移植 410

□□□ 異所性骨化 331
□□□ 痛み反応 97
□□□ Ⅰa 抑制 87
□□□ 位置覚 313, 314, 337
□□□ 位置覚障害 337
□□□ Ⅰ型呼吸不全 409
□□□ Ⅰ型糖尿病（ＩＤＤＭ） 355
□□□ 1 軸性運動 9
□□□ 一症例研究法 19
□□□ 一次予防 15
□□□ 一事例研究法 19
□□□ Ⅰ度房室ブロック 387
□□□ Ⅰb 線維 1
□□□ 1 秒率 384, 408, 413
□□□ 1 秒率低下 360, 407
□□□ 1 秒量 384
□□□ Ⅰ誘導 354
□□□ 胃腸炎症状 420
□□□ 胃腸障害 432
□□□ 1 回換気量 383, 384
□□□ 1 回反復可能な最大負荷量 69
□□□ 一酸化炭素中毒 303
□□□ 一側前庭迷路障害 326
□□□ 溢流性尿失禁 286
□□□ 遺伝性運動性感覚性ニューロパ
　　チー 417
□□□ 遺伝性疾患 106
□□□ 遺伝性心異常 339
□□□ 遺伝性ニューロパチー 417
□□□ 易転倒者 416
□□□ 易転倒性 415
□□□ 移動運動 451
□□□ 移動軸 43
□□□ 移動手段 441
□□□ 移動領域 442
□□□ いびき 382
□□□ 異名半盲 317

468 索引

意欲減退 284
医療事故 449
医療廃棄物処理 449
医療用（ゲル状）コールドパック 97
イレウス 347
陰圧 360
インスリン **354**
インスリン依存型糖尿病 **355**
インスリン感受性 **354**
インスリン自己注射 **355**
インスリン注射 **355**
インスリン抵抗性 **354**
インスリン非依存型糖尿病 **355**
陰性 16
陰性電流パルス **97**
陰性パルス 97, 120
インセンティブ・スパイロメトリー **356**
インソール 162, 179
咽頭嚥下 **356**
咽頭嚥下期の障害 **356**
咽頭反射 278
院内感染 449
インピンジメント症候群 269
インピンジメント徴候 39
インフォームド・コンセント 13
陰部神経 333

う

ウィップ 157
ウイルス 289, 297
ウイルス感染 424
ウイルス感染症 395
ウェアリングオフ現象 303, **307**
ウェイトトレーニング 93
ウェッジ 168, 184

ウェルケンバッハ 387
ウェルニッケ野周辺 294
ウォーキング 5
ウォシュレット 129
右脚ブロック **388**
烏口肩峰アーチ 8
烏口肩峰靱帯 8
後ろ向き調査法 17
右心機能障害 381
右心負荷 **356**
右心不全 381
内くるぶし 59
うっ血 381
うっ血性心不全 209, 369
うつ熱 343
うつ病 298
腕吊り装具 277
うねり波 118
運動 385
運動維持困難 278
運動エネルギー 119
運動開始 325
運動覚 314, 337, 342
運動課題 91
運動機能 30
運動強度（METS） 58
運動困難 279
運動枝 421, 436
運動時振戦 319
運動指数 442
運動時痛 345
運動失調 136, 285, **307**
運動失調患者 445
運動自由度 9
運動障害 336, 337, 395
運動神経 423
運動神経線維 433

索引 469

□□□ 運動神経伝導速度 119
□□□ 運動耐容能 357
□□□ 運動単位 77
□□□ 運動痛 238, 432
□□□ 運動点 98
□□□ 運動ニューロン変性 311
□□□ 運動年齢 442
□□□ 運動能力 442
□□□ 運動発達年齢テスト 442
□□□ 運動負荷 384, 397
□□□ 運動負荷機器 373
□□□ 運動負荷試験 58
□□□ 運動負荷の基準 273
□□□ 運動分解 40, 287
□□□ 運動麻痺 65, 124, 278, 294, 343

え

□□□ エアロバイク 92
□□□ 栄養障害 345
□□□ 栄養性骨粗鬆症 83
□□□ 栄養不足 368, 408, 428
□□□ 会陰部 148
□□□ 会陰部サドル型痛覚脱失 331
□□□ 会陰部の灼熱感 237
□□□ 腋窩 437
□□□ 腋窩神経 421
□□□ 腋窩神経障害 421
□□□ 腋窩神経損傷 421
□□□ 腋下パッド 160
□□□ 腋窩リンパ節郭清 203
□□□ エクスポージャー 21
□□□ エコノミークラス症候群 399
□□□ エネルギー代謝 109
□□□ エネルギー蓄積型足部 148
□□□ エネルギー変換 98
□□□ エネルギー変換熱 99
□□□ エビデンス 13

□□□ 1／fゆらぎ 99
□□□ エルボークラッチ 136
□□□ 遠位骨幹部骨折 247
□□□ 遠位指節間（DIP）関節 237
□□□ 遠位橈尺関節 230
□□□ 円回内筋 434
□□□ 円回内筋症候群 421
□□□ 鉛管様現象 308
□□□ 鉛管様固縮 312, 314
□□□ 塩基 396
□□□ 嚥下 403
□□□ 嚥下困難 278
□□□ 嚥下障害 284, 318, 357, 391, 424
□□□ エンケファリン 113
□□□ 援助 21
□□□ 炎症 96, 114, 401
□□□ 縁上回 286
□□□ 遠城寺式乳幼児分析的発達検査 451
□□□ 炎症性疾患 428, 431
□□□ 炎症性脊椎疾患 99
□□□ 遠心性運動 77
□□□ 遠心性収縮 78
□□□ 延髄 456
□□□ 遠赤外線 108
□□□ エンテロウイルス属 439
□□□ エンドルフィン 113
□□□ 円背姿勢 443

お

□□□ オイド 113
□□□ 横隔膜 383, 404
□□□ 横隔膜呼吸 404
□□□ 横隔膜呼吸法 384
□□□ 横隔膜動脈 358
□□□ 嘔気 439
□□□ 横骨折 247

470 索引

□□□ 黄色靱帯 204, 237
□□□ 黄色靱帯骨化症 **204**
□□□ 黄色ブドウ球菌 209
□□□ 凹足 168, 446
□□□ 凹足変形 204, 417
□□□ 横断研究 14
□□□ 嘔吐 325, 439
□□□ 嘔吐運動 278
□□□ 嘔吐反射 424
□□□ オーバーテスト 55, 56
□□□ オーバーヘッドフレーム 79
□□□ オーバーユース 269
□□□ オーバーロードの原則 79
□□□ 大振り歩行 **332**
□□□ オシロスコープ 278
□□□ オッズ 14
□□□ オッズ比 14
□□□ オッペンハイマースプリント 437
□□□ オトガイ 39
□□□ オトガイ結節 39
□□□ オトガイ隆起 39
□□□ オピウム 113
□□□ オピオイド 113
□□□ オフセット 174
□□□ オペラグラス変形 268
□□□ オリーブ橋小脳萎縮症 322
□□□ 折りたたみナイフ現象 282, 282, **308**, 336
□□□ オン・オフ現象 303, **308**
□□□ 温覚 39, 332
□□□ 音叉 **40**
□□□ 温水 106
□□□ 音声変換装置 127
□□□ 温痛覚障害 332, 341, 342
□□□ 温度覚 3, 64, 68, 298, 337
□□□ 温熱効果 99, 101, 110, 114, 121

□□□ 温熱療法 111, 114, 119, 266, 271, 306
□□□ 音波 117
□□□ 温浴 99, 106, 306
□□□ 温冷交代浴 106

か

□□□ ガードナー頭蓋直達牽引 335
□□□ 下位運動ニューロン障害 104
□□□ 外果 59
□□□ 外顆 172
□□□ 外果骨折 **256**
□□□ 外顆骨折 245
□□□ 開眼機能 30
□□□ 回帰直線 2
□□□ 外肛門括約筋 333
□□□ 介護保険制度 14, 24
□□□ 介護予防事業 15
□□□ 介在抑制ニューロン 1
□□□ 外受容器 3
□□□ 外傷 256, 345, 369, 437
□□□ 外傷性肩関節前方脱臼 208
□□□ 外傷性気胸 272
□□□ 外傷性健忘 278
□□□ 外傷性構築障害 266
□□□ 外傷性股関節後方脱臼 222
□□□ 外傷性疾患の急性期 431
□□□ 外傷性脳損傷 **278**
□□□ 外傷性皮下出血 108
□□□ 介助咳嗽練習 357
□□□ 介助スペース 124
□□□ 回旋筋腱板 213, 269
□□□ 咳嗽訓練 **357**
□□□ 咳嗽困難 **357**
□□□ 咳嗽能力 357
□□□ 咳嗽法 357
□□□ 外側ストラップ 175

索引 471

□□□ 外側脊髄視床路 39, 68, 332
□□□ 外側線条体動脈 286
□□□ 外側側副靱帯損傷 172
□□□ 外側縦アーチ 169, 202
□□□ 外側ヒール・ウエッジ 168
□□□ 外側腓腹皮神経 435
□□□ 外側ホイップ 157
□□□ 介達牽引 100
□□□ 改訂水飲みテスト 279
□□□ 外転歩行 148
□□□ 回内・回外試験 65
□□□ 回内筋症候群 434
□□□ 海馬 292
□□□ 外反 47, 170
□□□ 外反矯正用ストラップ 175
□□□ 外反膝 260
□□□ 外反ストレス 205
□□□ 外反ストレステスト 205, 241
□□□ 外反捻挫 47
□□□ 外反変形 245
□□□ 外反扁平足 161, 170, 211
□□□ 外反母趾 206, 211
□□□ 外反力 256
□□□ 外腹斜筋 370
□□□ 外分泌腺 393
□□□ 開放骨折 206
□□□ 開放循環系 120
□□□ 開放性二分脊椎 343
□□□ 開放創 206, 437
□□□ 潰瘍 358
□□□ カウプ指数 349
□□□ カエル呼吸 391
□□□ 家屋改造 124
□□□ 加温器 119
□□□ 化学的静脈炎 376
□□□ 科学的な根拠（証拠）13
□□□ 下顎反射 308, 424

□□□ 踵接地 9, 12
□□□ 踵接地時の外旋 149
□□□ 踵バンパー 154
□□□ 踵膝試験 40
□□□ 踵離地 12
□□□ 過換気 356
□□□ 核・核下障害型膀胱 333
□□□ 核黄疸 443
□□□ 角回 286
□□□ 核下性損傷 290, 333
□□□ 核型損傷 333
□□□ 核磁気共鳴画像法 276
□□□ 核磁気共鳴血管画像 276
□□□ 学習 292
□□□ 核上型膀胱機能障害 334
□□□ 核上性損傷 290
□□□ 覚醒剤 312
□□□ 核性損傷 290
□□□ 角速度 89
□□□ 喀痰 347
□□□ 喀痰排出 334
□□□ 拡張型左室肥大 349
□□□ 拡張期 45
□□□ 拡張期血圧（最小血圧）66, 376
□□□ 過屈曲損傷 335
□□□ 影絵の狐（指模倣）283
□□□ 下行路 320
□□□ 仮骨 206
□□□ 下肢屈曲共同運動 444
□□□ 可視光線 112
□□□ 下肢術後浮腫 209
□□□ 下肢伸展挙上訓練（SLR訓練）78
□□□ 下肢伸展挙上テスト 35, 62
□□□ 下肢装具のチェックアウト 59
□□□ 下肢長 41, 57, 59
□□□ 下肢長差 242

索引

□□□ 下肢長測定 59
□□□ 下肢痛 242
□□□ 過剰運動性関節 82
□□□ 顆状関節 250
□□□ 下肢浴 99
□□□ 過伸張 78
□□□ 過伸展損傷 335
□□□ 過伸展変形 272
□□□ 下垂位 426
□□□ 下垂指 437
□□□ 下垂手 161, **422**, 437
□□□ 下垂足 **422**, 435
□□□ ガス交換機能 358
□□□ 仮性球麻痺 312
□□□ 仮性肥大 **422**
□□□ 仮説（帰無仮説）16, 20
□□□ 家族指導 22
□□□ 家族性振戦 319
□□□ 加速歩行 324
□□□ 下腿義足 151, 152
□□□ 下腿骨骨幹部骨折 **207**
□□□ 下腿骨折（遷延治癒骨折）161
□□□ 下腿三頭筋 76
□□□ 下腿三頭筋麻痺 339
□□□ 課題指向型介入 78
□□□ 下腿周囲径 41
□□□ 下腿長 41
□□□ 課題特異型訓練（介入）78
□□□ 下腿の前方引き出し徴候 42
□□□ 下腿半月 167
□□□ 肩関節亜脱臼 269, 277
□□□ 肩関節回旋筋腱板 269
□□□ 肩関節外転運動障害 421
□□□ 肩関節滑液包炎 269
□□□ 肩関節周囲炎 71, **207**, 217, 432
□□□ 肩関節周囲石灰化 269
□□□ 肩関節唇損傷 269

□□□ 肩関節前方脱臼 **207**
□□□ 肩関節脱臼 421
□□□ 肩腱板 71, **208**
□□□ 肩腱板再建術 **208**
□□□ 肩腱板損傷 218
□□□ 肩腱板断裂 **208**
□□□ 肩手症候群 229, 431
□□□ 片麻痺 130
□□□ 片麻痺患者 133
□□□ 可聴周波 111
□□□ カックアップスプリント 437
□□□ 喀血 358
□□□ 滑車（プーリー）訓練 79
□□□ 滑車神経 294
□□□ 割創 109
□□□ 活動 17
□□□ 活動性低下患者 293
□□□ 活動電位 104, 119
□□□ カッピング 334
□□□ 家庭内暴力 317
□□□ カテーテル 338, 380
□□□ 下橈尺関節 446
□□□ 可撓性足継手 165
□□□ 可動性股関節装具 190
□□□ カナダ式股義足 149
□□□ カナディアンクラッチ 135
□□□ カナディアン杖 136
□□□ 化膿性骨髄炎 226, 262
□□□ 化膿性脊椎炎 209
□□□ 過負荷の原則 79
□□□ 下部馬尾神経障害 331
□□□ カフベルト 152
□□□ 仮面様顔貌 304, 325
□□□ 寡黙 308
□□□ 下葉 400, 401
□□□ 過用性筋力低下 **422**
□□□ カラーアンドカフ法 209

索引 473

□□□ 体に働く体の立ち直り反応 292
□□□ 仮義足 147
□□□ 渦流 101
□□□ 渦流浴 99, 101
□□□ カルシウム（Ca）拮抗薬 283
□□□ 加齢 217, 278
□□□ 癌 398
□□□ 簡易検査 279
□□□ 肝炎 428
□□□ 寛解 309
□□□ 感覚機能 35
□□□ 感覚再教育訓練 102
□□□ 感覚枝 421, 436
□□□ 間隔尺度 48
□□□ 感覚障害 124, 278, 336, 343
□□□ 感覚神経 423
□□□ 感覚脱失 334
□□□ 感覚統合 276
□□□ 感覚統合訓練器具 444
□□□ 換気 373
□□□ 換気血流比 358
□□□ 換気血流不均等 358
□□□ 換気障害 397, 407
□□□ 換気法 359
□□□ 眼球運動障害 294
□□□ 環境因子 17
□□□ 間欠 100
□□□ 間欠牽引 100
□□□ 間欠性跛行 270, 438
□□□ 間欠的 338
□□□ 間欠的の機械的圧迫 209
□□□ 間欠的空気加圧法 209
□□□ 間欠的骨盤牽引 101
□□□ 間欠的自己導尿 333, 338
□□□ 観血的治療 210
□□□ 間欠的陽圧呼吸（IPPB）359
□□□ 間欠跛行 237

□□□ 眼瞼下垂 294
□□□ 還元ヘモグロビン 408
□□□ 肝硬変 369, 428
□□□ 喚語困難 279
□□□ 看護師 16
□□□ 環軸関節 210
□□□ 環軸関節亜脱臼 210
□□□ 肝疾患 368
□□□ 間質性肺炎 320, 334, 407
□□□ 患者教育 102
□□□ 冠循環側副血行 378
□□□ 肝障害マーカー 353
□□□ 感情失禁 279
□□□ 眼症状 323
□□□ 感情障害 312
□□□ 干渉低周波 103
□□□ 冠状動脈 365, 377
□□□ 冠状動脈閉塞 385
□□□ 干渉波 103
□□□ 干渉波療法 103
□□□ 眼振 310
□□□ 乾性ラ音 411
□□□ 関節運動感覚受容器 84
□□□ 関節運動制限 345
□□□ 関節炎 210
□□□ 関節炎の活動性 210
□□□ 関節覚 313
□□□ 関節角度計 43
□□□ 関節可動域 32, 35
□□□ 関節可動域拡大 289
□□□ 関節可動域訓練 79
□□□ 関節可動域制限 124
□□□ 関節鏡視下半月板切除術 210
□□□ 関節強直 83
□□□ 関節拘縮 80, 345
□□□ 関節拘縮予防 301
□□□ 関節水腫 211

474 索引

□□□ 関節痛 435
□□□ 関節定位置（母指探し）検査 42
□□□ 関節内キャビテーション 271
□□□ 関節内視鏡 210
□□□ 関節内轢音 271
□□□ 関節の遊び 80
□□□ 関節の圧縮や牽引 305
□□□ 関節副運動 80
□□□ 関節変形 106, 211
□□□ 関節包 80
□□□ 関節包内運動 80
□□□ 関節モビライゼーション 80
□□□ 関節ゆるみの位置 80
□□□ 関節リウマチ 82, 127, 128, 129,
　　　　130, 136, 142, 198, 202, **211**, 231,
　　　　235, 236, 237, 267, 268, 315, 427
□□□ 感染 297
□□□ 感染症 109
□□□ 感染巣 114
□□□ 完全房室ブロック 387
□□□ 完全免荷 173, **268**
□□□ 完全免荷歩行 **268**
□□□ 肝臓癌 371
□□□ 肝臓疾患 428
□□□ 間代 44
□□□ 関電極（陰性電極） 120
□□□ 感度 **15**
□□□ 陥入爪 359
□□□ 観念運動失行 **279**
□□□ 観念失行 **280**
□□□ 癌の骨転移 269
□□□ 肝脾腫 211
□□□ カンピロバクター感染 420
□□□ 乾布摩擦 364
□□□ 感冒症状 420
□□□ 顔面筋麻痺 **280**

□□□ 顔面肩甲上腕型筋ジストロフィー
　　　　433
□□□ 顔面紅潮 339
□□□ 顔面神経 423
□□□ 顔面神経核 290
□□□ 顔面神経障害 280
□□□ 顔面神経損傷 437
□□□ 顔面神経麻痺 289, 306, **423**
□□□ 顔面蒼白 395
□□□ 顔面表情筋 280
□□□ 顔面連合運動 306
□□□ 緘黙 317
□□□ 眼輪筋麻痺 437
□□□ 寒冷昇圧テスト 359
□□□ 関連痛 432
□□□ 緩和ケア **359**

き

□□□ 偽陰性 15
□□□ 記憶 292, 296, 298
□□□ 記憶障害 283
□□□ 記憶力 31
□□□ 期外収縮 390
□□□ 機械的静脈炎 376
□□□ 機械的振動 **103**
□□□ 気管呼吸音 **360**
□□□ 気管支炎 397, 398
□□□ 気管支拡張症 358, 366
□□□ 気管支虚脱 400
□□□ 気管支呼吸音 360
□□□ 気管支スパズム 236
□□□ 気管支性嚢腫 375
□□□ 気管支喘息 397, 407, 413
□□□ 気管支喘息患者 412
□□□ 気管支喘息発作 412
□□□ 気管支造影 360
□□□ 気管支動脈 358

索　引　475

□□□ 気管挿管 402
□□□ 気管内異物 397
□□□ 危機管理対策 449
□□□ 棄却 16
□□□ 気胸 362, 366
□□□ 奇形腫 375
□□□ 危険因子 449
□□□ 騎袴状感覚脱失 331
□□□ 起座呼吸 344
□□□ 器質性心室頻拍 390
□□□ 蟻走感 420
□□□ 義足 148
□□□ 義足ソケット 149
□□□ 義足のパーツ 153
□□□ 基礎代謝 109
□□□ 喫煙 398
□□□ ギックリ腰 271
□□□ 拮抗運動 93
□□□ 拮抗運動反復障害 287
□□□ 拮抗反復抵抗運動 289
□□□ 基電流 104
□□□ 気道虚脱 360
□□□ 気道抵抗 360
□□□ 気道内圧 360, 402
□□□ 気道閉塞 334
□□□ 企図振戦 40, 287, 316, 319, 321, 324
□□□ 機能障害 124
□□□ 機能性側弯 242
□□□ 機能性尿失禁 286
□□□ 機能的残気量 383, 384
□□□ 機能的自立度評価法（FIM）125
□□□ 機能的スキル 442
□□□ 機能不全 381
□□□ ギプス固定 207, 251, 256
□□□ ギプス包帯 147
□□□ 気泡浴 99

□□□ 基本軸 43
□□□ 基本的習慣 451
□□□ 基本的日常生活動作 123
□□□ 帰無仮説 16
□□□ 記銘力 31
□□□ 記銘力障害 280
□□□ 逆 Thomas・ヒール 161
□□□ 逆圧電効果 104
□□□ 逆クレンザック足継手付短下肢装具 165
□□□ 逆クレンザック継手 164
□□□ 逆シャンペンボトル型筋萎縮 417
□□□ 逆説（性）運動 309
□□□ 脚長差 88, 301
□□□ 逆ナックルベンダー 185
□□□ 逆流性食道炎 364
□□□ 逆流防止 120
□□□ キャスター 139, 315
□□□ キャスター上げ 140
□□□ キャッチング 212
□□□ キャンバー角 135
□□□ 吸引カップ 103
□□□ 吸引器 361
□□□ 臼蓋形成不全 212
□□□ 臼蓋底の肥厚 213
□□□ 吸気困難 334
□□□ 球後視神経炎 424
□□□ 求心性収縮 81
□□□ 求心性神経 345
□□□ 求心性神経線維 1
□□□ 急性炎症性関節炎 82
□□□ 急性灰白髄炎 439
□□□ 急性関節炎 100
□□□ 急性感染症 297
□□□ 急性呼吸窮迫症候群 344
□□□ 急性骨髄性白血病 428
□□□ 急性心筋梗塞 349, 377, 427

索　引

□□□ 急性白血病 361
□□□ 急性片側性表情筋麻痺 424
□□□ 急性腰痛症 160, 271
□□□ 急速進行性糸球体腎炎 320
□□□ 吸着式ソケット 149
□□□ 吸盤つきブラシ 280
□□□ 球麻痺 127, 278, 284, 420, **424**
□□□ 橋 294, 456
□□□ 胸音 366
□□□ 仰臥位 101
□□□ 胸郭拡張訓練 81
□□□ 胸郭可動域訓練 81
□□□ 胸郭呼吸 **362**
□□□ 胸郭ストレッチ 81
□□□ 胸郭出口症候群 25, 429
□□□ 胸郭動揺 343
□□□ 胸郭モビライゼーション 81, 335
□□□ 共感的態度 16
□□□ 胸腔ドレーン 362
□□□ 凝固 283
□□□ 強剛 314
□□□ 強剛型両麻痺 170
□□□ 胸骨 106
□□□ 胸骨正中切開 362
□□□ 強擦法マッサージ **104**
□□□ 胸鎖乳突筋 264, 370
□□□ 鏡視下半月板縫合術 **213**
□□□ 胸式呼吸 **362**
□□□ 共時法 14
□□□ 狭心症 364, 365
□□□ 狭心痛 280, 376
□□□ 矯正 172
□□□ 強制吸気 363
□□□ 強制呼気 363
□□□ 強制把握 281
□□□ 胸腺 425
□□□ 胸腺腫 375, 425

□□□ 胸腺摘出術 425
□□□ 協調運動 309
□□□ 協調運動訓練 309
□□□ 協調運動障害 65, 294, 310, 445
□□□ 協調性障害 311
□□□ 強直性痙攣 325
□□□ 強直性脊椎炎（AS） 99, 231
□□□ 胸椎圧迫骨折 170
□□□ 胸椎脱臼骨折 335
□□□ 胸椎パッド 160, 170
□□□ 胸痛 347, 377, 398, 399
□□□ 胸痛発作 365
□□□ 共同運動 281
□□□ 共同性注視障害 **282**
□□□ 胸部圧迫感 347
□□□ 胸部解離性大動脈瘤 363
□□□ 胸部解離性大動脈瘤術 363
□□□ 胸部乾布摩擦 364
□□□ 胸部外科手術後 357
□□□ 胸部絞扼感 **364**
□□□ 胸部呼吸音 400
□□□ 胸部誘導法 352
□□□ 胸膜炎 334, 364
□□□ 胸膜疾患 383
□□□ 胸膜摩擦音 64, 364
□□□ 業務独占 16
□□□ 胸腰筋膜 270
□□□ 胸腰仙椎体幹装具 170
□□□ 胸腰椎コルセット 170
□□□ 棘下筋 208, 429
□□□ 棘果長 41, 43, 59
□□□ 棘上筋 208, 429
□□□ 棘上筋腱縫縮術 **213**
□□□ 局所温熱療法 105
□□□ 局所寒冷療法 105
□□□ 局所麻酔 289

索引

477

□□□ 虚血 365, 424
□□□ 虚血性心疾患 365
□□□ 距骨下関節痛 213
□□□ 距骨頸部骨折 171
□□□ 距骨頸部骨折後壊死 171
□□□ 距骨骨折 214
□□□ 拒絶 317
□□□ 距腿関節 50, 154
□□□ 距離測定法 66
□□□ ギヨン管症候群 429, 431
□□□ 切り傷 109
□□□ 起立訓練 85
□□□ 起立性低血圧 85, 304, 365, 432
□□□ 起立性低血圧患者 143
□□□ 気流速度 366
□□□ 亀裂骨折 262
□□□ 近位骨幹部骨折 247
□□□ 近位指節間（PIP）関節 237
□□□ 筋萎縮 109, 310, 345, 417, 435
□□□ 筋萎縮性側索硬化症 127, 130, 311, 312, 327, 335, 402, 424
□□□ 筋強直性ジストロフィー 325
□□□ 筋緊張 35, 104, 318
□□□ 筋緊張低下 104, 287
□□□ 筋緊張の亢進 104
□□□ 筋緊張の抑制 105
□□□ 筋腱断裂 438
□□□ 筋固縮 308
□□□ 筋枝 265
□□□ 筋持久力 81
□□□ 筋持久力訓練 81
□□□ 筋ジストロフィー 7, 127, 130, 185, 243, 327, 329, 330, 349, 402
□□□ 筋疾患 427
□□□ 筋収縮力 3
□□□ 近赤外線 108
□□□ 金属（ステム）226

□□□ 金属支柱付短下肢装具 171
□□□ 金属板（プレート）226
□□□ 金属棒 96
□□□ 緊張性迷路反射 443
□□□ 筋張力 3
□□□ 筋痛 435
□□□ 筋電図 95
□□□ 筋電図バイオフィードバック 82
□□□ 筋電波形の閾値 97
□□□ 筋トーヌス 307
□□□ 筋の伸張 305
□□□ 緊縛帯 38, 309, 311
□□□ 筋皮神経 425
□□□ 筋皮神経障害 425
□□□ 筋肥大 82
□□□ 筋疲労 105, 315
□□□ 筋紡錘 84, 288
□□□ 筋力増強 90, 111, 289, 323
□□□ 筋力増強訓練（運動療法）72, 89, 299
□□□ 筋力低下 7, 89, 124, 132, 289, 435

く

□□□ 空洞音 366
□□□ 空洞化現象 115
□□□ 空腹感 395
□□□ 空腹時血糖値 369
□□□ クオリティオブライフ 126
□□□ 矩形波 97
□□□ 楔 168, 184
□□□ 楔状 184
□□□ 口すぼめ呼吸 366, 384, 399
□□□ 靴インサート 202
□□□ 靴型装具 170, 172
□□□ 屈曲共同運動 444
□□□ 屈曲拘縮 214
□□□ 屈曲変形 272

索引

□□□ 屈筋共同運動 281, **444**
□□□ 屈筋緊張 443
□□□ 屈筋支帯 426
□□□ クッション 147
□□□ クッション作用 172
□□□ クッションヒール 172
□□□ クッシング症候群 403
□□□ 靴べら 172
□□□ 靴べら型プラスチック短下肢装具 172
□□□ クモ膜 282
□□□ クモ膜下腔 282
□□□ クモ膜下出血 276, **282**, 289, 374
□□□ クラッチ 135
□□□ クリアランス 189
□□□ グリコーゲン 5, 366
□□□ グリコヘモグロビン 350
□□□ クリック音 260
□□□ クリニカルパスのアウトカム 13
□□□ グルコース 5
□□□ グルコース濃度 369, 370
□□□ くる病 256
□□□ 車椅子 268
□□□ クレアチニン 367, 427
□□□ クレアチニンクリアランス 367
□□□ クレアチンホスホキナーゼ 349
□□□ クレンザック（型）足継手 163, 165
□□□ クロージングボリューム 367
□□□ クローヌス 44, 282
□□□ クローヌスの出現 336
□□□ グローブ法 114
□□□ クローラー 444
□□□ クロスバー 140
□□□ グロビン 408
□□□ グロブリン 428

け

□□□ ケアマネジメント 21
□□□ 頸下浸水 105
□□□ 経口血糖降下薬 367
□□□ 経口抗凝固薬 302
□□□ 脛骨 265
□□□ 脛骨顆間隆起 214
□□□ 脛骨近位端粉砕骨折 214
□□□ 脛骨筋現象 36
□□□ 脛骨高原骨折（プラトー骨折）172
□□□ 脛骨骨幹部 9
□□□ 脛骨骨幹部開放骨折 215
□□□ 脛骨骨幹部骨折 215
□□□ 脛骨骨折 215
□□□ 脛骨骨折遷延治癒 173
□□□ 脛骨上端部 150
□□□ 脛骨静脈 30
□□□ 脛骨神経 243, 426
□□□ 脛骨神経麻痺 339, 426
□□□ 脛骨粗面部末端 216
□□□ 脛骨天蓋粉砕骨折 173
□□□ 脛骨内果 43
□□□ 脛骨内顆 43
□□□ 脛骨の後方への動揺 216
□□□ 脛骨疲労骨折 263
□□□ 軽擦法マッサージ 105
□□□ 計算力 31
□□□ 計算力減退 395
□□□ 傾斜反応 452, 457
□□□ 傾斜路 126
□□□ 脛舟部 47
□□□ 痙縮 53, 104, **282**, 308, 323, 439
□□□ 痙縮抑制 105
□□□ 軽症仮死 25
□□□ 脛踵部 47
□□□ 頸髄症 336

索引 479

□□□ 頸髄損傷 127, 143, **336**, 357, 398

□□□ 頸髄損傷患者 330

□□□ 痙性四肢麻痺 323

□□□ 形成不全 260

□□□ 痙性不全対麻痺 **336**

□□□ 痙性歩行 282

□□□ 痙性麻痺 171, **282**, 288

□□□ 痙性両麻痺歩行 447

□□□ ケイ素樹脂 177

□□□ 頸体角 256

□□□ 携帯酸素ボンベ 372

□□□ 傾聴 16

□□□ 痙直型片麻痺 **444**

□□□ 痙直型脳性麻痺 53, 171

□□□ 痙直型脳性麻痺児 277, 282

□□□ 頸椎 344

□□□ 頸椎牽引角度 344

□□□ 頸椎症 **217**

□□□ 頸椎症性神経根症 266

□□□ 頸椎症性脊髄症 266, **336**

□□□ 頸椎神経根損傷 82

□□□ 頸椎脱臼骨折 **335**

□□□ 頸椎捻挫 **217**

□□□ 頸椎の生理的前弯 **452**

□□□ 頸椎モビライゼーション 82

□□□ ケイデンス 11

□□□ 頸の立ち直り反応 292

□□□ 経皮的電気刺激（TENS）98, 271

□□□ 経皮的電気刺激法 111, 113

□□□ 経皮的末梢神経電気刺激（除痛法）96

□□□ 頸部ジストニア 318

□□□ 頸部伸展 318

□□□ 鶏歩 **426**

□□□ 痙攣 289, 295, 325, 440, 443

□□□ 痙攣性疼痛 111

□□□ ケースコントロール研究 **17**

□□□ ゲートコントロール理論 106

□□□ ゲートセオリー理論 96

□□□ ゲートソリューション 163

□□□ 激痛 344, 345

□□□ 血圧低下 365

□□□ 血圧低下の防止 209

□□□ 血液凝固阻止薬 302

□□□ 血液凝固能亢進 381

□□□ 血液浄化 380

□□□ 血液透析 379

□□□ 血液バイパス回路 363

□□□ 結核 367

□□□ 結核後遺症 **367**

□□□ 結果の知識 13

□□□ 血管運動調節障害 345

□□□ 血管拡張 109

□□□ 血管拡張作用 108, 121

□□□ 血管スパズム 236

□□□ 血管性パーキンソニズム 312

□□□ 血胸 272

□□□ 月経不順 432

□□□ 血行改善 289

□□□ 結合織萎縮 72

□□□ 結合織疾患 349

□□□ 結合組織 91

□□□ 楔状束 320

□□□ 血清CK値 **427**

□□□ 血清総タンパク質 368

□□□ 血清反応陰性脊椎関節炎 99

□□□ 結石 300, 344

□□□ 血栓 368

□□□ 血栓症 368

□□□ 血栓性静脈炎 **368**

□□□ 結帯動作 **217**

□□□ 血痰 398

□□□ 血中アルカリフォスファターゼ値 368

索引

- 血中カテコラミン濃度 369
- 血中カルシウム値 369
- 血中クレアチニン値 427
- 血中ケトン体 397
- 血中酸素分圧（PaO₂）396
- 血中総タンパク質 428
- 血中総タンパク質量 428
- 血中二酸化炭素分圧（PaCO₂）397
- 血中乳酸値 3
- 血中乳酸濃度 3
- 血中白血球数 428
- 血糖値 369
- 血尿 344, 393, 410
- 結髪動作 217
- 血友病 106, 114, 369
- 血友病A 369
- 血友病B 369
- 血友病性関節症 106
- 血流改善 110
- 血流増大 109
- ケトレー指数 349
- ケトン体 397
- ケロイド形成 218
- ケロイド予防 101
- 牽引Apleyテスト 241
- 原因不明 424
- 牽引療法 100
- 幻影肢 150
- 幻覚 301, 312
- 幻覚剤 312
- 玄関 275
- 腱器官 84, 288
- 嫌気性代謝 3
- 嫌気性代謝閾値 3, 5, 26, 97
- 幻嗅 312
- 研究でのアウトカム 13
- 研究法 20
- 肩甲下筋 208
- 肩甲胸郭関節 218
- 肩甲骨の挙上 264
- 肩甲上神経 429
- 肩甲上神経麻痺 429
- 肩甲上腕リズム 218
- 言語機能 30, 35
- 腱固定作用 337
- 言語理解 451
- 言語理解可能 294
- 言語力 31
- 顕在性二分脊椎 259
- 肩鎖関節脱臼 219
- 幻肢 150, 312
- 幻視 312
- 原始反射 452, 453, 455, 456
- 腱鞘 429
- 腱鞘炎 429
- 剣状突起部 106
- 幻触覚 312
- 懸垂装置 83
- 倦怠感 210, 370, 382, 395
- ケンダル法 32
- 幻聴 312
- 見当識 31, 44, 298
- 原発性骨腫瘍 262
- 原発性ネフローゼ症候群 320
- 原発巣 254
- 腱反射軽度低下 321
- 腱反射亢進 282
- 腱板不全断裂 219
- 腱板劣化変性 208
- 幻味 312

##

- 降圧薬 283

索 引 **481**

□□□ 抗アレルギー作用 324
□□□ 高位脛骨骨切り術 **220**
□□□ 高位頸髄損傷 130, 137
□□□ 行為障害 283
□□□ 好塩基球 401
□□□ 抗炎症作用 97, 115, 320, 324
□□□ 構音障害 310, **312**, 318, 321, 424
□□□ 高音性笛様音 64
□□□ 高音性連続性ラ音 **412**
□□□ 口蓋 296
□□□ 口角下垂 424
□□□ 後下小脳動脈 318
□□□ 交感神経 289, 432
□□□ 交感神経抑制 110
□□□ 抗癌薬治療 428
□□□ 抗凝固薬 **283**
□□□ 後距腓靱帯 50, 240
□□□ 咬筋 308
□□□ 口腔期障害 370
□□□ 口腔支配神経障害 370
□□□ 口腔内圧測定器 44
□□□ 口腔内圧測定センサー 44
□□□ 口腔内出血 369
□□□ 口腔内食物残渣 391
□□□ 後脛距部 47
□□□ 後脛骨筋 243
□□□ 後脛骨静脈 243, 381
□□□ 後脛骨動脈 243
□□□ 高血圧 **45**, 277, 312, 339
□□□ 高血圧性心疾患 377
□□□ 高血圧性網膜症 411
□□□ 高血圧治療薬 283
□□□ 抗血栓薬 302
□□□ 高血糖 **370**
□□□ 高血糖状態 396
□□□ 膠原線維 429
□□□ 膠原病 315, 320, 324, 367, 401, 429

□□□ 硬剛 314
□□□ 交互型歩行器 136
□□□ 交互歩行装具 **174**
□□□ 抗コリン薬 313
□□□ 後索障害 313, 337
□□□ 後索性運動失調 313
□□□ 後索路 51
□□□ 交叉性伸展反射 453
□□□ 好酸球 401
□□□ 高次脳機能 283
□□□ 高次脳機能障害 44, 62, 279,
　　　 283, 290, 293, 298
□□□ 高次脳機能テスト 283
□□□ 後斜角筋 370
□□□ 後縦隔腫瘍 375
□□□ 後縦靱帯 237, 239
□□□ 後縦靱帯骨化症 **239**
□□□ 拘縮 72
□□□ 甲状腺癌 254
□□□ 甲状腺機能亢進 346
□□□ 甲状腺機能亢進症 295, 349
□□□ 甲状腺機能低下症 349
□□□ 甲状腺機能低下性肥満 403
□□□ 甲状腺腫 375
□□□ 構成失行 **283**
□□□ 鋼線固定 256
□□□ 光線療法 118
□□□ 酵素 368
□□□ 拘束性換気障害 330, 356, 382,
　　　 398, **407, 408**
□□□ 梗塞性虚血病変 312
□□□ 拘束性障害 334
□□□ 梗塞性白質化病変 312
□□□ 交代浴 106
□□□ 高タンパク質血症 428
□□□ 巧緻運動 284
□□□ 構築性側弯 242, **243**

索 引

□□□ 巧緻障害 325
□□□ 好中球 401
□□□ 硬直 314
□□□ 交通事故 173
□□□ 公的サービス制度 14
□□□ 公的証明書 19
□□□ 後天性内反足 239
□□□ 後天性分離症（運動過多）238
□□□ 口頭指示 305
□□□ 行動と情緒の障害 283
□□□ 後頭葉 284, 291, **313**
□□□ コウノトリの足 417
□□□ 勾配 **145**
□□□ 抗Parkinson薬 **313**
□□□ 紅斑 376
□□□ 高比重リポタンパク質 394
□□□ 高ビリルビン血症 349
□□□ 項部硬直 289
□□□ 後部脊髄障害 **337**
□□□ 興奮性入力 106
□□□ 後方視研究 17
□□□ 後方バンパー 149, 154
□□□ 後方引き出しテスト **216**
□□□ 硬膜 282
□□□ 硬膜下 284
□□□ 硬膜外ブロック注射 220, 270
□□□ 硬膜下血腫 **284**
□□□ 絞扼 437
□□□ 絞扼感 280
□□□ 絞扼性神経障害 243, **429**
□□□ 交絡 21
□□□ 交流 111
□□□ 交流電流 111
□□□ 高齢者 92, 315, 323, 412, 416
□□□ 高齢者の身体機能評価 415
□□□ 誤嚥 **284**, 297
□□□ 股関節外転筋短縮 46

□□□ 股関節外転筋短縮検査 46
□□□ 股関節外転拘縮 **444**
□□□ 股関節外転装具 173
□□□ 股関節屈曲拘縮 46, 214
□□□ 股関節屈曲拘縮の検査 46
□□□ 股関節駆動ケーブル 174
□□□ 股関節後方脱臼 222, 430
□□□ 股関節固定術 **220**
□□□ 股関節伸展筋 299
□□□ 股関節装具 182
□□□ 股関節脱臼 221
□□□ 股関節脱臼防止 173
□□□ 股関節置換術 72
□□□ 股関節中心性脱臼 **222**
□□□ 股関節離断者 149
□□□ 股関節裂隙狭小化 223
□□□ 呼気延長 407, 408
□□□ 呼気ガス分析器 47
□□□ 小刻み歩行 304, 320
□□□ 呼気スイッチ **127**
□□□ 呼吸 403
□□□ 呼吸音 364
□□□ 呼吸介助法 370
□□□ 呼吸管理 291
□□□ 呼吸器障害 92
□□□ 呼吸機能障害 367
□□□ 呼吸筋トレーニング法 330
□□□ 呼吸筋麻痺 311
□□□ 呼吸筋力低下 407, 408
□□□ 呼吸訓練 382
□□□ 呼吸訓練用機器 356
□□□ 呼吸困難 297, 339, 343, 344, 347, 392, 398, 399, 400, 433
□□□ 呼吸循環不全 297
□□□ 呼吸商 4
□□□ 呼吸停止 382, 397
□□□ 呼吸不全 **370**, 409

索引 483

□□□ 呼吸補助筋 370
□□□ 国際生活機能分類（ICF） 17
□□□ 極超短波 110
□□□ 極超短波（マイクロ）療法 117, 118
□□□ 極低出生体重児 448
□□□ 小声 325
□□□ 腰曲がり 11
□□□ 五十肩 207, 217, 432
□□□ 固縮 61, 104, 304, 314
□□□ 呼出力低下 408
□□□ 個人因子 17
□□□ 個人防護具 22
□□□ 語想起 298
□□□ 骨萎縮 223
□□□ 骨壊死 223
□□□ 骨格筋毛細血管密度 4
□□□ 骨芽細胞 224
□□□ 国家資格 23
□□□ 骨間筋麻痺 272
□□□ 骨関節障害 132
□□□ 骨関節破壊 224
□□□ 骨幹部骨折 265
□□□ 股継手 174
□□□ 骨棘 225, 336
□□□ 骨硬化 225
□□□ 骨疾患 368
□□□ 骨指標（ランドマーク） 49
□□□ 骨腫瘍 225
□□□ 骨髄炎 226, 424
□□□ 骨髄腫 253
□□□ 骨髄性白血病 361
□□□ 骨性関節強直 83
□□□ 骨折 100, 253
□□□ 骨接合術 226
□□□ 骨接合不全 253
□□□ 骨セメント 226

□□□ 骨セメント使用 235
□□□ 骨粗鬆症 11, 83, 254, 262, 324, 443
□□□ 骨粗鬆症性骨折 227
□□□ 骨痛 253
□□□ 骨転移 371, 393
□□□ 骨頭壊死 247
□□□ 骨頭下骨折 247
□□□ 骨軟化症 256
□□□ 骨嚢胞 227
□□□ 骨盤牽引 100
□□□ 骨盤後傾運動 76
□□□ 骨盤帯 160, 173
□□□ 骨盤帯付長下肢装具 174
□□□ 骨盤内臓神経 345
□□□ 骨盤ベルト 101, 152
□□□ 骨膜性骨化 245
□□□ 骨膜反応 227
□□□ 骨融解像 227
□□□ 骨癒合 247
□□□ 骨量 223
□□□ 固定式 132
□□□ ゴニオメーター 43
□□□ 小振り歩行 337
□□□ コホート研究 17, 22
□□□ コミュニケーション 125, 127
□□□ コミュニケーションエイド 127
□□□ ゴム巻きハンドリム 140
□□□ 固有感覚 84, 314
□□□ 固有受容器 84, 314
□□□ 固有受容性神経筋促通法 289, 305
□□□ コラーゲン 224
□□□ コラーゲン線維 236
□□□ コラーゲン線維結合組織 429
□□□ こわばり 315
□□□ 混合型末梢神経障害 119

索引

□□□ 混合性換気障害 408
□□□ 昏睡 **284**, 395
□□□ コンタクトスポーツ 229, 241, 260
□□□ コンディショニング 382
□□□ コンドロイチン硫酸 236
□□□ コンパートメント症候群 207
□□□ コンパス 59, 60

さ

□□□ 3セット法 72
□□□ サーキット・クラス・トレーニング **84**
□□□ サークル型歩行器 **315**
□□□ サージ変調 118
□□□ サーファクタント 400
□□□ 災害 449
□□□ 細菌 209, 289, 297
□□□ 細菌感染 401, 424
□□□ 細菌性静脈炎 376
□□□ 最高血圧 375
□□□ 最終域感 73
□□□ 最小血圧 376
□□□ 再生不良性貧血 401, 408, 428
□□□ 最大吸気圧 44
□□□ 最大吸気位 406, 413
□□□ 最大吸気持続訓練用機器 356
□□□ 最大吸気量 **383**
□□□ 最大勾配 **145**
□□□ 最大呼気圧 44
□□□ 最大呼気位 406
□□□ 最大呼気流量 407
□□□ 最大呼気量 **383**
□□□ 最大呼出 413
□□□ 最大酸素摂取量 47, **371**
□□□ 最大心拍数 371
□□□ 最大抵抗 305

□□□ 最大努力呼息中 406
□□□ 最大膨隆部 51
□□□ 在宅呼吸訓練 **371**
□□□ 在宅酸素療法（HOT）**372**
□□□ 在宅透析療法 380
□□□ 最低音 400
□□□ 座位でのずり這い 445
□□□ サイドガード 141
□□□ 再分極 384, 385
□□□ サイベックスマシーン 89
□□□ 細胞膜透過性改善 115
□□□ 錯語 294
□□□ 錯体 408
□□□ 坐骨結節 **150**
□□□ 坐骨支持免荷装具 189
□□□ 坐骨神経 271, 426, 435
□□□ 坐骨神経障害 35
□□□ 坐骨神経痛 270
□□□ 坐骨神経麻痺 **430**
□□□ 刺し傷 109
□□□ 左室駆出時間 **372**
□□□ 挫傷 437
□□□ 左心機能障害 381
□□□ 左心不全 381
□□□ 挫創 206
□□□ 左側頭頂葉 284
□□□ 雑音 411
□□□ サドル型感覚脱失 340
□□□ 座の奥行（座長）**140**
□□□ 座幅 **140**
□□□ サポーター 162
□□□ 座面 140
□□□ 左右失認 275, **284**
□□□ サルコイドーシス 407
□□□ サルコペニア 416
□□□ 猿手 **430**, 434
□□□ 猿手変形 434

索引 485

酸 396
酸塩基平衡 396
参加 17
三角巾 **228**
三角靱帯 47
三角マット **445**
酸化酵素活性 86
三果骨折 193
酸化ヘモグロビン 408
残気量 382, 383
残気量増加 407, 408
三叉神経 39, 308
三叉神経痛 323
3-3-9度方式 275
酸性 397
三尖弁閉鎖不全 377
酸素供給 **372**
酸素消費量 350, **372**
酸素負債 372
酸素飽和度（SpO_2）373, 402
Ⅲ度房室ブロック 387
残尿感 344
3-ヒドロキシ酪酸 397
Ⅲ誘導 **354**
3葉 400

し

シート 140
シーネ固定 207
ジェネレーター 380
歯科医師 16
紫外線 112
視覚失認 285, 313
自覚症状 370
視覚性失行 283
視覚性立ち直り反応 292
自覚的（主観的）運動強度 27

自覚的疲労度 315
視覚伝導路 317
弛緩性運動麻痺 439
弛緩性片麻痺 166
弛緩性筋力低下 435
弛緩性四肢麻痺 342
弛緩性麻痺 277, **285**, 345
磁気 112
色彩失認 285
識別性触圧覚 320, 321
子宮癌切除時のリンパ節郭清 405
糸球体腎炎 367
糸球体濾過量 367
持久力運動 86
持久力強化 90
持久力評価試験 412
軸移動テスト **228**
視空間失認 285
視空間認知 35
死腔量 113
軸索型末梢神経障害 420
軸索変性 435
軸索変性型末梢神経障害 119
軸索変性型 Guillain-Barré 症候群 420
軸索変性型多発性神経炎 435
刺激伝導系 387
刺激伝導系外の心筋 390, 391
自己懸垂力 149
自己手圧排尿訓練 338
自己導尿 **338**
自己排痰法 401
自己排尿困難 348
自己ペース試験 412
自己免疫疾患 435
自己免疫障害 420

索 引

- シザーズ歩行 282
- 支持基底面 **136**
- 四肢弛緩性麻痺 420
- 四肢失調症 315
- 示指伸筋 436
- 脂質異常症 393, 394
- 示指の屈曲障害 434
- 示指の知覚障害 434
- 四肢麻痺 137, 342
- 四十肩 207, 217
- 自重牽引装置 91
- 視床 68
- 視床下部性肥満 403
- 視床出血 **285**
- 視床障害 316
- 視床痛 285
- 自助具 124, **128**
- 地震 449
- 指伸筋 436
- 視神経 294
- ジスキネジア 303
- ジストニア 303
- ジスメトリー 316
- 姿勢制御歩行器 442
- 姿勢反射 453
- 姿勢反射障害 304, 318
- 施設内液体酸素 372
- 施設入所 24
- 刺創 109
- 持続携行式腹膜透析（CAPD） **380**
- 持続牽引 **100**
- 持続時間 114
- 持続的気道陽圧法（CPAP） 373
- 持続的気道陽圧法（CPAP）装置 373
- 持続的伸張 **85**

- 持続的他動運動（CPM） 91
- 持続的他動運動（CPM）装置 72, 87
- 肢帯型筋ジストロフィー 433
- 肢体不自由児施設 17
- 舌の筋力低下 370
- 時値（クロナキシー） 107
- 弛張熱 211
- 膝蓋腱 150, 199
- 膝蓋腱炎 230
- 膝蓋腱反射 52, **453**
- 膝蓋骨 150
- 膝蓋骨骨折 228
- 膝蓋骨脱臼予防用サポーター 261
- 膝蓋骨の形態異常 260
- 膝蓋靱帯 216
- 膝蓋靱帯炎 230
- 膝外側核 244
- 膝蓋大腿関節障害 229
- 膝蓋跳動 229
- 膝蓋軟骨軟化症 229
- 膝窩静脈 381
- 膝窩動脈 47
- 膝関節裂隙 174
- 疾患特異的尺度 124
- 失禁 286
- 失行症 283
- 失語症 36, 283
- 失算 275, **286**
- 失書 275, **286**
- 失神 399
- 膝靱帯再建術 72
- 湿性生体物質 22
- 湿性ラ音 412
- 失調型脳性麻痺 445
- 失調症 315, **316**, 319, 323, 337

索引

失調性構音障害 287
失調性歩行 316
失認症 283
湿布法 114
失明 411
時定数 107
しているADL 125, 287
自転車エルゴメーター 92, 373
自転車エルゴメーター運動負荷試験 373
自動介助運動 85
自動洗浄便座 129
自動体外式除細動器（AED） 18
児童福祉施設 17, 18
児童福祉法 17, 18
自動腹膜透析（APD） 380
シナプス前抑制 106
磁場 112
自発呼吸 360, 373, 379
自発書字 31
自発性低下 374
自発痛 238, 287, 345
指標点（ランドマーク） 48
しびれ感 435
四分表 15
四辺形ソケット 151
脂肪 5
脂肪酸代謝 397
シャイ・ドレーガー症候群 322
社会的機能領域 442
社会的行動 317
社会的役割 416
社会福祉士 21
社会福祉施設 18
社会福祉法 18
社会福祉法人 21
斜角筋症候群 25

尺側手根屈筋 430
尺側手根伸筋 422, 436
尺側偏位 211
灼熱性疼痛 229
若年性関節リウマチ 211, 212
若年性特発性関節炎 212
視野欠損 317
車軸 141
尺骨 265
尺骨遠位の背側脱臼 230
尺骨茎状突起 176
尺骨骨折 230
尺骨神経 430
尺骨神経管症候群 431
尺骨神経麻痺 272, 419, 431
尺骨動脈損傷 230
シャフリング 445
斜面台 85
シャワーチェア 129
シャワートイレ 129
シャント 374
ジャンパー膝 230
手圧排尿訓練 338
縦隔 375
縦隔腫瘍 375
縦隔腫瘍摘出（術） 362, 375
15段階法 27
シュウ酸カルシウム 300, 344
収縮期 45
収縮期血圧（最大血圧） 66, 375
重症仮死 25
重症筋無力症 315, 327, 407, 424, 425, 431, 433, 436
舟状骨 170
舟状骨パッド 176
重症心身障害児施設 18

索引

重症度分類 418
重症肺炎 344
重心 28
自由神経終末 3, 68, 288
重心の側方動揺 445
重錘 344
重錘バンド 309
住宅改修 22
10段階法 27
集中力低下 382
重度記銘力障害 280
重度肢体不自由 18
重度知的障害 18
12分間歩行試験 412
集尿器 338
周波数 110
シューホーン装具（SHB） 172
終末期呼吸不全 412
終末細気管支 360
終末小胞体 433
10 m歩行時間 48
重力覚 313
ジュエット型装具 170
手関節強直 231
手関節屈曲障害 434
手関節背屈補助装具 161
手関節背側 436
熟練 318
手根管症候群 33, 429, 431, 434
手指屈筋腱 337
手指失認 275
手指対立運動障害 434
手掌腱膜 193
手掌支持バー 181
手掌橈側 434
手掌把握反射 455
手段的ADL 125

手段的自立 416
手段的日常生活動作（IADL）
　の評価法 125
腫脹 238, 343, 376, 429, 431
10回反復最大負荷量 69
出血 408
出血傾向 114
出血症状 369
出産前後 173
10セット法（原法） 72
受動喫煙 398
手内在筋優位変形 231
主任介護支援専門員 21
守秘義務 18
腫瘍 345, 423
腫瘍性疾患 82
循環改善 105
循環器障害 92
循環式トレーニング方法 84
循環障害 114, 397
順序尺度 48
ジョイスティック 136
ジョイスティック付電動車椅子
　137
上位運動ニューロン 299
漿液性 347
小円筋 208
消化管潰瘍 408
消化管嚢腫 375
消化性胃潰瘍 324
少関節型若年性関節リウマチ
　212
上下方向の注視障害 318
症候限界 376
症候性顔面神経麻痺 423
症候性側弯症 243
症候性大腿骨頭壊死 248

索 引 489

症候性肥満 **403**
症候性慢性関節炎 211
上行路 320
小股開脚 312
踵骨 169
踵骨外反 231
踵骨棘 172, **177**
踵骨骨折 161, **232**
踵骨痛 172
小指外転筋 430
小指基部 48
上肢筋力低下者 136
上肢屈曲共同運動 444
上肢支持部 139
小字症 48, **325**
小指伸筋 436
小指対立筋 430
上肢長 49
上室性期外収縮 **390**
上室性頻拍 **388**
上肢の支持 136
上肢パラシュート反応 **455**
小車輪 139, 315
上縦隔腫瘍 375
床上座位移動 445
上肢浴 99
常染色体優性遺伝 417
常染色体劣性遺伝 417
上前腸骨棘 43, **49**, 59
上前頭回後部 281
踵足 426
掌側骨間筋 430
踵足変形 259, **339**
情緒障害 317
情動 292
情動(感情)失禁 286
上橈尺関節 446

衝突(インピンジメント) 39
小児喘息 **392**
小脳 291, **318**
小脳型運動失調 305
小脳梗塞 316
小脳出血 285, 316
小脳障害 104, 310, 316, 323
小脳性運動失調 40, 63, 316, 321
小脳性失調 65, 67, **287**, 307, 311, 312
小脳半球梗塞 **318**
小脳半球障害 61
上皮小体腺腫 375
踵腓靱帯 50, 240
情報バイアス 21
静脈炎 **376**
静脈炎後症候群 381
静脈還流 105, 107, 209
静脈還流障害 293, 381
静脈還流量 107
静脈血栓症 72, 108, 368
静脈内カテーテル 368
静脈内皮 381
静脈壁内膜 376
上葉 400, **401**
上葉切除 **401**
踵立方関節部分 169
症例対照研究 17
上腕骨 265
上腕骨遠位端骨折 232
上腕骨外顆骨折 233
上腕骨外側上顆炎 253
上腕骨外側上顆骨折 **233**
上腕骨顆上骨折 230, 437
上腕骨近位端骨折 209, **232**, 233
上腕骨頸部骨折 421
上腕骨外科頸部 9, 233

索引

上腕骨外科頸骨折 233
上腕骨幹部骨折 232, **233**, 437
上腕骨骨折 **232**
上腕周囲径 **51**
上腕動脈損傷 234
上腕二頭筋腱反射 52
上腕二頭筋長頭腱炎 269, **432**
ショートステイ 24
初期屈曲角 **151**
初期内転角 **152**
ジョギング 5
食事用自助具 **131**
褥瘡予防 291, 301
食中毒 449
食欲不振 210
助産師 16
書字理解 31
触覚 3, **51**, 64, 298, 341
触覚検査 34
触覚障害 337
ショック状態 365
除皮質肢位 287
徐脈 295, **339**, 385, 432
シリカゲル（珪酸） 119
シリコン **177**
シリコンゴム 88
シリコンライナー **152**
自律神経 106, 423
自律神経過反射 **339**
自律神経失調症 369
自律神経障害 336, 343, 420, **432**, 435
自律神経症状 321, **432**
自律神経調整 99
自律神経調整作用 121
自律神経の不均衡 346
自律膀胱 333

視力障害 323
視力低下 411
新 Borg 指数 27
真陰性 16
真陰性率 15, 16
腎盂炎 428
人格障害 284
腎癌 253, 269
心悸亢進 295
腎機能障害時 367
心機能評価検査 409
心胸郭比 **377**
心筋壊死部 378
心筋炎 349
心筋灌流 377
伸筋共同運動 281
心筋虚血 **385**
心筋虚血閾値 97, **377**
伸筋緊張 443
心筋梗塞 45, 283, 302, 339, 344, 349, 365, **377**, 385, 390
心筋酸素摂取量 378
心筋症 377, 390
シングルクレンザック 163
シングルケーススタディ 19
シングルケースデザイン 19
シングルテスト 409
神経因性膀胱 339
神経筋疾患 278
神経筋接合部 **433**
神経原性腫瘍 375
神経根 432
神経根症 **432**
神経障害性疼痛 229
神経痛様疼痛 395
神経毒中毒 424
神経麻痺 132, 336

□□□ 心原性脳塞栓症 302
□□□ 腎硬化症 367
□□□ 人工関節全置換術 **234**
□□□ 人工関節置換術 226, **234**
□□□ 人工関節置換術後 128
□□□ 人工血管置換術 363
□□□ 人工股関節全置換術 **235**
□□□ 人工股関節置換術 **235**
□□□ 人工呼吸器 359, 379
□□□ 人工呼吸法 373, 402
□□□ 人工骨頭置換術 226, **236**, 247
□□□ 人工骨頭置換術後 128
□□□ 人工膝関節置換術 **236**
□□□ 人工靱帯再建術 261
□□□ 人工心肺 363
□□□ 進行性核上性麻痺 303, 314, 318
□□□ 進行性筋ジストロフィー 8, 185, **433**
□□□ 人工透析 374, **379**
□□□ 人工膝 72
□□□ 深昏睡 284
□□□ 腎細胞癌 254
□□□ 深指屈筋 337, 430, 434
□□□ 心疾患 114
□□□ 腎疾患 114
□□□ 心疾患薬物 339
□□□ 心室細動 18, **390**
□□□ 心室性期外収縮 386, **391**
□□□ 心室頻拍 **390**
□□□ 侵襲的換気法 379
□□□ 心身機能 17
□□□ 振戦 304, 310, 311, **319**
□□□ 振戦様不随意運動 319
□□□ 腎臓 300
□□□ 心臓術後 302
□□□ 腎臓病 324
□□□ 心臓ペースメーカー **380**

□□□ 心臓弁膜症 345
□□□ 心臓発作 344
□□□ 身体計測 49
□□□ 身体構造 17
□□□ 身体失認 288
□□□ 身体重心 10
□□□ 身体障害者手帳 19
□□□ 身体障害者福祉法 19
□□□ 身体障害者療護施設 19
□□□ 身体図式障害 288
□□□ 靱帯損傷 260
□□□ 身体動揺 305
□□□ 深達性II度熱傷 258
□□□ 伸張反射 52, **86**
□□□ 新陳代謝 394
□□□ 新陳代謝活性化 108
□□□ 新陳代謝亢進 105, 110, 384
□□□ 心的外傷後ストレス障害 (PTSD) 312
□□□ 心電図波形 384, 385
□□□ 振動 110, 117
□□□ 振動エネルギー 98
□□□ 振動覚 52, 313, 314, 337
□□□ 振動覚障害 337
□□□ 心肺運動負荷試験法 373
□□□ 心拍出量 **86**, 365
□□□ 心拍数 1, 372
□□□ 心拍数増大 109
□□□ 深腓骨神経 435
□□□ 深腓骨神経障害 422
□□□ 深部覚 341
□□□ 深部感覚 42, 52, 54, 314, 318, 321
□□□ 深部感覚障害 65, **288**, 337
□□□ 深部腱反射 52, 282
□□□ 深部腱反射亢進 288, 336
□□□ 深部腱反射消失 420

索引

□□□ 深部静脈血栓 293
□□□ 深部静脈血栓症 114, 283, **381**, 399
□□□ 心不全 351, **381**, 412, 433
□□□ 腎不全 45, 350, 427
□□□ 心不全徴候 433
□□□ 心房細動 288, 302, 377, 380, **389**
□□□ 心房性期外収縮 390
□□□ 心房内血栓 **288**
□□□ 心房頻拍 389
□□□ 心膜炎 211
□□□ 真陽性 15
□□□ 真陽性率 15
□□□ 心理的安楽 209

す

□□□ 随意運動の制御 318
□□□ 水泳肩 269
□□□ 髄液細胞増加 289
□□□ 髄核 **236**, 252
□□□ 遂行機能障害 283
□□□ 遂行能力 441
□□□ 水質管理 449
□□□ 水晶 104
□□□ スイスロック 165, 174
□□□ 錐体外路 294
□□□ 錐体外路障害 61, 65, 104, 170, 314
□□□ 錐体外路症状 304
□□□ 錐体路 104, 294
□□□ 錐体路障害 28, 31, 44, 104, 282, 336, 451
□□□ 錐体路徴候 **288**, 321
□□□ 垂直注視障害 282
□□□ 垂直ノブ 138
□□□ 水治療法 101, 109
□□□ 水頭症 259

□□□ 水痘帯状疱疹ウイルス 395, 424
□□□ 髄内釘 207, 214
□□□ 髄内釘固定術 247
□□□ 随伴運動 306
□□□ 水平注視障害 282
□□□ 水平ノブ 138
□□□ 水泡音 64, 412
□□□ 髄膜炎 289, 424
□□□ 髄膜刺激症状 289
□□□ 髄膜脳炎 **289**
□□□ 髄膜瘤 259
□□□ 睡眠時無呼吸症候群 **382**
□□□ スイングアウト式フットレスト **142**
□□□ スウェーデン式膝装具 **178**
□□□ 据え置き式 132
□□□ スカートガード **141**
□□□ スキンケア 405
□□□ スキンローリング 399
□□□ スクイージング 334, 399
□□□ すくみ 309, 320
□□□ すくみ足 304, 325
□□□ すくみ足歩行 320
□□□ スクリーニング 454
□□□ スクリーニングテスト 298, 451
□□□ スクリュー 172, 265
□□□ スクリュー固定 256
□□□ スクワット 92
□□□ 図形描写 31
□□□ スターリングの法則 365
□□□ スタビライザー **445**
□□□ スタンダード型車椅子 139
□□□ スタンダードプリコーション 20, 22
□□□ 頭痛 289, 294, 325, 339
□□□ ステップ反射 **454**
□□□ ステロイドパルス療法 320
□□□ ステロイド薬 320

索引 493

□□□ ストッキングエイド 128
□□□ ストッキング状 437
□□□ ストラップ（ベルト）175
□□□ ストレス 346
□□□ スパーリングテスト **53**
□□□ スパイラル 165
□□□ スパイログラム **382**
□□□ スパイロメータ 382, 383, **384**
□□□ スパズム **236**
□□□ スピードトラック牽引 100
□□□ スプリング靴帯 56
□□□ スプリングバランサー **130**
□□□ スプリント 178, 181
□□□ すべり症 342
□□□ 滑り止め 140
□□□ スポーツ外傷 216
□□□ スポーツ式 141
□□□ スルフォニル尿素薬 367
□□□ スロープ 126, 145
□□□ スローリバーサル **289**
□□□ スワンネック変形 211, **237**

せ

□□□ 生活機能 17, 416
□□□ 生活機能訓練 22
□□□ 生活自助具 127, 128, 129, 132
□□□ 生活習慣 355
□□□ 生活習慣性側弯 242
□□□ 生活習慣病 45
□□□ 生活の質（QOL）124, **126**
□□□ 整形外科検査法 25, 29, 33, 35,
37, 38, 53, 191, 195, 201, 203
□□□ 清潔 405
□□□ 精細な触覚 51
□□□ 静止時振戦 319
□□□ 脆弱性骨折 227
□□□ 星状神経節 289

□□□ 星状神経節ブロック **289**
□□□ 正常心電図波形 **384**
□□□ 正常歩隔 300
□□□ 星状歩行 326
□□□ 正常歩幅 300
□□□ 生殖器 393
□□□ 成人安静時心拍出量 86
□□□ 精神運動興奮 301
□□□ 精神障害 324
□□□ 精神症状 284
□□□ 静水圧 105, **107**
□□□ 声帯癌術後 127
□□□ 正中神経 421, **434**
□□□ 正中神経近位麻痺 421
□□□ 正中神経支配筋 267
□□□ 正中神経障害 33, **434**
□□□ 正中神経麻痺 430, **434**
□□□ 正の相関 2
□□□ 整復 100
□□□ 整復固定用ギプス 199
□□□ 生理的コスト指数 352
□□□ 生理的前弯 11
□□□ 咳 297, 343, 347, 398, 400
□□□ 積 108
□□□ 赤外線 108, 112, 118
□□□ 咳き込み 391
□□□ 脊髄 313, 451, 452, 453, 454
□□□ 脊髄円錐 340, 341
□□□ 脊髄円錐部損傷 340
□□□ 脊髄型運動失調 305
□□□ 脊髄完全損傷麻痺 340
□□□ 脊髄係留症候群 341
□□□ 脊髄後索 320, 337
□□□ 脊髄後索型運動失調症 307
□□□ 脊髄後索障害 310, 316, **321**
□□□ 脊髄小脳変性症 316, **321**, 322
□□□ 脊髄神経根 68

索引

- 脊髄性運動失調症 73, 313
- 脊髄性失調 311
- 脊髄損傷 82, 159, 174, 242, 259, 282, 329, 332, 335, 338, 346, 348, 440
- 脊髄損傷対麻痺患者 159, 160
- 脊髄中心症候群 **341**
- 脊髄排尿中枢 345
- 脊髄反射 31, 86
- 脊髄半側切断症候群 329
- 脊髄癆 313, 316
- 脊柱管狭窄症 **237**
- 脊柱起立筋群 270
- 脊柱側弯 **242**
- 脊柱側弯症 74, 192
- 脊柱の矯正 74
- 脊椎圧迫骨折 11, 443
- 脊椎関節炎 99
- 脊椎固定術 **342**
- 脊椎疾患 100
- 脊椎腫瘍 253, 254
- 脊椎すべり症 82
- 脊椎損傷 342
- 脊椎椎体圧迫骨折 69, **237**, 432
- 脊椎病変 242
- 脊椎分離症 82, 160, **238**, 270
- 脊椎変性 237
- 舌圧子 278
- 舌萎縮 424
- 舌咽呼吸 391
- 赤筋 4
- 赤筋線維 **86**, 416
- 舌筋の線維束性攣縮 424
- 摂食嚥下 279, 356
- 摂食嚥下障害 391
- 接触感染 395
- 節性脱髄 53, 435

- 切創 109, 206
- 絶対安静 **393**
- 絶対性不整脈 389
- 切迫性尿失禁 286
- 説明と同意 13
- セミファーラー位 101, 403
- 背もたれ 140, 143, 448
- 背もたれ高 141
- セラバンド 88
- セルフケア訓練 22
- セルフケア領域 442
- 線維素 368
- 線維輪 252
- 遷延性治癒 258
- 遷延性治癒骨折 265
- 全荷重 **108**
- 全荷重歩行 238
- 前下小脳動脈 318
- 前距腓靱帯 50, 238, 240
- 前距腓靱帯損傷 **238**
- 前距腓靱帯（部分）断裂 238
- 前脛距部 47
- 前脛骨筋 339, 435
- 前脛骨筋麻痺 422, 426
- 前傾姿勢 321
- 前脛腓靱帯 50
- 前交通動脈 289
- 前交通動脈瘤破裂 289
- 潜在性二分脊椎 259
- 浅指屈筋 434
- 全失語 290
- 前斜角筋 370
- 前縦隔腫瘍 375
- 前十字靱帯 42, 239
- 前十字靱帯再建術 239
- 前縦靱帯 239
- 前縦靱帯骨化症 239

□□□ 線条体黒質萎縮症 322	□□□ 先天性内反足 239, 446
□□□ 全身型若年性関節リウマチ 211	□□□ 先天性分離症 238
□□□ 全身筋力低下者 315	□□□ 先天性腰髄髄膜瘤 343
□□□ 全身持久力 357	□□□ 先天性リンパ浮腫 405
□□□ 全身持久力トレーニング 86	□□□ 前頭筋 290
□□□ 全身性エリテマトーデス 315, 320, 427	□□□ 前頭筋麻痺 290
□□□ 全身調整運動 382	□□□ 前頭葉 62
□□□ 全身浴 99, 109, 113, 120, 382	□□□ 前頭葉徴候 291
□□□ 前脊髄視床路 51	□□□ 前頭葉内側面 281
□□□ 前脊髄症候群 342	□□□ 前頭連合野 293
□□□ 漸増 86	□□□ 全肺気量 382
□□□ 漸増運動負荷試験 392, 397	□□□ 浅腓骨神経 435
□□□ 漸増抵抗運動 72, 86, 87	□□□ 潜伏感染 395
□□□ 尖足 290, 446	□□□ 線分二等分試験 54, 62
□□□ 喘息 366, 392, 398	□□□ 線分抹消試験 283
□□□ 尖足拘縮 53	□□□ 線分抹消テスト 291
□□□ 前足部内反 239	□□□ 前方視研究 20
□□□ 尖足歩行 290	□□□ 前方制動足継手 164
□□□ 前大脳動脈 290	□□□ 前方制動足継手付短下肢装具 165
□□□ 前大脳動脈閉塞 290	
□□□ 選択バイアス 21	□□□ 前方パラシュート反応 456
□□□ 浅達性Ⅱ度熱傷 258	□□□ 前方バンパー 154
□□□ 善玉コレステロール 394	□□□ 前方引き出し 238
□□□ 剪断力 152	□□□ 前方引き出しテスト 240
□□□ 仙腸関節 54, 271	□□□ 喘鳴 343, 344, 347, 392, 407
□□□ 仙腸関節炎 54	□□□ 全面吸着式 151
□□□ 仙腸関節病変 54	□□□ 全面接触式 151
□□□ 穿痛性潰瘍 358	□□□ せん妄 301
□□□ 前庭迷路性失調症 307	□□□ 前立腺 346
□□□ 前庭迷路の障害 310	□□□ 前立腺液 346
□□□ 先天性凝固異常症 369	□□□ 前立腺癌 253, 254, 371, 393
□□□ 先天性構築障害 266	□□□ 前立腺肥大 346, 348
□□□ 先天性股関節脱臼 221	□□□ 前腕回外拘縮 446
□□□ 先天性骨癒合症 231	□□□ 前腕回内不能 434
□□□ 先天性側弯症 243	□□□ 前腕骨骨折 240
□□□ 先天性内反股 256	□□□ 前腕骨部骨折 230
	□□□ 前腕部脱臼骨折 193

496 索 引

そ

- 増悪 **309**
- 造影剤 360
- 創外固定術 207
- 双極子誘導 354
- 早期離床 **393**
- 造血幹細胞 361
- 造骨性転移 **240**
- 総コレステロール **393**
- 早産児 448
- 総指伸筋 422
- 創傷 109
- 創傷治癒 109, 121
- 創傷皮膚 20
- 相対危険度 17
- 創治癒 87
- 総肺気量 382
- 相反神経抑制 105
- 相反抑制 87
- 総腓骨神経 435
- 総腓骨神経麻痺 **435**
- 僧帽筋 264
- 相貌失認 285, **291**, 313
- 僧帽弁狭窄症 377
- 側あて 141
- 足関節外側靱帯再建術 **240**
- 足関節尖足 447
- 足関節尖足変形 298
- 足関節内反・尖足 159
- 足関節内反捻挫 **240**
- 足根管症候群 426
- 足根骨 426
- 足根骨部横アーチ 179
- 測定異常 **291**, 321
- 測定過小 316
- 測定過大 316

- 測定障害 287, 310, 316, 324
- 足底接地 12
- 足底全面接地 12
- 足底装具 179, 202
- 足底挿板 172
- 足底把握反射 455
- 足底板 162, **179**
- 側頭葉 62, 291
- 足部機能 148
- 側副血行路 378
- 側副靱帯 196
- 側副靱帯損傷 **241**
- 足部ストラップ **175**
- 側方パラシュート反応 **456**
- 側弯 160, **242**
- 側弯矯正装具 168
- 側弯症 170
- 側弯の改善 74
- 阻血性骨壊死 224
- ソケットの懸垂 152
- 組織液活性化 115
- 組織間隙 404
- 組織間質液 404
- 組織代謝亢進 109
- 咀嚼筋の筋力低下 370
- 咀嚼障害 424
- 粗大運動機能分類システム 441
- 粗大運動能力 441
- 粗大運動能力尺度 441
- 粗大な触覚 51
- 速筋線維 82, 416
- ソックスエイド **128**
- 足根管症候群 243
- 足根管内部 243
- 外がえし 170
- 外くるぶし 59

索引 497

た

- ターミナルインパクト 152
- ダーメンコルセット 179, 270, 271
- ターンテーブル 153
- ターンバックル 446
- ダイアルロック式膝継手付き KO 166
- 第1中手骨基部骨折 191
- 第1種社会福祉事業 18
- 第1種の過誤 20
- 体位ドレナージ 334, 394
- 体位排痰法 394, 399
- 体位変換 291
- 体温調節障害 343
- 対角線的・螺旋的の運動 305
- 体幹運動失調 285
- 体幹機能 35
- 体幹装具付下肢装具 174
- 第Ⅸ因子 106
- 第Ⅸ血液凝固因子 369
- 第5～6頸髄損傷患者 131
- 第5頸髄損傷 127
- 第5中手骨頭支持バー 181
- 第5中足骨基部 161
- 第5中足骨頭部の疼痛 257
- 第5腰髄神経根 68
- 大坐骨孔 271
- 第3腓骨筋 435
- 代謝 394
- 代謝機能 47
- 代謝障害 423, 437
- 代謝性アシドーシス 3
- 代謝当量運動強度 350
- 第Ⅺ脳神経 264
- 体重減少 398, 432
- 体重支持訓練 85

- 体重心 10
- 帯状回 292
- 対称性緊張性頸反射 447
- 帯状疱疹 395
- 対人関係 451
- 耐水性素材 129
- 体性感覚 54
- 体性感覚障害 54
- 体積の中心 117
- 大腿遠位半月 167
- 大腿下位半月 167
- 大腿義足 151, 152
- 大腿義足ソケット 153
- 大腿近位半月 167
- 大腿筋膜張筋 55
- 大腿筋膜張筋短縮 55
- 大腿脛骨角 244
- 大腿骨 265
- 大腿骨遠位骨幹端部 244
- 大腿骨顆部 244
- 大腿骨顆部骨 172
- 大腿骨顆部骨折 245
- 大腿骨頭部 10
- 大腿骨頸部外側骨折 245, 246
- 大腿骨頸部外側骨折内固定術 246
- 大腿骨頸部骨折 246
- 大腿骨頸部内側骨折 236, 246, 247
- 大腿骨骨幹部骨折 247
- 大腿骨骨折術後 72
- 大腿骨頭壊死 248
- 大腿骨頭すべり症 248
- 大腿四頭筋 55, 301
- 大腿四頭筋筋力低下 261, 298
- 大腿四頭筋短縮 55
- 大腿四頭筋反射 453

索引

大腿四頭筋麻痺 166, **248**
大腿周囲径 55
大腿上位半月 **167**
大腿静脈 381
大腿神経筋枝麻痺 249
大腿神経伸張テスト 270
大腿神経皮枝麻痺 249
大腿神経麻痺 249
大腿切断用義足ソケット 149
大腿長 41
大腿二頭筋 438
体調不良 428
台付き爪切り 130
大殿筋 76, 249
大殿筋歩行 **249**
大動脈弁 372
体内酸素不足状態 372
体内腹膜 380
第Ⅶ脳神経 423
第2種の過誤 20
大脳基底核 307, 312, 318, 440, 443
大脳皮質 288, 452, 454, 455, 457
大脳皮質基底核変性症 293, 303, 314
第Ⅷ因子 106
第Ⅷ血液凝固因子 369
タイプⅠ線維 86, **416**
タイプⅡ線維 82, **416**
大麻 312
ダイヤルロック 165
ダイヤルロック膝継手付装具 166
太陽光線 108
第4・5中足骨 169
第4腰髄神経根 68
対立運動 66, 430
対立仮説 16

対立スプリント 180
対立バー 181
大量月経 408
タウタンパク質 318
多関節型若年性関節リウマチ 212
多系統萎縮症 303, 314, **322**
多血症 408
多源性心室期外収縮 391
多軸インテリジェント 153
多軸性運動 9
多節リンク機構 154
多節リンク膝 **154**
多段階負荷試験 392
立ちくらみ 432
立ち直り反応 292
立ち指 211
脱臼 100
ダッシュボード損傷 216
脱神経筋 109
脱髄型 119, **322**, 420
脱髄型多発性神経炎 435
脱水症 428
脱髄斑 322
タッピング 334
縦アーチ 170, 204
多点杖 143
多糖 366
他動運動時痛 **292**
他動的関節可動域訓練 **80**
他動的持続伸張 87
他動的ストレッチング 87
ダニエルス法 32
他人の手徴候 293
多発神経炎 438
多発性筋炎 315, 349, 429, 435

索引

□□□ 多発性硬化症（MS）306, 315, 316, 317, 320, **323**, 324, 325, 424

□□□ 多発性骨髄腫 428

□□□ 多発性神経炎 435

□□□ 多発性単神経炎 438

□□□ 多発性脳梗塞 **293**, 303

□□□ 多発性末梢性神経炎 420

□□□ 多発性肋骨骨折 343

□□□ ダブルクレンザック 163

□□□ ダブルクレンザック足継手 **164**

□□□ ダブルクレンザック継手 164

□□□ ダブルテスト 409

□□□ ダブルプロダクト 4

□□□ 打撲 437

□□□ 玉ノブ 138

□□□ タマラック 165

□□□ 多様練習 **88**

□□□ たわみ式足継手 165

□□□ 痰 297, 343, 398

□□□ 喀痰出 403

□□□ 短下肢装具 159, 171, 172

□□□ 単球 401

□□□ 単極式 110

□□□ 単極式電気刺激法 **110**

□□□ 単極誘導法 352

□□□ 短靴 448

□□□ 単軸足継手 **154**

□□□ 単純 X 線像撮影 360

□□□ 単純性肥満 **402**

□□□ 単純ヘルペスウイルス 424

□□□ 短掌筋 430

□□□ 短小指屈筋 430

□□□ 単神経炎 438

□□□ 弾性 113

□□□ 弾性緊縛帯 311

□□□ 弾性ストッキング **293**, 405

□□□ 弾性スリーブ 405

□□□ 弾性バンド 88

□□□ 弾性包帯 **323**, 405

□□□ 断続性ラ音 64, 411, **412**

□□□ 短対立スプリント 180

□□□ 短対立装具 434

□□□ 断端成熟 147

□□□ 短断端 156

□□□ 断端浮腫 156

□□□ 断級性言語 310, 316

□□□ タンデム歩行 323

□□□ 単糖 366

□□□ 胆道系の障害 368

□□□ 胆嚢炎 428

□□□ タンパク質 367, 368, 405

□□□ タンパク質喪失性胃腸症 428

□□□ タンパク質毒素 439

□□□ タンパク質尿 410

□□□ 弾発現象 **249**

□□□ 短腓骨筋 435

□□□ 短母指外転筋 267, 430, 434

□□□ 短母指屈筋 267, 430, 434

□□□ 短絡路 374

ち

□□□ 地域包括支援センター 21

□□□ チェックアウト 59

□□□ 遅延再生 31

□□□ 知覚 342

□□□ 知覚障害 114

□□□ 知覚神経伝導速度 119

□□□ 知覚性失調症 307

□□□ 遅筋線維 86, 416

□□□ 蓄尿障害 339

□□□ 恥骨結合 148

□□□ 地誌的失見当識 285

□□□ 地誌的障害 283, 285

□□□ チタン **181**

索 引

チタン酸ジルコリア 110
チタン酸バリウム 104
知的能動性 416
チトローム 416
知能検査 277
着衣失行 293
チャッカ靴 448
注意障害 278, 283, **293**
中央骨幹部骨折 247
中央索の断裂 267
肘外側障害 269
中間縁束 320
中間部骨折 247
注視麻痺 294
中斜角筋 370
中縦隔腫瘍 375
中周波電流 103
中手指節間関節伸展拘縮 250
中手指節関節 250
中心性頚髄損傷 342
中心性脊髄症候群 342
中心性肥満 403
虫垂炎 428
中枢神経機能低下 395
中枢神経系平衡機能障害 325
中枢神経障害 45, 455
中枢性顔面神経麻痺 423
中枢性障害 281
中性脂肪 86
中赤外線 108
中足骨パッド **182**
中足趾節間（MC）関節 206
中足趾節間関節背側脱臼 250
中大脳動脈 294
中大脳動脈梗塞 294
中殿筋 7
中殿筋歩行 7

中等度脊椎側弯症 160
中毒性振戦 319
肘内側障害 269
チューニングフォーク 40
中脳 292, 294, 456
中脳黒質 303, 304
中脳黒質変性疾患 304
中脳出血 294
肘部管 251
肘部管症候群 251, **431**
中葉 400, **401**
虫様筋 430, **434**
虫様筋カフ **431**
虫様筋麻痺 272
治癒障害 72
腸炎合併脊椎関節炎 99
超音波 98, 103, **110**
超音波導子 119
超音波の平均強度 115
超音波療法 106, 117, 118
長下肢装具 159
長管骨 265
長期安静 53
長期在宅人工呼吸 402
腸脛靱帯 56
腸脛靱帯炎 251
腸脛靱帯短縮 56
腸骨稜 10
長趾屈筋 243
長趾伸筋 435
長掌筋 434
調整力向上 289
長足底靱帯 169
長対立スプリント 180
長対立装具 434
長対立副子 **180**
長断端 156

索引 501

☐☐☐ 長短橈側手根伸筋 422, 436
☐☐☐ 超短波 110
☐☐☐ 超短波療法 110, 118
☐☐☐ 長・短腓骨筋腱脱臼 251
☐☐☐ 長短母指伸筋 436
☐☐☐ 頂椎 182
☐☐☐ 超低出生体重児 448
☐☐☐ 長腓骨筋 169, 435
☐☐☐ 超皮質性運動失語 294
☐☐☐ 超皮質性感覚失語 294
☐☐☐ 腸閉塞 347
☐☐☐ 長母指外転筋 436
☐☐☐ 長母指屈筋 434
☐☐☐ 長母趾屈筋 243
☐☐☐ 長母趾伸筋 435
☐☐☐ 腸腰筋 76
☐☐☐ 腸腰筋拘縮 56
☐☐☐ 直接嚥下訓練 295
☐☐☐ 直達牽引 252
☐☐☐ 直腸膀胱障害 340
☐☐☐ 著明な変形 236
☐☐☐ 治療導子 110
☐☐☐ 沈下性肺炎 343
☐☐☐ 陳旧心筋梗塞 377
☐☐☐ 陳旧性心筋梗塞 377
☐☐☐ 鎮痙 111
☐☐☐ チンコントロール電動車椅子 137
☐☐☐ 鎮痛 111
☐☐☐ 鎮痛作用 108
☐☐☐ 鎮痛鎮痙薬 270

つ

☐☐☐ 椎間関節 252
☐☐☐ 椎間関節の開大 252
☐☐☐ 椎間板 237, 252
☐☐☐ 椎間板内圧 252
☐☐☐ 椎間板ヘルニア 237, 242, 345, 432
☐☐☐ ツイスター 182
☐☐☐ 対麻痺 174
☐☐☐ 墜落性跛行 88, 438
☐☐☐ 痛覚 64, 298, 332, 337
☐☐☐ 痛覚閾値 97
☐☐☐ 通所リハビリテーション 21
☐☐☐ 使い過ぎ 269
☐☐☐ 使い過ぎ症候群 162, 439
☐☐☐ 継ぎ足歩行 323
☐☐☐ 月形しん 182
☐☐☐ 月形しんの延長 182
☐☐☐ 槌趾 183
☐☐☐ 槌指変形 253
☐☐☐ 爪先離地 12
☐☐☐ 爪切り用自助具 130

て

☐☐☐ 低HDLコレステロール血症 394
☐☐☐ 低位麻痺 434
☐☐☐ 低音性いびき音 64
☐☐☐ 低温低出力 112
☐☐☐ 低カリウム血症 385
☐☐☐ 底屈制御式足継手 163
☐☐☐ デイケア 21, 24
☐☐☐ 低血圧 106
☐☐☐ 低血糖症状 395
☐☐☐ 抵抗感 32
☐☐☐ 低呼吸 382
☐☐☐ デイサービス 24
☐☐☐ 低酸素血症 344, 356
☐☐☐ 低酸素性虚血性脳症 395
☐☐☐ 低酸素脳症 374, 395
☐☐☐ 低周波 111
☐☐☐ 低周波療法 111

索引

502

□□□ 低出生体重児 448
□□□ 低出力レーザー光線 112
□□□ 定常電流 107
□□□ ディスクリミネーター 59, 60
□□□ 底側踵舟靱帯 56
□□□ 底側踵立方靱帯 169
□□□ 低タンパク質血症 368, 428
□□□ ティッピングレバー 141
□□□ 低負荷高回転運動 81
□□□ 手舟状骨骨折 253
□□□ テキサス式ＡＦＯ 165
□□□ 笛声音 412
□□□ 笛様音 412
□□□ できるＡＤＬ 123, 126
□□□ デスク型アームレスト 137
□□□ 鉄 408
□□□ テニス肘 253
□□□ 手の運動 451
□□□ テノデーシス・アクション 337
□□□ 手袋靴下型 435, 437
□□□ デルマトーム 57, 64
□□□ デローテーション 183
□□□ デローテーション装具 183
□□□ 電圧 278
□□□ 電圧電流調整装置 103
□□□ 10ＲＭ 69
□□□ 転移性骨腫瘍 253, 262
□□□ 転移性脊椎腫瘍 254
□□□ 天蓋 173
□□□ 電解質 369
□□□ てんかん発作 295
□□□ 電気 112
□□□ 電気エネルギー 98
□□□ 電気刺激療法 110
□□□ 電気ショック（除細動） 18
□□□ 電極リード 380
□□□ 点字 23

□□□ 転子果長 41, 57
□□□ 転子間骨折 245
□□□ 転子貫通骨折 245
□□□ 電磁波 95, 110, 112, 117, 118, 121, 276
□□□ 電磁波エネルギー 110
□□□ 天井走行式 132
□□□ 電磁両立性 95
□□□ テンシロン 436
□□□ テンシロンテスト 436
□□□ 伝導 112
□□□ 伝導熱 114
□□□ 伝導ブロック 53
□□□ 天然ゴム 88
□□□ 電場 112
□□□ 電波 112
□□□ 殿部痛 270
□□□ 転落 173

と

□□□ トイレ 275
□□□ 等運動性訓練 88
□□□ 等運動性訓練機器 89
□□□ 等運動性収縮訓練 89
□□□ 同化 394
□□□ 頭蓋直接牽引 344
□□□ 透過性 112
□□□ 動眼神経 294
□□□ 動眼神経麻痺 294, 323
□□□ 動悸 295, 339, 395, 399, 433
□□□ 等級 19
□□□ 投球骨折 254
□□□ 統計学用語 20, 24
□□□ 瞳孔異常 432
□□□ 統合失調症 298, 312
□□□ 橈骨 265
□□□ 橈骨遠位端骨折 192, 200, **254**

橈骨遠位端部 11	動的2点識別覚 60, 102
橈骨神経 422, **436**	動的2点識別検査 60
橈骨神経麻痺 161, 254, **437**	動的バランス 29, 30
橈骨動脈 25	糖尿病 45, 324, 350, 367, 396, 437
動作緩慢 304	糖尿病性潰瘍 395
導子 103	糖尿病性神経障害 426
同時収縮 89	糖尿病性腎症 367
糖質 5	糖尿病性腎不全 396
同時定着時期 296	糖尿病性ニューロパチー **437**,
等尺性運動 90	438
等尺性筋力強化訓練 295	糖尿病性網膜症 411
等尺性収縮 68, 90	登攀性起立 419
動静脈酸素較差 4	逃避性跛行 11, 438
動静脈ろう 374	逃避反射 **454**
動水圧 112	頭部外傷 284, 298
洞性頻脈 346, **388**	洞不全症候群 339, 380
透析 410	頭部落下試験 58
透析液 380	トゥブレーク **154**
透析液バッグ 380	洞房結節 380
橈側手根屈筋 434	動脈血pH 396
等速性運動 88	動脈血酸塩基平衡（pH） 396
等張性 90	動脈血酸素分圧 372
等張性筋力増強 90	動脈血酸素分圧（PaO₂） 396
等張性収縮運動 255	動脈血栓症 368
等張性収縮訓練 255	動脈血炭素ガス分圧（PaCO₂）
頭頂葉 283, 298	397
洞調律 386	動脈硬化 277, 293, 365
疼痛 35, 260, 376, 429, 435	動脈瘤 289
疼痛閾値 97	同名半盲 317
疼痛緩和 100, 103, 110, 111, 121,	動揺胸郭 272
291	動揺性歩行 7, 8, 419
疼痛軽減 97, 119, 289	トーキングエイド **128**
疼痛除去 172	ドーパミン 303, 369
疼痛側弯 **242**	ドーパミン受容体作動薬 313
疼痛物質 103	ドーパミン前駆薬 313
疼痛抑制 106	トーマススプリント 437
動的スプリント 184	トーマス装具 189

504 索引

□□□ 兎眼 **437**
□□□ 特異度 15, 16
□□□ 徳大式バネ付装具 **185**
□□□ 特発性顔面神経麻痺 423
□□□ 特発性骨壊死 223
□□□ 特発性側弯症 242, **243**
□□□ 特発性大腿骨頭壊死 248
□□□ 特別養護老人ホーム 21
□□□ トグル式 141
□□□ トグル式ブレーキ **138**
□□□ 徒手筋力検査法 48, 68
□□□ 徒手伸張法 **255**
□□□ 徒手抵抗運動 90
□□□ 徒手療法 82
□□□ 突進現象 304, 324
□□□ 跳び直り反射 457
□□□ トランスデューサ 119
□□□ トランスファー 130
□□□ トランスファーボード **130**
□□□ トリガー 344
□□□ トリガーポイント 271, **344**
□□□ 鳥肌 339
□□□ トリミング **183**
□□□ 努力性肺活量 413
□□□ ドリンガー足部 155
□□□ ドレーン 362
□□□ トレッドミル 58, 397
□□□ トレッドミル負荷試験 397
□□□ トレッドミル部分荷重歩行練習
　　　83, **91**
□□□ トレッドミル歩行 58
□□□ トロント装具 **447**
□□□ 鈍痛 271
□□□ とんび座り 449

な

□□□ 内因性オピオイド 113

□□□ 内因性疼痛抑制系 111, 113
□□□ 内果 59
□□□ 内外側副靱帯損傷 191
□□□ 内果骨折 256
□□□ 内顆骨折 245
□□□ 内出血（出血斑）238
□□□ 内臓損傷 272
□□□ 内側ウェッジ足底板 184
□□□ 内側広筋の弱化 260
□□□ 内側ストラップ 175
□□□ 内側ソールウェッジ 170, **184**
□□□ 内側側副靱帯 241, 262
□□□ 内側側副靱帯損傷 172, 241
□□□ 内側縦アーチ 56, 161, 202
□□□ 内側単股継手付長下肢装具 160
□□□ 内側月形しんの延長 170
□□□ 内側半月 260
□□□ 内側半月板損傷 **260**
□□□ 内側ホイップ 157
□□□ 内転 446
□□□ 内反 446
□□□ 内反矯正用ストラップ 175
□□□ 内反股 256, 257
□□□ 内反膝 184, 257, 258
□□□ 内反手 257
□□□ 内反小趾 211, 257
□□□ 内反ストレステスト 241, 257
□□□ 内反尖足 161, 168, 171, **184**
□□□ 内反足 184, 257
□□□ 内反肘 257
□□□ 内反動揺 238
□□□ 内反捻挫 50
□□□ 内反変形 245, **257**
□□□ 内反力 256
□□□ 内腹斜筋 370
□□□ 内部障害 45
□□□ 内肋間筋 370

索引 505

長柄付きブラシ 128
長靴 448
長ノブ 138
中指の知覚障害 434
ナックルベンダー 184, 185, 431
涙のしずくサイン 431
ナルコレプシー 312
軟口蓋 296
軟骨変性 91
難治性遷延性治癒 258
難治性遷延性治癒骨折 258
軟部組織 80, 91
軟膜 282

に

II型呼吸不全 409
II型糖尿病（NIDDM）355
肉芽組織 359
2軸性 250
2軸性運動 9
二次障害 439
二重課題法 91
二重クレンザック足継手 164
二重支持期 296
二重積 4
二次予防 15
2段階評価 125
二段脈 386
日常生活動作（ADL）の評価法 123
2点式シートベルト 131
2点識別覚 59
2点識別覚器具 61
2点同時歩行 344
2点歩行 344
II度の熱傷 258
II度房室ブロック 387

二分脊椎 259, 339
1／2部分体重負荷 259
日本版デンバー式発達スクリーニング検査（JDDST-R）454
乳癌 253, 254, 269, 371
乳癌切除時のリンパ節郭清 405
乳癌の外科的摘出術 203
乳酸 3, 5, 26
乳酸疲労説 105
乳頭体 292
入浴用椅子 129
ニューロパチー 438
2葉 400
尿管 300
尿ケトン体 397
尿酸 344
尿失禁 286, 312
尿糖 369
尿毒状態 380
尿路結石 344
妊娠 424
認知課題 91
認知機能 296
認知症 44, 60, 298, 312, 317, 318, 346, 370, 395
認知障害 296
認知症初期症状 284
妊婦 92

ね

螺子 226, 265
熱 118
熱エネルギー 98
熱感 376
ネックリング 168
熱硬化性 185

索引

□□□ 熱傷・創傷治癒促進 101
□□□ 熱発生 110
□□□ 熱放散困難 343
□□□ 熱放射線 108
□□□ 熱量 115
□□□ 熱量産生 109
□□□ ネブライザー 398
□□□ ネフローゼ症候群 368, 428
□□□ 捻挫 259
□□□ 捻挫靱帯 50
□□□ 粘性 113, 347
□□□ 粘性抵抗 113
□□□ 粘弾性 113
□□□ 捻髪音 412
□□□ 捻髪性ラ音 64

の

□□□ 脳炎 289, 298, 303, 312, 424
□□□ 脳幹 318, 447, 452
□□□ 脳幹部 297
□□□ 脳幹部損傷 440
□□□ 脳弓 292
□□□ 脳血管障害 278, 282, 298, 312, 317
□□□ 脳血管障害（片麻痺） 312
□□□ 脳血管性認知症 60
□□□ 脳血栓症 302
□□□ 脳梗塞 283, 293
□□□ 脳室-腹腔シャント 374
□□□ 脳出血 45
□□□ 脳腫瘍 312
□□□ 膿性 347
□□□ 脳性麻痺 243, 282, 444, 451
□□□ 脳性麻痺（両麻痺） 136
□□□ 脳性麻痺児 445
□□□ 脳脊髄白質 297
□□□ 脳卒中 444

□□□ 脳卒中片麻痺 53, 171, 281, 445
□□□ 脳卒中片麻痺患者 159, 277
□□□ 脳卒中機能障害評価法 35
□□□ 脳卒中痙性片麻痺 282, 299, 301
□□□ 脳損傷 285
□□□ 脳動静脈奇形 282
□□□ 脳動脈瘤 276
□□□ 脳動脈瘤破裂 282
□□□ 脳内麻薬 113
□□□ 脳膜 284
□□□ ノギス 59, 60, 61
□□□ 伸び上がり歩行 155
□□□ ノブ 138
□□□ ノブ付ハンドリム 138
□□□ ノルアドレナリン 369

は

□□□ パーキンソニズム 303
□□□ バーグバランススケール 29
□□□ 把握反射 281, 455
□□□ ％肺活量 382, 398, 408
□□□ ％肺活量正常 407
□□□ パーフェクトO徴候 431, 434
□□□ ハーフスクワット 92
□□□ バイアス 21, 23
□□□ 肺炎 297, 428
□□□ バイオフィードバック訓練 95
□□□ 徘徊 301
□□□ 背臥位 443
□□□ 肺活量 81, 382, 384
□□□ 肺活量減少 407
□□□ 肺活量比 398
□□□ 肺癌 253, 254, 358, 371, 398
□□□ 肺換気量 113
□□□ 肺気腫 360, 367, 407
□□□ 肺気量分画 382
□□□ 背筋力強化 74

索 引

□□□ 肺区域 400
□□□ バイクエクササイズ **92**, 373
□□□ バイク事故 216
□□□ 背屈制限足継手 164
□□□ 背屈制限足継手付短下肢装具 165
□□□ 背屈制動つき足継手 **164**
□□□ 背景因子 17
□□□ 肺結核 358
□□□ 敗血症 345
□□□ 肺梗塞 397
□□□ 肺コンプライアンス 81, **399**
□□□ 肺雑音 64, 364, 411
□□□ 肺腫瘍 407
□□□ 肺水腫 **344**, 407
□□□ 肺性心 367
□□□ 肺切除 398
□□□ 肺線維症 383, 407
□□□ 背側骨間筋 430
□□□ 肺塞栓 399
□□□ 肺塞栓症 381
□□□ 背側バー 181
□□□ バイタルチェック 397
□□□ 排痰介助法 399
□□□ 排痰訓練 **399**
□□□ 排痰咳 399
□□□ バイドフィードバック療法 113
□□□ ハイドロキシアパタイト 224
□□□ ハイドロコレーター 119
□□□ 排尿・排便障害 343
□□□ 排尿障害 237, 339, 393, 432
□□□ 排尿排便中枢 340
□□□ 排尿反射 **345**
□□□ 排尿量 120
□□□ 排膿 376
□□□ 肺囊胞症 407
□□□ 肺膿瘍 366
□□□ 肺の弾性力低下 407

□□□ バイブレーション 334, 399
□□□ 排便障害 432
□□□ 肺胞換気 402
□□□ 肺胞虚脱 400
□□□ 肺胞呼吸音 360, **400**
□□□ 肺胞低換気 397
□□□ 肺葉区 400
□□□ 廃用手 **126**
□□□ 廃用症候群 91, 310, 393
□□□ 廃用性筋力低下 89
□□□ 肺葉切除後 407
□□□ 肺容量減少 407, 408
□□□ 吐き気 278, 339
□□□ 白質 297
□□□ 薄束 320
□□□ 爆発的発語 316
□□□ 剝離骨折 245
□□□ 歯車現象 61
□□□ 歯車様固縮 314
□□□ 曝露 21, **22**
□□□ 曝露群 17
□□□ 波形測定器 278
□□□ 跛行 11, **438**
□□□ はさみ足歩行 282, **447**
□□□ 長谷川式簡易認知評価スケール 60, **298**
□□□ 発育性股関節形成不全 **221**
□□□ 発汗 339
□□□ 発汗異常 432
□□□ 発汗困難 343
□□□ 発汗障害 343
□□□ 白筋 4, 82
□□□ 白筋線維 416
□□□ バックサポート 141
□□□ バックレスト 140, **141**, 143, 448
□□□ 白血球数 **401**
□□□ 白血病 428

索引

□□□ 発語 451
□□□ 抜歯 369
□□□ 発振器 103
□□□ 発達検査法 454
□□□ 発達障害児 317
□□□ 発動性減退 298
□□□ 発熱 210, 289, 297, 325, 343, 347, 435
□□□ ハッフィング 334, 399, 401
□□□ 鼻指鼻試験 67, 319
□□□ 跳ね返り試験 61
□□□ バネ付長下肢装具 185
□□□ 羽ばたき振戦 319
□□□ 馬尾神経 340
□□□ 馬尾神経損傷 345
□□□ ハムストリングス 76, 438
□□□ ハムストリングス短縮テスト 62
□□□ ハムストリングス断裂 438
□□□ ハムストリングスの肉離れ 438
□□□ パラシュート反応 455
□□□ パラフィン浴 114
□□□ バランス牽引 100
□□□ 鍼 113
□□□ バルーンカテーテル 348
□□□ パルス 97, 114
□□□ パルスオキシメータ 373, 402
□□□ パルス電流 118
□□□ パルス波 111
□□□ パルス幅 114
□□□ パルス療法 320
□□□ ハロー・ベスト 186, 335
□□□ パワースペクトル密度 99
□□□ 半円束 320
□□□ パンケーキ・スプリント 186
□□□ 半月 166
□□□ 半月板損傷 191, 260, 272
□□□ 半月板損傷後 211

□□□ 半月弁 120
□□□ 半腱様筋 438
□□□ 半昏睡 284
□□□ 半座位 403
□□□ 反射性交感神経性ジストロフィー 229, 345, 431
□□□ 反射性勃起 345
□□□ 絆創膏牽引 100
□□□ 半側空間失認 54
□□□ 半側空間無視 54, 62, 283, 285, 291
□□□ 半側視空間失認 62
□□□ 半側身体失認 283, 288
□□□ 半側無視 62
□□□ 半長靴 448
□□□ 反張膝 155, 186, 248, 298
□□□ ハンドリム 138
□□□ ハンドリング 448
□□□ 反復拮抗運動障害 65
□□□ 反復性肩関節前方脱臼 208
□□□ 反復性膝蓋骨脱臼 260
□□□ ハンマートゥ 183
□□□ 半膜様筋 438
□□□ 半盲 313, 317

ひ

□□□ ピーエヌエフ ☞ PNFを参照
□□□ ピークフロー 406
□□□ ピークフロー値 407
□□□ 非遺伝性 322
□□□ ビーバー徴候 63
□□□ ビーム照射 119
□□□ ビーム不均等率（BNR） 115
□□□ ヒールコンタクト 9
□□□ ヒールストライク 9
□□□ ヒールバンパー 154
□□□ 非温熱作用 115

被殻出血 **286**

皮下出血 369

引きこもり 317

ビグアナイド薬 367

ピクトグラム 23

肥厚 **115**

非行 317

尾骨 148

腓骨筋萎縮症 417

腓骨筋支帯 251

非骨傷性損傷 341

腓骨静脈 30

腓骨神経 339

腓骨神経麻痺 159, 207, 426

膝打ち試験 **63**

膝折れ 147, 155, 166, 261

膝腫試験 **324**

膝関節過伸展 **298**

膝関節可動域制限 245

膝関節屈曲 447

膝関節屈曲拘縮 214, **448**

膝関節拘縮 57, 446

膝関節授動術 72

膝関節内血腫 172

膝関節内側膝蓋大腿靱帯 261

膝関節内側膝蓋大腿靱帯損傷

261

膝関節の動揺 245

膝関節の内反変形 258

膝くずれ 261

膝くずれ現象 248

膝固定装具 **176**

膝伸展補助バンド 152

膝前十字靱帯脛骨付着部剥離

261

膝前十字靱帯損傷 261

膝前面部疼痛症候群 229

膝継手 152, 153, 165

膝の外反動揺 262

膝の不安定性 155

膝離断 155

皮枝 265

肘関節尺側側副靱帯損傷 262

肘関節内側側副靱帯 262

肘関節内側側副靱帯損傷 262

肘関節内遊離体 266

肘後方障害 269

比尺度 64

皮静脈 368

肘ロッキング現象 266

非侵襲的 402

非侵襲的換気法 379

非侵襲的陽圧換気療法 402

ヒスタミン 119

ヒステリー 278

ヒ素 398

肥大型心筋症 349

非対称性緊張性頸反射 456

ビタミンK拮抗薬 302

ビタミン欠乏 424

左頭頂側頭葉付近 275

左半側空間無視 62

ひっこめる反射 454

ヒッププロテクター **416**

否定（棄却）16

ヒドロキシ酸 3

比熱 115

非曝露群 17

皮膚温の変化 345

皮膚潰瘍 108

皮膚感覚（皮膚知覚帯）57, 298

腓腹筋仮性肥大 422

皮膚疾患 114

皮膚充血作用 108

索 引

□□□ 皮膚鍛錬法 364
□□□ 皮膚分節 57
□□□ 皮膚分節知覚帯 64
□□□ 鼻閉 339
□□□ 飛沫感染 439
□□□ 非麻痺側運動機能 35
□□□ 肥満 **402**
□□□ びまん性軸索損傷 297
□□□ 冷や汗 399
□□□ 描画試験 62
□□□ 評価尺度 22
□□□ 表在感覚 54, 64, 68
□□□ 表在感覚検査 64
□□□ 表在感覚障害 298
□□□ 表在性静脈 368
□□□ 表在反射 65, 282
□□□ 標準型車椅子 139
□□□ 標準失語症検査（SLTA）
　　　36, 283
□□□ 標準断端 **155**
□□□ 標準予防策 20, 22
□□□ 病態失認 298
□□□ 病的骨折 262
□□□ 病的反射 28, 31, 282, 299, 308
□□□ 病的反射出現 288, 336
□□□ 病的反射消失 420
□□□ 開き式フット・レッグサポート
　　　142
□□□ びらん 358
□□□ 比率尺度 48, **64**
□□□ 疲労回復 96
□□□ 疲労感 27, 433
□□□ 疲労骨折 **262**
□□□ 貧血 295, 346, 408, 424
□□□ 頻呼吸 347
□□□ 頻脈 295, **346**, 388, 395, 432
□□□ 頻脈性不整脈 390

ふ

□□□ ファーラー位 **403**
□□□ ファーレンテスト 431
□□□ 不安 346
□□□ 不安定狭心症 385
□□□ フィードバック 82, 299, 318
□□□ フィードフォワード 318
□□□ フィッシャー症候群 420
□□□ フィブリン 368
□□□ フィラデルフィア型カラー 186
□□□ フィラメント（毛） 34
□□□ 封入体 322
□□□ 不応期 109
□□□ フォーク状変形 192
□□□ フォーク付きカフベルト 131
□□□ 不感温度 101, 115
□□□ 不関電極（陽性電極） 120
□□□ 腹圧性尿失禁 286
□□□ 腹横筋 370
□□□ 腹臥位 443, 451
□□□ 腹臥位姿勢 445
□□□ 腹腔内透析液 380
□□□ 複合活動 442
□□□ 複合感覚 59
□□□ 副交感神経 432
□□□ 副甲状腺機能亢進症 262, 369
□□□ 副雑音 64
□□□ 複雑性局所疼痛症候群
　　　（CRPS） 263
□□□ 副作用 308
□□□ 副子 178, 181
□□□ 腹式呼吸 399, **404**
□□□ 輻射 118
□□□ 復唱 31, 294
□□□ 復唱可能 294
□□□ 福祉用具 22, 124

索引 **511**

□□□ 副神経 264
□□□ 副腎皮質ステロイド薬 **324**
□□□ 副腎皮質ホルモン 324
□□□ 腹直筋 370
□□□ 副鼻腔炎 424
□□□ 腹皮反射 65
□□□ 腹壁反射 65
□□□ 腹壁反射消失 288
□□□ 腹膜腔内 380
□□□ 腹膜透析 379, **380**
□□□ 福山型筋ジストロフィー 433
□□□ 浮腫 114, 376, 381, **404**, 407
□□□ 浮腫改善 209
□□□ 浮腫抑制 115
□□□ 浮腫予防 97
□□□ 浮心 **117**
□□□ 不随意運動 319, 321, 443
□□□ 不整脈 18, 295, 365, **386**
□□□ 不整脈疾患 380
□□□ 不全片麻痺 91
□□□ 普通型車椅子 139
□□□ 腹筋群 76
□□□ プッシュアップ **346**
□□□ 物体失認 285, **299**
□□□ 物品呼称 31
□□□ 物理的機械的効果 115
□□□ ブドウ球菌感染症 366
□□□ 不登校 317
□□□ ブドウ糖 **405**
□□□ ブドウ糖酸化率 405
□□□ ブドウ糖濃度 369, 370
□□□ 太柄のスプーン 128
□□□ 負の相関 2
□□□ 部分荷重 **265**
□□□ 部分的胸式呼吸 **363**
□□□ 部分浴 99
□□□ 部分練習 **92**

□□□ 不眠 346
□□□ ブラジキニン 119
□□□ プラスチック 129
□□□ プラスチック素材 188
□□□ プラスチック短下肢装具 159, 187, 426, 435
□□□ プラセボ 113
□□□ プラットフォーム杖 **142**
□□□ プラトー 172
□□□ 振り子体操 71
□□□ ブリッジ **299**
□□□ 不良肢位 53
□□□ 不良肢位拘縮 100
□□□ 不良姿勢 81, 267
□□□ 浮力 **116**
□□□ 浮力中心 117
□□□ 震え 395
□□□ プルトップ 131
□□□ プルトップオープナー **131**
□□□ ブルンストロームステージ 300
□□□ ブルンストロームリカバリー ステージ 48, 273
□□□ フレアヒール **187**
□□□ フレイルチェスト 343
□□□ ブレーキレバー 141
□□□ プレート 172, 265
□□□ プレート固定術 247, **265**, 335
□□□ フレクサーヒンジ・スプリント **187**
□□□ ブローカ法 **397**
□□□ ブローカ野 294
□□□ ブロードマンのエリア 313
□□□ プローブ 110, 373
□□□ フローボリューム曲線 **406**
□□□ プロトコル（基準） 58, 397
□□□ 粉砕骨折 173
□□□ 分散練習 **92**

索引

☐☐☐ 分時換気量 384
☐☐☐ 分回し歩行 282, 299
☐☐☐ 分離運動 300
☐☐☐ 分離症 270

へ

☐☐☐ 閉眼不能 424
☐☐☐ 平均血圧 66, 376
☐☐☐ 平均的予備吸気量 383
☐☐☐ 平均的予備呼気量 383
☐☐☐ 閉経 83
☐☐☐ 平衡機能 300
☐☐☐ 平衡機能検査法 28
☐☐☐ 平衡機能障害 300, 325
☐☐☐ 平衡障害 316
☐☐☐ 平衡反射 457
☐☐☐ 平衡反応 452, 454, 456, 457
☐☐☐ 米国脊髄損傷協会 329
☐☐☐ 閉鎖循環系 120
☐☐☐ 閉鎖神経 265
☐☐☐ 閉鎖髄内釘 266
☐☐☐ 閉塞性換気障害 357, 366, **407**, 408
☐☐☐ 閉塞性換気障害術後 356
☐☐☐ 閉塞性動脈硬化症 114, 209, 359
☐☐☐ ペースメーカー 389
☐☐☐ ベッド上持続牽引療法 207
☐☐☐ ヘッドレスト 448
☐☐☐ ヘム 408
☐☐☐ ヘモグロビン 408
☐☐☐ ヘモグロビン値 408
☐☐☐ ペルテス病 173, 447
☐☐☐ ベルト 173
☐☐☐ ヘルペスウイルス 325
☐☐☐ ヘルペスウイルス感染 423
☐☐☐ ヘルペス脳炎 325
☐☐☐ 変換運動障害 65

☐☐☐ 変換熱 117
☐☐☐ 変形拘縮予防 291
☐☐☐ 変形性頸椎症 266
☐☐☐ 変形性股関節症 88, 235
☐☐☐ 変形性股関節障害 128
☐☐☐ 変形性脊椎症 160
☐☐☐ 変形性膝関節症 211, 236, 258
☐☐☐ 変形性膝関節障害 128
☐☐☐ 変形性肘関節症 266
☐☐☐ 便失禁 286
☐☐☐ 胼胝 257
☐☐☐ 変調 118
☐☐☐ 変調刺激 118
☐☐☐ 扁桃炎 428
☐☐☐ ベントナイ 119
☐☐☐ 便秘 237
☐☐☐ 扁平足 56, 161, 170, **266**

ほ

☐☐☐ ホイップ 157
☐☐☐ 方形回内筋 434
☐☐☐ 膀胱 300
☐☐☐ 膀胱機能障害 338
☐☐☐ 膀胱結石 300, 346
☐☐☐ 膀胱障害 346
☐☐☐ 膀胱直腸障害 259, 331, 336, 341, 342, **346**
☐☐☐ 方向転換困難 325
☐☐☐ 方向転換能力障害 289
☐☐☐ 放散痛 270, 271
☐☐☐ 房室回帰性頻拍 389
☐☐☐ 房室結節 380
☐☐☐ 房室結節回帰性頻拍 389
☐☐☐ 房室ブロック 380, 387
☐☐☐ 放射 118
☐☐☐ 放射線 112
☐☐☐ 放射熱 118

索引 513

□□□ 訪問リハビリテーション **22**
□□□ ホールドリラックス 305
□□□ 保温効果 106
□□□ 歩隔 300
□□□ 保健師 21
□□□ 歩行訓練開始者 315
□□□ 歩行時の腕振り減少 325
□□□ 歩行障害 336
□□□ 歩行所要時間 48
□□□ 歩行補助具 136, 142
□□□ 歩行浴 118
□□□ 歩行率 11
□□□ 保護伸展反応 455, 457
□□□ ポゴステーク装具 268
□□□ 保護パッド 416
□□□ 母趾 206
□□□ 母指球筋萎縮 267
□□□ 母趾球の免荷 187
□□□ 母指探し試験 54
□□□ ポジショニング 301
□□□ 母指先端 66
□□□ 母指対立 66
□□□ 母指対立運動不能 434
□□□ 母指対立筋 267, 430, 434
□□□ 保湿 405
□□□ 母指内転位拘縮 267
□□□ 母指内転筋 267, 430
□□□ 母指の屈曲障害 434
□□□ 母指の知覚障害 434
□□□ ボストン装具 **188**
□□□ ボストンタイプ 168
□□□ ボストンブレース 188
□□□ 保存療法 251
□□□ 補高 301
□□□ 補高便座 132
□□□ ボタンエイド 128, 129
□□□ ボタンホール変形 211, 267

□□□ 勃起不全 432
□□□ 発作性上室性不整脈 **389**
□□□ 発作性頻拍 389
□□□ 発疹 395
□□□ 発赤 376
□□□ ホットパック 119, 266, 271
□□□ ホッピング反応 **457**
□□□ ボツリヌス菌 439
□□□ ボツリヌス毒 **439**
□□□ ボツリヌス毒素A注射 306
□□□ ボディマス指数 402
□□□ ボトックス注射 306
□□□ 歩幅 300
□□□ 匍匐運動 74
□□□ ポリオ 243, 339, **439**
□□□ ポリオウイルス **439**
□□□ ポリオ後症候群 422, **439**
□□□ ポリシロキサン 177
□□□ ポリプロピレン 188
□□□ ポリメチルメタクリレート 235
□□□ ボルグ指数 27
□□□ ボルト 226
□□□ ポルフィリン 408
□□□ 本態性高血圧 369
□□□ 本態性高血圧症 359

ま

□□□ マウスピース 402
□□□ 前向き調査法 17
□□□ 膜透過性 112
□□□ 摩擦 119
□□□ 摩擦(抵抗)力 113
□□□ 摩擦熱 119
□□□ マジックハンド型リーチャー
  132
□□□ マスク 402
□□□ マスターステップテスト 409

索引

☐☐☐ マスターの2階段試験　409
☐☐☐ 末期癌　359
☐☐☐ マッサージ効果　99, 101
☐☐☐ マッサージ手技　105
☐☐☐ マッサージ法　104
☐☐☐ 末梢気道狭窄　412
☐☐☐ 抹消試験　62
☐☐☐ 末梢循環改善　101
☐☐☐ 末梢循環障害　106
☐☐☐ 末梢神経　109
☐☐☐ 末梢神経系平衡機能障害　325
☐☐☐ 末梢神経原性　417
☐☐☐ 末梢神経伝導速度　119
☐☐☐ 末梢神経麻痺　272
☐☐☐ 末梢神経障害　89, 422
☐☐☐ 末梢性顔面神経麻痺　108, 423, 424
☐☐☐ 末端肥大症　367
☐☐☐ 松葉杖　143, 268
☐☐☐ 麻痺性イレウス　347
☐☐☐ 麻痺性構築障害　266
☐☐☐ 麻痺側運動機能　35
☐☐☐ 摩耗　227
☐☐☐ 麻薬　312
☐☐☐ 丸ノブ　138
☐☐☐ マレット変形　253
☐☐☐ マンシェット　38
☐☐☐ 慢性関節炎　100
☐☐☐ 慢性気管支炎　407
☐☐☐ 慢性硬膜下血腫　284
☐☐☐ 慢性呼吸不全　350, 398, 409, 412
☐☐☐ 慢性静脈不全　381
☐☐☐ 慢性腎不全　369, 410, 412
☐☐☐ 慢性閉塞性動脈硬化症　70
☐☐☐ 慢性閉塞性肺疾患　351, 397, 413
☐☐☐ 慢性腰痛症　267, 271

み

☐☐☐ ミオクローヌス　440
☐☐☐ ミオグロビン　416
☐☐☐ ミオグロビン含有量　86
☐☐☐ ミオトニア現象　325
☐☐☐ 三日月型の出血像　284
☐☐☐ 右大脳半球頭頂葉　62
☐☐☐ 右頭頂葉　288
☐☐☐ 未熟児　448
☐☐☐ 未熟児網膜症　411
☐☐☐ 水の重心　117
☐☐☐ ミトコンドリア　5, 86
☐☐☐ ミニメンタルステートイグザミネーション　31
☐☐☐ 未分化型脊椎関節炎　99
☐☐☐ 脈圧　66, 375
☐☐☐ 三宅式記銘力検査　283
☐☐☐ ミルウォーキー装具　168

む

☐☐☐ 無意識　440
☐☐☐ 無関心　317
☐☐☐ 無気肺　347, 356
☐☐☐ 無気力　317, 395
☐☐☐ 無菌性骨壊死　224
☐☐☐ 無菌的間欠導尿　348
☐☐☐ 無呼吸　382
☐☐☐ ムコ多糖　236
☐☐☐ 無作為化比較試験　22
☐☐☐ 無酸素性作業閾値　5, 97
☐☐☐ 無酸素性代謝閾値　3, 5, 26, 97
☐☐☐ 無酸素の運動　5
☐☐☐ 無酸素的エネルギー供給機構　5
☐☐☐ 無緻　424
☐☐☐ むずむず脚症候群　410
☐☐☐ むせ　391

索引

むち打ち損傷 217
ムチランス変形 211, **268**
無動 304, 318, **325**
無腐性壊死 **224**, 253

め

名称独占 23
酩酊歩行 287, 310, 321
迷路障害 326
迷路性立ち直り反応 292
迷路前庭障害 316
メタ・アナリシス 23
メタ解析 23
滅菌手袋 348
メニエール症候群 316
メニエール病 326
免疫異常 401
免疫グロブリン 303
免疫系組織 425
免疫担当細胞 401
免疫抑制作用 320, 324
免荷 **268**
免荷装具 189, 268

も

毛細血管密度 4
妄想 301
網膜症 **411**
網膜動脈閉塞症 411
モーターポイント 98
目標心拍数 74
文字盤 127
文字変換装置 127
模写試験 62, 283
モビッツⅡ型 387
モビライゼーション 82
モルヒネ様活性 113

モンキー歩行 301

や

夜間せん妄 301
夜間痛 432
野球肩 269
野球肘 269
薬剤 297
薬剤アレルギー 428
薬剤師 16
薬剤投与 385
薬物性骨粗鬆症 83
薬物性肥満 403
薬物副作用 303
ヤコビー線 10

ゆ

油圧 147
油圧式足継手 163
優位半球の頭頂葉 293
有機化合物 3
遊脚後期の足底屈 **189**
遊脚初期のクリアランス 189
有効治療面積（ERA) 119
有酸素運動 5, 86
有酸素運動適応者 92
有酸素運動能力 357, 371
有痛性強直性痙攣 323, **325**
有痛性スパズム 236
有痛性青股腫 381
有痛性白股腫 381
尤度 24
遊動式足継手 165
尤度比 24
誘発テスト 25
床走行式 132
床反力計 28

516 索 引

□□□ ユニバーサルデザイン 23
□□□ 指鼻試験 67
□□□ 指鼻指試験 67

よ

□□□ 陽圧 359, 360
□□□ 要介護 24
□□□ 要介護状態 14
□□□ 腰筋性疲労 267
□□□ 溶血性貧血 408
□□□ 溶骨性転移 269
□□□ 洋式便座の補高 132
□□□ 用手胸郭圧迫法 357, 370
□□□ 用手接触 305
□□□ 用手的リンパドレナージ 405
□□□ 用手排尿訓練 338
□□□ 用手補助 357
□□□ 腰髄損傷 339
□□□ 腰髄損傷対麻痺 171
□□□ 陽性 15
□□□ 陽性パルス 120
□□□ 陽性尤度比 15, 24
□□□ 腰仙椎装具 160
□□□ 腰仙椎間椎間板ヘルニア 453
□□□ 腰椎後弯 11
□□□ 腰椎神経根圧迫 68
□□□ 腰椎神経根障害 426
□□□ 腰椎すべり症 270
□□□ 腰椎前弯 270
□□□ 腰椎脱臼骨折 336
□□□ 腰椎椎間孔 68
□□□ 腰椎椎間板ヘルニア 68, 160, 270, 342
□□□ 腰椎パッド 189
□□□ 腰椎分離症 342
□□□ 腰椎用体幹装具 189
□□□ 腰痛 242, 270, 345, 393

□□□ 腰痛症 76, 108, 160, 173, 271
□□□ 腰背筋群 76
□□□ 腰部脊柱管狭窄症 342
□□□ 腰部椎間板ヘルニア 75, 270, 430
□□□ 抑止（ブレイク）テスト 68
□□□ 浴室 275
□□□ 抑制性入力 106
□□□ 横アーチ 202
□□□ 横止め髄内釘 266
□□□ 予測最大酸素摂取量 412
□□□ 予測最大心拍数 371
□□□ 四つ這い位 74
□□□ 予備吸気量 383, 384
□□□ 予備呼気量 383, 384
□□□ よろめき歩行 316, 321
□□□ 四脚杖 143
□□□ 4セット法 72
□□□ 4節リンク膝 154
□□□ 四点杖 143
□□□ 1 / 4 盲 313

ら

□□□ ラ音 64, 411
□□□ ラクナ梗塞 312
□□□ 羅針盤歩行 326
□□□ ラセーグ徴候 270
□□□ らせん骨折 247
□□□ ラッセル音 64, 411
□□□ ランゲルハンス島 354
□□□ ランゲルハンス島 β 細胞 355
□□□ ランダム化比較試験 22
□□□ ランドマーク（骨指標） 39
□□□ ランナー膝 251
□□□ ランプ負荷運動試験 392

り

□□□ リーチャー 132

索引

- □□□ リーメンビューゲル装具 190
- □□□ リエントリー 390
- □□□ 罹患筋 327
- □□□ リクライニング式バックサポート 143
- □□□ 梨状筋 271
- □□□ 梨状筋症候群 271, 430
- □□□ リスク管理 449
- □□□ リズミックスタビライゼーション 93, 305, 309
- □□□ 離断 155
- □□□ 立位バランス不良 136
- □□□ 立脚期 12
- □□□ 立脚後期 12
- □□□ 立脚初期 12
- □□□ 立脚中期 12
- □□□ 立方骨 169
- □□□ 利尿作用 120
- □□□ 利尿薬 283
- □□□ リハビリテーションのための子ども能力低下評価法 442
- □□□ リフター 132
- □□□ 流涎 391, 424
- □□□ 留置カテーテル 348
- □□□ 流暢 301
- □□□ 理由づけ 296
- □□□ 両（二）果骨折 199
- □□□ 両下肢麻痺 174
- □□□ 両脚支持期 296
- □□□ 両極式 110
- □□□ 両股関節外転位保持装具 447
- □□□ 良肢位保持 301
- □□□ 両側支柱付短下肢装具 170, 290
- □□□ 両側錐体路障害 447
- □□□ 両側先天性股関節脱臼 8
- □□□ 両麻痺 171

- □□□ リラクセーション 99, 209
- □□□ 臨界値 97
- □□□ リングロック 165
- □□□ リングロック式膝継手付 KAFO 166
- □□□ リングロック式膝継手付長下肢装具 166
- □□□ 臨床医療のアウトカム 13
- □□□ 臨床試験 22
- □□□ リンパ球 401
- □□□ リンパ球幹細胞 361
- □□□ リンパ循環 120
- □□□ リンパ性白血病 361
- □□□ リンパ節郭清 405, 431
- □□□ リンパ節の腫脹 211
- □□□ リンパ浮腫 293, 404
- □□□ リンパ流機能不全 405

る

- □□□ ループス腎炎 320
- □□□ ループ付タオル 133
- □□□ ループ部分 133

れ

- □□□ 冷覚 68, 332
- □□□ 冷汗 395
- □□□ 冷刺激 359
- □□□ 冷水 106
- □□□ 冷水テスト 348
- □□□ 冷水摩擦 412
- □□□ 冷浴 106
- □□□ レーザー光線 112, 118, 121
- □□□ レーザー光線療法 117
- □□□ レーザーメス 121
- □□□ 轢音 271
- □□□ レストレスレッグス症候群 410
- □□□ 劣位半球 298, 301

索引

□□□ レッグカール　93
□□□ レバー式　141
□□□ 連合運動　34, 36
□□□ 連合反応　34
□□□ 攣縮　236, 365
□□□ レンズ核線条体動脈　286
□□□ 連続性ラ音　64, 411
□□□ 連続的多段階負荷試験法　392

ろ

□□□ 老化　83
□□□ 老化現象　315, 339
□□□ 老研式活動能力指標　416
□□□ 労作性狭心症　365, 385
□□□ 老人性振戦　319
□□□ 老人福祉法　21
□□□ 老人保健施設　24
□□□ 老年性骨粗鬆症　82
□□□ ローテーターカフ　213, 269
□□□ ロッカー　190
□□□ ロッカー・バー　190

□□□ 肋間動脈　358
□□□ ロッキング　272
□□□ ロッキング現象　260
□□□ 肋骨骨折　272
□□□ ロッシェル塩　104
□□□ ロッド　162
□□□ 6分間歩行試験　412
□□□ ロフストランドクラッチ　135
□□□ ロフストランド杖　136

わ

□□□ ワイドベース　445
□□□ ワイヤー固定術　335
□□□ 若木骨折　272
□□□ 鷲手変形　272, 431
□□□ 割り座　449
□□□ ワルファリンカリウム　302
□□□ 割れ傷　109
□□□ 1RM　69
□□□ 腕神経叢　421, 430, 434, 436
□□□ 腕橈骨筋　436

略　歴

中島　雅美(なかしま　まさみ)

国試塾リハビリアカデミー校長．理学療法士．

1956 年福岡県生まれ．1978 年九州リハビリテーション大学校卒業．2000 年放送大学教養学部卒業．2007 年熊本大学大学院後期課程中途退学．

1978 福岡大学病院理学診療科，1980 年筑後川温泉病院理学診療科，1981 年つくし岡本病院理学診療科，1982 年西日本リハビリテーション学院専任教員，1992 年同学院教務課長，2006 年九州中央リハビリテーション学院理学療法学科長，2011 年同学院教育部長を経て現職．

著書に『PTOT 基礎から学ぶ解剖学ノート』(医歯薬出版株式会社，2000 年)，『メディカル・イメージブック 生理学』(医歯薬出版株式会社，2000 年)，『スリングエクササイズセラピー』(南江堂，2004 年)，『PT・OT 国家試験共通問題 頻出キーワード 1800』(南江堂，2013 年)など多数．

中島　喜代彦(なかしま　きよひこ)

九州医療スポーツ専門学校副校長／理学療法学科学科長／作業療法学科学科長．国試塾リハビリアカデミー副校長．理学療法士．

1956 年佐賀県生まれ．1979 年九州リハビリテーション大学校卒業．2001 年放送大学教養学部卒業．

1979 年慶應義塾大学月が瀬リハビリテーションセンター，1981 年粕屋伊藤病院理学診療科，1983 年河内聖ヶ塔病院リハビリテーション科，同年西日本リハビリテーション学院専任講師，1992 年西日本リハビリテーション学院教務部長，2006 年九州中央リハビリテーション学院副学長を経て 2015 年より現職．

著書に『PTOT 基礎から学ぶ運動学ノート』(医歯薬出版株式会社，2002 年)，『PT・OT 国家試験共通問題 頻出キーワード 1800』(南江堂，2013 年)，『PT・OT 基礎から学ぶ画像の読み方』(医歯薬出版株式会社，2014 年)など多数．

国試合格へ最短！簡単！PT単！
―イラストで覚えるPT専門問題頻出単語1500

2019年2月1日　発行	編　者　中島雅美，中島喜代彦
	発行者　小立鉦彦
	発行所　株式会社 南 江 堂
	☎113-8410 東京都文京区本郷三丁目42番6号
	☎ (出版) 03-3811-7236　(営業) 03-3811-7239
	ホームページ https://www.nankodo.co.jp/
	印刷・製本 公和図書
	装丁　アメイジングクラウド
	イラスト　　　　　Kage

© Nankodo Co., Ltd., 2019

定価は本体に表示してあります．
落丁・乱丁の場合はお取り替えいたします．
ご意見・お問い合わせはホームページまでお寄せください．

Printed and Bound in Japan
ISBN978-4-524-26195-6

本書の無断複写を禁じます．
JCOPY 〈出版者著作権管理機構 委託出版物〉

本書の無断複写は，著作権法上での例外を除き，禁じられています．複写される場合は，そのつど事前に，
出版者著作権管理機構 (TEL 03-5244-5088，FAX 03-5244-5089，e-mail: info@jcopy.or.jp) の許諾
を得てください．

本書をスキャン，デジタルデータ化するなどの複製を無許諾で行う行為は，著作権法上での限られた例外
(「私的使用のための複製」など) を除き禁じられています．大学，病院，企業などにおいて，内部的に業
務上使用する目的で上記の行為を行うことは私的使用には該当せず違法です．また私的使用のためであっ
ても，代行業者等の第三者に依頼して上記の行為を行うことは違法です．